JN051393

看護学テキスト NiCE

成人看護学

成人看護学概論

社会に生き世代をつなぐ成人の健康を支える

改訂第4版

編集　林　直子　鈴木久美　酒井郁子　梅田　恵

南江堂

執筆者一覧

◆ 編 集

林　　直子	はやし　なおこ	聖路加国際大学大学院看護学研究科
鈴木　久美	すずき　くみ	大阪医科薬科大学看護学部
酒井　郁子	さかい　いくこ	千葉大学大学院看護学研究院
梅田　　恵	うめだ　めぐみ	ファミリー・ホスピス株式会社

◆ 執 筆 （項目順）

林　　直子	はやし　なおこ	聖路加国際大学大学院看護学研究科
酒井　郁子	さかい　いくこ	千葉大学大学院看護学研究院
平石　典子	ひらいし　のりこ	筑波大学人文社会系
山田　　緑	やまだ　みどり	共立女子大学看護学部
清水　準一	しみず　じゅんいち	東京医療保健大学千葉看護学部
吉田絵理子	よしだ　えりこ	川崎協同病院総合診療科
清水嘉与子	しみず　かよこ	日本訪問看護財団
島薗　　進	しまぞの　すすむ	上智大学グリーフケア研究所
鈴木　久美	すずき　くみ	大阪医科薬科大学看護学部
山田　雅子	やまだ　まさこ	聖路加国際大学大学院看護学研究科
井出　成美	いで　なるみ	千葉大学大学院看護学研究院
森　　優紀	もり　ゆうき	前東邦大学看護学部
片岡弥恵子	かたおか　やえこ	聖路加国際大学大学院看護学研究科
實﨑　美奈	じつざき　みな	産業医科大学産業保健学部
飯岡由紀子	いいおか　ゆきこ	埼玉県立大学大学院保健医療福祉学研究科
清水　誉子	しみず　たかこ	福井大学医学部看護学科
野崎真奈美	のざき　まなみ	順天堂大学大学院医療看護学研究科
佐藤まゆみ	さとう　まゆみ	順天堂大学大学院医療看護学研究科
廣岡　佳代	ひろおか　かよ	東京医科歯科大学大学院保健衛生学研究科
国府　浩子	こくふ　ひろこ	熊本大学大学院生命科学研究部
森　　菊子	もり　きくこ	兵庫県立大学看護学部
片岡　　純	かたおか　じゅん	愛知県立大学看護学部
佐藤　直美	さとう　なおみ	浜松医科大学医学部看護学科
藤田　佐和	ふじた　さわ	高知県立大学看護学部
石垣　和子	いしがき　かずこ	前石川県立看護大学
笠谷　美保	かさたに　みほ	千葉労災病院看護部
富永　真己	とみなが　まき	摂南大学看護学部
梅田　　恵	うめだ　めぐみ	ファミリー・ホスピス株式会社

桒子　嘉美　　くわこ　よしみ　　富山県立大学看護学部

竹内登美子　　たけうち　とみこ　　富山県立大学名誉教授

飯田貴映子　　いいだ　きえこ　　千葉大学大学院看護学研究院

木村　眞子　　きむら　なおこ　　宮城大学看護学群

阿部　恭子　　あべ　きょうこ　　東京医療保健大学千葉看護学部

はじめに

　本書『看護学テキストNiCE成人看護学 成人看護学概論―社会に生き世代をつなぐ成人の健康を支える』の第3版が刊行されてから3年，初版の刊行からは早いもので11年が経過しました．本書は，初版のときから一貫して成人期にある人を成長発達の視点と社会文化的視座からとらえ，身体的，心理的特徴と健康問題，さらに成人期にある人を取り巻く社会的環境について最新のトピックスを交えながら解説してきました．

　第3版の刊行以降，看護教育においては保健師助産師看護師学校養成所指定規則が改正され，2022年度入学生から改正カリキュラムが適用されることとなりました．今回の改正は，情報通信技術（ICT）活用のための基礎能力，コミュニケーション能力，臨床判断に必要な基礎的能力などの強化と，療養の場の多様化に伴う地域・在宅看護論の設定，そしてこれらに伴う総単位数の増加を特徴としています．基礎教育課程において解剖生理や病態など，看護の対象理解に必要な基礎知識の強化のみならず，社会状況を反映した"人"の理解と情報技術を習得することがいっそう求められているといえるでしょう．一方，2020年以降，過去に類を見ないレベルの感染拡大をもたらしている新型コロナウイルスの蔓延により，これまで対面中心で行ってきた看護教育においても，教授形態を大きく変えることが求められました．遠隔指導も種々取り入れながら，真に教授すべき内容は何か，臨床現場での実習の代替になるようなシミュレーション学習は可能か，各教育機関で試行錯誤しながら，可能な限り最善の教育を提供することに注力してきたことと思います．

　皆様のご協力のもと，本書はこれまで多くの看護系大学，専門学校などでご活用いただいてきました．版を重ねるたびに，高齢化や雇用状況の変化など，その時々の成人を取り巻く社会状況や，日本各地で発生した自然災害による健康被害，生活習慣病の広がりやSNSによる精神的ストレスの増加など，時代を反映した内容となるよう改訂してきました．2022年4月から成人年齢が18歳に引き下げられ，世の中の「成人」の定義も大きく変わること，また超高齢社会を反映し，近年高齢者の定義の区分に関する提言が学会から出されるなど，発達段階と年齢のパラダイムが大きくシフトしつつあります．このような状況を踏まえ，今回の改訂では，健康に関する最新統計の反映はもとより，日本に暮らす成人期にある人のライフスタイルの多様性，情報リテラシー，成人にとっての病気の体験の意味，災害と健康に関する項目を新設し，社会で働き，暮らし，生きる成人の健康に対する理解を深められるよう，内容を強化しました．また対象理解を深めるべく，セクシュアリティの多様性に関する項目と，レジリエンス，ストレングスモデルについて新たに項目を設定し丁寧に解説いたしました．

　本書が，これまで以上に看護基礎教育課程で学ぶ学生の皆さんの学修の一助となることを，また教員諸氏の看護学の読本として広く活用されることを願っております．

2022年2月

林　　直子

鈴木　久美

酒井　郁子

梅田　　恵

初版の序

　現在わが国は急速な人口構造の変化に伴い，これまでに経験したことのない少子高齢化の問題に直面しています．この社会を支えているのは，経済的発展に寄与する"働き盛り"の世代であり，かつ将来を担う子どもたちを育成する"子育て世代"でもある成人期にある人々です．したがって成人期にある人の健康を守ることは，現代，そして未来の社会を守ることにつながるといっても過言ではありません．

　今回刊行される成人看護学（全5巻）では，さまざまな役割を担う成人期にある人の健康に焦点をあて，生涯発達の視座から対象を捉えるとともに，病態と治療の基礎知識を基盤に療養生活を支える看護を学ぶことをねらいとしています．その中で，本書『成人看護学概論―社会に生き世代をつなぐ成人の健康を支える』では，成人看護学を学ぶ看護基礎教育課程の学生が，成人とは何かを学び，成人期にある人の身体，心理，社会的特徴を，個体としての成長発達の視点と，現代に生きる成人がおかれている文化的，社会的環境の視点で捉え，解説しています．本書では，成人期にある人を単に特定の年齢層の人として捉えるのではなく，乳幼児期から学童期を経て青年期・壮年期・向老期にいたった人，さらにこの先老年期に入る人として，変化し続ける，つながりのある存在として捉えています．人が一生を通じて成長発達し続ける一方で，成人期の人は先人からの教えや文化を受け継ぎ，修練を積んで新たな技を取り入れ，さらに耕し開花させ，次の世代へと引き継ぐ役割も担っています．本書のサブタイトルである"世代をつなぐ"には，そのような意味もこめられています．

　本書は全6章で構成されています．第Ⅰ章では，発達，自律，家族，社会，文化の視座で成人とは何かを解説しています．続く第Ⅱ章では，現代社会において成人がおかれている状況について，家族，仕事，生活スタイル，環境，スピリチュアリティの側面から解説，さらに第Ⅲ章では，今日の健康に関する動向と成人期にある人に特有な健康問題について，最新のデータをもとに，行政の施策もふまえ読者にわかりやすく解説しています．第Ⅳ章から第Ⅵ章では，成人期にある人を看護するうえで必要な知識，考え方を解説しています．対象理解のうえで重要な概念や理論について，「関係を結ぶ」「適応を促す」「発達を促進する」「統合を支援する」という4つの視点で学び，次にさまざまな健康状態に応じた看護を学習するよう構成しています．さらに，成人期にある人の人権を擁護し，質の高い看護実践を行う視点を養うことも視野に入れて解説しています．

　保健師助産師看護師学校養成所指定規則の一部改正を受け，平成21年度入学生から新カリキュラムが導入されました．今回の改正は，とくに看護基礎教育課程における学生の実践能力の強化が重要な柱になっています．実践能力は基盤となる基礎知識に拠るものであり，本書がその一助となりましたら幸いです．

　最後になりましたが，本書の主旨に賛同し快く原稿をご執筆くださいました諸先生方，また企画から刊行の全過程におきまして，たいへん辛抱強く支えてくださいました南江堂の皆様に深謝いたします．

　本書の主旨が，学習に利用される学生の皆様，あるいは本書を講義等で活用される教員の方々を通じて看護基礎教育課程の学生の方々へと伝えられ，つながっていくことを願っております．

2011年1月

林　　直子

鈴木　久美

酒井　郁子

梅田　　恵

目　次

6　死生観の変容　　島薗　進

第Ⅲ章　成人期にある人の健康

1　健康とは　　鈴木久美

2　成人にとっての病気の体験とは　　林　直子

3　成人保健と今日の健康動向　　鈴木久美

第Ⅰ章

成人とは

学習目標

1．成人とはどのような人か，法的，生物的，文化的側面からその定義を理解する．
2．成人期にある人の心身の変化および発達課題の特徴を理解する．

1 「成人」とは

この節で学ぶこと

1. 成人という言葉の定義を理解する.
2. 成人期を乳幼児期から老年期にいたる連続体の一部ととらえ，成人を理解するためのさまざまな視座を学ぶ.

A. 成人の定義

成人という言葉は，辞書的には年齢の幼いものが成長すること，あるいは成長した人そのものを意味する.「おとな（大人）」という言葉とほぼ同義であり，考えや態度に分別があること，あるいはある者をさす. この「成人」の区分には，身体の成熟度，すなわち生殖能力の獲得の視点から分類した生理学的定義と，社会的活動の制約や義務の視点から分類した法律的定義がある. 生理学的定義に従うと，個人差は大きいものの現代では13歳から15歳頃に成人になると考えられる. 生理学的定義は，個人差，性差のほか時代や文化によっても大きく異なる. また法律的定義は，飲酒，たばこなど嗜好品の年齢制限や，選挙権，運転免許の取得，婚姻など国民としての義務と権利，活動の自由を保障するものである. 法律的定義は国や時代により大きく異なる. 日本では，明治以降140年にわたり成人年齢は20歳以上と定められていた. しかし，2015年改正公職選挙法が成立し，選挙権年齢が20歳から18歳に引き下げられたことを契機に，2018年6月に改正民法が成立，2022年4月より成人年齢を18歳以上とすることとなった.

成人を祝う儀式として古くは奈良時代以降の男子に対する元服（15歳前後）や，平安時代以降の女子の裳着（初めて裳を身に着ける儀式，13～14歳前後）があり，社会における重要な通過儀礼として位置づけられていた. これらの儀式は，いずれも個人のために執り行われ，この日を境に髪型や装い，さらに呼称も幼名から元服名へと変化し，おとなの仲間入りをしたことへの自覚を促す機会となっていた. 現代では成人を迎えた男女が一堂に介し，地方自治体が成人式と称した行事を催し祝う慣習がある. しかし近年マスメディアで報道される式の様子からは，古来の通過儀礼としての要素が弱くなってきたと考えられる. そもそも「おとなになる」とはどういうことであろうか.

▶ 「おとなになる」とは

「民法の成年年齢に関する世論調査」（2013年内閣府調査）[1] によると，「子どもが大人になるための条件」として，「責任をとる」「判断能力を身に付ける」「精神的に成熟する」が上位に挙げられている（**図I-1-1**）.

西平は著書『**成人になること**』の序章のなかで，「実はごく日常的で明白なはずの"お

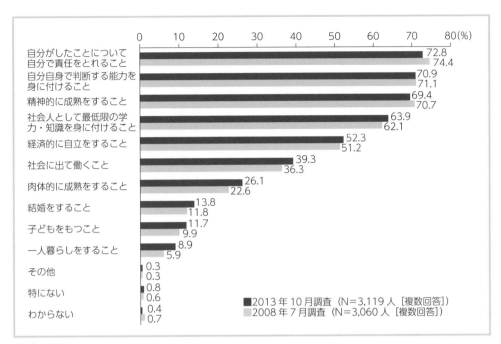

図 I -1-1　子どもが大人になるための条件（世論調査）

[内閣府：民法の成年年齢に関する世論調査, 2013,〔https://survey.gov-online.go.jp/h25/h25-minpou/zh/z01.html〕（最終確認：2021年8月25日）より引用]

となになる"という語が，曖昧で多義的で，偏見や錯覚を含み，そのため混乱が増幅されて，教育的効力も失っている」[2]と記している．彼はフランシス・ベーコン（Bacon F）が提示したイドラ（人間の理性をくもらせ判断を誤らせる偏見，幻影，偶像）の観点から，おとなになるという語の意味が混乱する由縁を述べている．また，人は乳幼児期から老人へといたる過程で放っておいても成熟し，すべての青年はおとなになるとする考えは幻想である，と指摘する．すなわち，暦年齢のみで人の成長発達をとらえ，個々の生活や体験を通じた内面的成熟をまったく考慮せず，単に生物学的な解釈に終始した「おとなになる」という表面的な考えを幻想だとしている．また，個人的経験をそのまま普遍化し，あくまで主観的なものであることへの認識のなさからくる偏見も，おとなになるという語の意味を混乱させる一因としている．その一例として，異性に裏切られた一度の経験から，異性すべてをひとからげにして不信感を抱き，そうして得た自身の世俗的教訓を普遍的事象と解釈し，そのように現実をとらえるようになることを挙げている．さらに言葉の特性，すなわち「コトバは元来無責任に発せられ，広まり，おのおのの文化・背景を反映して変化するが，そのようなコトバの習俗的な要素が混乱をもたらす」とも指摘している．加えて，「おとなである」ということを，経済的に独立した生活を営むことに重きをおく人と，倫理的責任感の有無に真価を問う人では，おとなであるとする判断の相違が大きい．これは個々の人生観，哲学，信念の違いでもあり，このような個々の思想を基に創造される偶像も混乱の要因となる．このようなイドラが「おとなになる」という語を混沌の渦に陥れているとしている．

コラム

日本の「成人年齢引き下げ」の経緯

　2007年5月に「日本国憲法の改正手続きに関する法律（憲法改正国民投票法）」が公布され，2010年5月に施行された．この法律で投票年齢が18歳に引き下げられると，2015年6月には改正公職選挙法が参院本会議で全会一致で可決，成立した．これにより公職選挙の選挙権年齢が18歳以上に引き下げられ，2016年夏の参院選から適用された．その背景には，若者の政治への関心を高め，政治参加を促し年金問題や財政赤字など将来の負担の当事者となる若年層の意見を政治に反映させる狙いがあった．また，若年層の政治，経済活動への参加による経済の活性化，凶悪化する未成年者の犯罪に対する厳罰化など，さまざまな意図も内包していた．この投票年齢の引き下げを契機に，民法の成年年齢を18歳に引き下げるのが適当である，と法制審議会（法務大臣の諮問委員会）の報告書に記載されるなど（2009年），成人年齢の引き下げの検討が進められ，2018年3月に民法改正が閣議決定され，同6月に改正民法が成立した．同法により，2022年4月から成人年齢を18歳以上とすることとなった．これに伴い，年齢条項を含む170本以上の法律で，新たな「成人（未成年）」を適用するか，「20歳以上」の表現に変更するかを決定することとなり，飲酒，喫煙，ギャンブルは「20歳未満は禁止」とし，契約，10年パスポート，性同一性障害者の性別の取扱いの特例に関する法律では「未成年」の表現のまま（すなわち18歳以上であれば手続きや申請が可能）としている．約130の法律は「未成年」の表現を採用し，そのほかは「20歳以上／未満」などの表現を加えることとなった．

　2018年（平成30年）12月に内閣府が行った世論調査[i]では，成年年齢の引き下げについて，16〜22歳（青年期層）の87.4％，40〜59歳（壮年期層）の93.2％が知っていると回答したものの，引き下げの時期（2022年4月以降）について知っていたのは青年期層の30.3％，壮年期層の24.4％であった．具体的には，契約の可否，親権に服するか否かについては，青年期層より壮年期層の認知度が高く，飲酒，喫煙は20歳以上のままであることについては，青年期層の8割以上が認識していたがその他の年齢制限に関する認識は全体的に低く，かつ，青年期層は壮年期層より低かった．成人式の対象年齢では，双方ともに20歳と回答したものがもっとも多く，約7割を占めていた．

引用文献
i) 内閣府世論調査報告書 平成30年12月調査「成年年齢の引き下げに関する世論調査」，〔https://survey.gov-online.go.jp/h30/h30-seinen/index.html〕（最終確認：2021年4月26日）

　このように成人あるいはおとなという言葉は，時代や文化によりさまざまにとらえられ，また，たとえ時代・文化を同じくしても時と場合により使い分けられる，多様性に富む言葉である．

　成人とは成人期を生きる人のことであり，誕生以降，子どもとよばれる時期を経て現在にいたり，この後歳月を経て老人とよばれる時期に入る人である．したがって，成人を前後のつながりから切り離し，ある特徴を有する年齢集団として理解するのではなく，誕生以降，途切れることなく成長，発達しながら存在し，いま成人期を生きている人という連続性を意識して対象を理解することが大切である．

　以下では，"成人"が意味する複合的な要素，すなわち心身の成熟度，社会的役割や位置づけを理解したうえで，成人看護学が対象とする人々の定義と特徴を示していく．

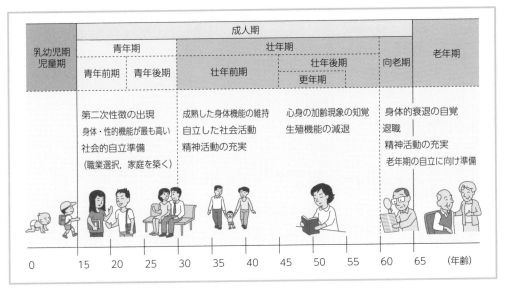

図Ⅰ-1-2　成人の年齢区分と特徴

B. 成人の理解の視座

1 ● 加齢により変化し続ける心身を理解する

　人が生まれてから死ぬまでの一生の過程を**ライフサイクル**という．ライフサイクルは，社会的慣習や教育制度，身体的発達，精神機能の発達などによりいくつかの発達段階（developmental stage）に区分される．社会的慣習の1つである暦年齢で区分すると，乳幼児期，学童期（児童期），青年期，壮年期，老年期に大別される．**成人看護学**が対象とする「成人」は，いわゆる子ども（乳幼児期，児童期）と高齢者（老年期）を除いた時期にある人，すなわち青年期，壮年期にある人である（**図Ⅰ-1-2**）．年齢区分は諸説あるが，一般に15歳以上65歳未満と考えられており，壮年期終盤から老年期に入る移行期（60歳からの5年間）を向老期とよぶ．成人期は身体が成長し生体機能も高まり最高点を極めたあと，徐々に衰退していく過程にある．心理的発達も未熟な段階から成熟した状態へと進化し精神的，社会的活動が豊かになる時期でもある．図に示すように成人期は約50年間にわたり，現在の平均寿命（男性81.41歳，女性87.45歳，2019年現在）を考えても，人生の半分以上を占めることがわかる．

　このように，成人看護学の対象の年代は幅広く，心身の成長，発達の段階に応じてそれぞれの特徴を理解することが大切である．また，たとえ同じ年齢でも，その人が生きてきた時代や文化的背景，生活環境により，物事に対する価値観や倫理感，健康に影響を及ぼす生活習慣などが異なる．それは現代に生きる50歳と第二次世界大戦前の50歳の人の生活様式や健康状態を想像するだけでも明らかであろう．対象がどのような社会的，文化的時代を生きてきたのかを知ることも，対象理解に肝要である（**図Ⅰ-1-3**）．

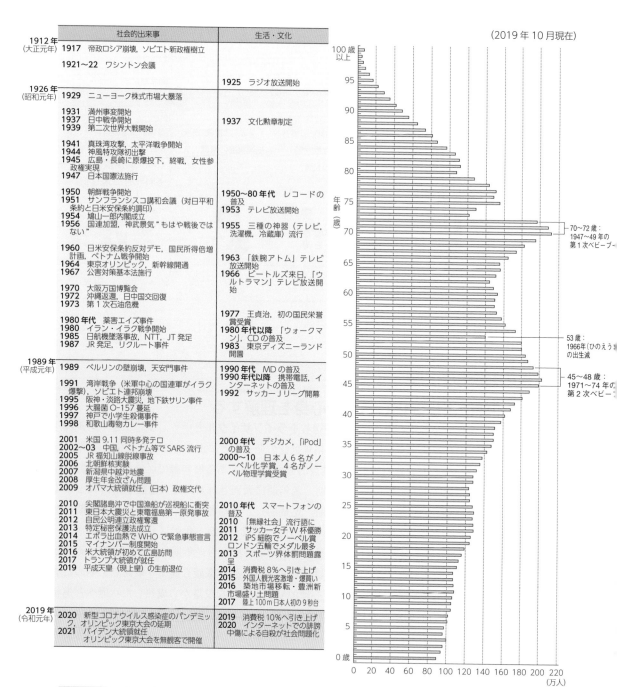

図Ⅰ-1-3　人々が育った時代背景

年齢区分による成人各期の心身の特徴の概要を以下に示す.

青年期（15〜30歳頃）：乳幼児期・学童期にかけて発育してきた生体の諸機能が，成熟し安定する．身体・性的機能がもっとも高く，生物学的に頂点に達する時期である．学業の修了，就職，親からの独立，家庭を築くなど社会的自立の準備期間でもある.

壮年期（30〜60歳頃）：成熟した身体機能を維持しながら自立した社会生活を営み，精神活動の充実を図る時期である．家庭・社会の主たる担い手として中心的役割を果たす．身体機能は30歳代から徐々に下降，40歳代には変化を自覚，50歳代に入ると老化が加速，更年期には生殖機能が減退する.

向老期（60〜64歳頃）：身体機能の低下による老化現象が発現する．循環機能，呼吸機能，感覚機能の低下や抜毛，白髪，皮膚の弾力性の低下が顕著になる．これまでの経験の蓄積による判断力，調整能力に優れる一方で，家庭役割の変化や定年，さらに心身の衰えを自覚することによる自己概念のゆらぎを体験する.

2 ● 生涯発達する存在として理解する

成長とは，人が生まれてから育つ過程において，身長が伸びたり体重が増えるなどの量的な増加を意味し，発育とほぼ同義の言葉として用いられる．発達とは乳児の首がすわり，腰がすわり，やがてつかまり立ち，一人歩きができるようになるなどの運動機能の獲得や，学習を通じた知的能力の獲得，集団生活を経験することによる社会性の習得など，生物，事物，事象が低い段階から高い段階へと向かう質的な変化を意味する[3]．量的な変化である成長は人生のある時期（多くは青年期）がくると停止する．一方，質的な変化である発達は，成人期，老年期にいたっても継続し，知的作業や情緒に関して，衰退というような一方向の変化を必ずしもとらないことが1970年代以降の研究により示されるようになった[4]．このように，人は生まれてから死ぬまで生涯にわたり発達し続ける存在であるとするのが生涯発達の考え方である.

成人の発達については，古来よりさまざまな文学や宗教的教えのなかに表現されてきた．**表I-1-1**に示すように，30歳代はおとなとしての成長期であり，40歳代にかけ人生の頂点を迎え，50歳代にはやや衰えを自覚し後進を育てるとしており，洋の東西を問わず似通ったライフサイクル観をもっていたことがわかる[5].

3 ● 社会と交流し社会活動を担う存在として理解する

成人期にある人は，社会活動の主たる担い手としてさまざまな産業に携わっている．成人期にある人の労働により，生活に必要な「もの」あるいはサービスが生み出され，世をめぐることで人々の暮らしが支えられている．社会を主体的につくり上げる存在であるために，社会から受ける影響も大きい．たとえばインターネットや携帯電話など，近年目覚しい発展を遂げたIT分野において，しのぎを削って新しい情報技術の開発に携わるのも，開発された技術をいち早く自らの仕事に導入し生産性を上げるべく努めるのも各産業に従事する成人である．そのためには，得手，不得手にかかわらずコンピュータの操作技術を

表I-1-1　古代文化における成人期のライフサイクル観

文　明	ヘブライ	中　国	ギリシア
20歳	生計を求める	学に志す（十五）	（14〜21歳）四肢は成長，頬のばら色は消える （21〜28歳）成人男子としての力が熟し最高に
30歳	十分な力を身につける	立つ	（28〜35歳）求愛の季節，息子が自分の血を伝える （35〜42歳）徳へ開いてきた心がさらに広がる
40歳	理解する	惑わず	（42〜49, 49〜56歳）ことばと精神は全盛期にある
50歳	助言を与える	天命を知る	（56〜63歳）まだ有能ではあるが精彩に欠ける
60歳	長老となる	耳順う	（63〜70歳）死という引き潮に乗って立ち去る
70歳	白髪	欲するに従えど 矩を越えず	
80歳	新しい特別な力		
90歳	歳月の重みに曲がる		
100歳	あたかも死んだようになる		
（出典）	「タルムード」の箴言	孔子の「論語」	ソロンの詩

（出典に関する注）「タルムード」：ユダヤ教の聖典，箴言（しんげん）：戒めとなる短い句，ソロン：ギリシア時代の詩人・立法家
［二宮克美, 大野木裕明, 宮沢秀次（編）：ガイドライン 生涯発達心理学, p.126, ナカニシヤ出版, 2012, 第2版より引用］

習得することが求められる．また情報を携帯でき，仕事の場を限定しないことから，場所を問わず仕事ができる環境が整えられた利点と，生活と仕事の境界が曖昧になり常に仕事を抱える欠点を同時に生み出している．

　成人期にある人はまた家庭を築き，子どもを生み育てることで，これまで受け継がれてきた歴史，文化，経済，科学の発展を次世代に橋渡しする役割をも担っている．人が生きていくためには，衣食住が整っていることは不可欠である．さらにバランスのとれた食事，運動と休息，余暇を楽しむためのレジャーやレクリエーションも現代社会に生きるうえで大切な要素である．生活を支える経済的基盤の獲得，すなわち社会人として生産活動に従事し収入を得るのと同時に，家族の生活を守るため，家族に必要なものを確保する消費活動も盛んに行う．さらに子どもを通じて広がる地域とのつながり，そのつながりから派生する地域社会の一員としての役割，家族とともに楽しむ余暇活動など，さまざまな形で社会とかかわり暮らす存在である．このように成人期にある人は，社会の主たる担い手であると同時に，社会から大きく影響を受ける，社会と相互作用する存在である．

学習課題

　1．成人看護学で扱う成人各期の年齢区分を説明しよう．

引用文献

1)　内閣府大臣官房政府広報室：民法の成年年齢に関する世論調査, 2013, 〔https://survey.gov-online.go.jp/h25/h25-minpou/index.html〕（最終確認：2019年2月8日）
2)　西平直喜：シリーズ人間の発達4 成人になること—生育史心理学から, p.6, 東京大学出版会, 1990
3)　上田礼子：生涯人間発達学, 第2版, p.2, 三輪書店, 2005
4)　上田礼子：生涯人間発達学, 第2版, p.3, 三輪書店, 2005
5)　二宮克美, 大野木裕明, 宮沢秀次（編）：ガイドライン生涯発達心理学, 第2版, p.125-126, ナカニシヤ出版, 2012

コラム

高齢者の定義の見直し

　2021年4月現在，WHOおよび厚生労働省は，高齢者を「65歳以上の人のこと」と定義している．また，65歳から74歳までを前期高齢者，75歳以上を後期高齢者とよぶ．

　一方，この定義が現状に合わない状況が生じている状況にかんがみ，日本老年学会・日本老年医学会は2017年に「高齢者に関する定義の区分に関する提言」を発表した[i]．

　近年の高齢者において20年前と比較して加齢に伴う身体的機能変化の出現が5年から10年遅延し，前期高齢者とされている65歳以上の人々においては活発な社会活動が可能な人が大多数となっている．また2014年の60歳以上の人を対象とした意識調査[ii]においても，「高齢者とは何歳以上か」という質問に対して「65歳から」と回答した人が6.4%であり，65歳からを高齢者と考える人の割合は（当事者においても）少なくなっている．

　以上から，日本老年学会・日本老年医学会では，定義検討ワーキンググループを立ち上げ65歳以上の人について65歳から74歳を准高齢者，75歳から89歳を高齢者，90歳以上を超高齢者と区分する提言を行った．

　一方，2021年10月現在，厚生労働省における高齢者の定義は変更されていない．看護学を学ぶ学生は，日本社会の現状をふまえ，個人の心身状態，社会での活躍とその受け止め，医療制度における高齢者の位置づけをバランスよく見極めつつ，患者の生物学的年齢だけで高齢者と判断することに慎重な態度を身につけてほしい．

引用文献

i) 日本老年学会・日本老年医学会：高齢者に関する定義検討ワーキンググループ報告書，2017，〔https://www.jpn-geriat-soc.or.jp/proposal/index.html#definition〕（最終確認：2021年3月23日）
ii) 内閣府：平成26年度 高齢者の日常生活に関する意識調査結果（概要版），p.31，2014，〔https://www8.cao.go.jp/kourei/ishiki/h26/sougou/gaiyo/pdf/kekka3.pdf〕（最終確認：2021年8月19日）

2 成人期の特徴

この節で学ぶこと

1. 成人期にある人の身体的特徴を理解する.
2. 成人期の発達課題について理解する.
3. 成人期にある人の社会・文化とのかかわりを理解する.

A. 成人の心身の特徴と変化

1 ● 身体構造・機能からみた成人期の特徴

a. 呼吸・循環

　心臓, 肝臓, 腎臓などの内臓器官の重量は青年期の20歳前後で最大となり, 肺活量, 心拍出量などの諸機能も最高となる[1]. 加齢に伴う生理機能の変化は, 30歳における生理機能の平均値を100%としたとき, 向老期には最大換気量や腎血漿流量は60%まで低下する一方で, 神経伝導速度や基礎代謝率はほぼ15%程度の減少となっている[2]（図Ⅰ-2-1）.

b. 代謝・栄養

　基礎代謝量は, 男性は15〜17歳頃, 女性は12〜14歳頃がピークとなり, 成人期でみると青年前期は基礎代謝量がもっとも高い（図Ⅰ-2-2）. 厚生労働省が行った「国民健康・

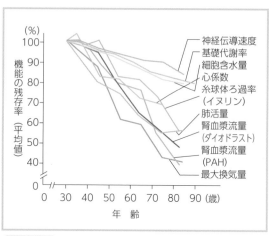

図Ⅰ-2-1　加齢に伴う種々の機能低下（Timiras）

［中野昭一（編）：図説 からだの仕組みと働き（普及版）, p.18, 医歯薬出版, 2001より引用］

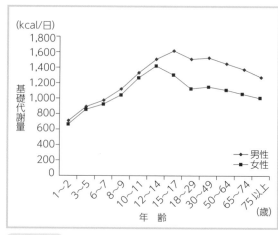

図Ⅰ-2-2　基礎代謝量の変化

［厚生労働省：日本人の食事摂取基準（2020年版）報告書, p.74, 〔https://www.mhlw.go.jp/content/10904750/000586556.pdf〕（最終確認：2021年8月25日）のデータを基に作成］

表Ⅰ-2-1　栄養素等摂取量（1人1日あたり平均値）　　　　　　　　　　　　　　　　（2019 年）

栄養素等別		総数	1~6歳	7~14	15~19	20~29	30~39	40~49	50~59	60~69	70~79	80歳以上	(再掲)20歳以上	(再掲)65~74	(再掲)75歳以上
男女総数・調査人数	人	5,865	235	454	249	365	460	742	775	1,046	1,042	497	4,927	1,217	952
エネルギー	kcal	1,903	1,247	1,945	2,219	1,900	1,859	1,939	1,918	1,972	1,945	1,750	1,915	1,978	1,822
タンパク質	g	71.4	44.6	71.5	80.6	70.6	67.6	72.2	70.2	75.2	76.3	65.8	72.2	76.7	70.0
うち動物性	g	40.1	26.0	42.4	49.4	41.7	37.8	41.9	38.4	41.1	41.9	35.1	40.1	42.0	37.9
脂質	g	61.3	40.6	65.0	76.4	64.2	62.8	64.1	63.1	62.1	59.9	50.6	61.2	62.1	53.6
うち動物性	g	32.4	22.8	36.8	43.0	34.3	31.7	34.3	32.2	32.3	31.1	26.6	31.9	31.6	28.4
コレステロール	mg	335	188	315	430	347	324	331	350	350	355	306	340	359	320
炭水化物	g	248.3	172.0	260.6	290.4	244.2	239.1	245.9	242.3	254.5	257.4	244.7	248.7	258.1	249.4
食物繊維総量	g	18.4	11.0	17.4	18.5	16.0	17.0	17.1	18.0	20.2	21.2	18.9	18.8	21.2	19.6
うち水溶性	g	3.5	2.2	3.4	3.3	2.9	3.2	3.2	3.4	4.0	4.2	3.6	3.6	4.3	3.8
うち不溶性	g	11.5	6.7	10.5	10.7	9.5	10.3	10.3	11.1	13.0	13.7	12.0	11.8	13.8	12.5
ビタミンA[1)]	μgRAE	534	350	513	490	449	438	504	536	600	601	575	547	614	615
ビタミンD	μg	6.9	3.7	5.7	5.6	5.3	5.2	5.8	6.0	7.5	9.9	7.9	7.2	8.9	8.9
ビタミンE[2)]	mg	6.7	4.0	6.0	7.0	6.2	6.3	6.4	6.8	7.3	7.6	6.5	6.9	7.7	6.8
ビタミンK	μg	240	130	199	226	202	224	226	242	272	284	238	250	292	249
ビタミンB₁	mg	0.95	0.64	1.00	1.08	0.92	0.92	0.98	0.91	0.98	0.99	0.85	0.95	1.01	0.90
ビタミンB₂	mg	1.18	0.80	1.24	1.22	1.09	1.05	1.10	1.13	1.26	1.33	1.16	1.19	1.30	1.24
ナイアシン当量	mgNE	30.7	17.7	28.7	33.6	29.6	29.5	31.9	30.6	32.9	32.9	28.0	31.3	33.4	29.9
ビタミンB₆	mg	1.18	0.73	1.08	1.20	1.02	1.04	1.12	1.13	1.29	1.38	1.18	1.20	1.37	1.26
ビタミンB₁₂	μg	6.3	3.5	5.8	4.7	5.4	5.2	5.2	5.8	7.3	8.1	6.8	6.5	7.6	7.9
葉酸	μg	289	153	234	253	231	242	260	290	331	353	321	302	351	333
パントテン酸	mg	5.65	4.02	6.14	6.25	5.29	5.18	5.46	5.44	5.93	6.12	5.38	5.65	6.14	5.66
ビタミンC	mg	94	52	68	78	62	65	72	85	111	132	118	99	127	122
ナトリウム	mg	3,828	2,027	3,381	3,779	3,718	3,684	3,817	3,863	4,216	4,179	3,739	3,958	4,226	3,923
食塩相当量[3)]	g	9.7	5.2	8.6	9.6	9.4	9.4	9.7	9.8	10.7	10.6	9.5	10.1	10.7	10.0
カリウム	mg	2.299	1,503	2,229	2,174	1,912	1,990	2,145	2,215	2,548	2,704	2,365	2,350	2,708	2,479
カルシウム	mg	505	416	639	480	435	401	442	472	536	579	509	498	563	540
マグネシウム	mg	247	150	226	226	209	219	234	248	277	286	249	255	288	263
リン	mg	1,007	685	1,077	1,087	952	911	980	978	1,067	1,096	955	1,012	1,097	1,009
鉄	mg	7.6	4.2	6.5	7.4	6.8	6.8	7.1	7.6	8.6	8.9	7.8	7.9	8.9	8.2
亜鉛	mg	8.4	5.4	8.9	10.1	8.5	8.1	8.5	8.3	8.6	8.5	7.7	8.4	8.7	7.9
銅	mg	1.12	0.68	1.06	1.17	1.02	1.05	1.06	1.11	1.21	1.26	1.13	1.14	1.25	1.17
脂肪エネルギー比率[4)]	%	28.6	28.7	29.8	30.5	30.2	30.2	29.4	29.2	28.0	27.2	25.5	28.4	27.8	26.0
炭水化物エネルギー比率[4,5)]	%	56.3	57.1	55.3	54.9	54.7	55.1	55.6	56.1	56.5	57.0	59.4	56.4	56.6	58.6
動物性たんぱく質比率[4)]	%	54.3	56.5	58.4	59.1	57.5	54.0	55.8	52.6	53.0	53.0	51.2	53.6	53.0	52.1

資料　厚生労働省「国民健康・栄養調査」
注　1）RAE：レチノール活性当量　2）α-トコフェロール量（α-トコフェロール以外のビタミンEは含んでいない）
　　3）食塩相当量＝ナトリウム量(mg)×2.54/1,000で算出.
　　4）これらの比率は個々人の計算値を平均したものである.
　　5）炭水化物エネルギー比率＝100－たんぱく質エネルギー比率－脂肪エネルギー比率で算出.
［厚生労働統計協会：国民衛生の動向2021/2022, p.440, 2021 より引用］

栄養調査」によると15～19歳のエネルギー摂取量がもっとも多く，壮年期，向老期にかけて摂取エネルギー量は200 kcalほど減少している．個々の運動量にもよるが，基礎代謝量の変化および一般的労作量の変化を考慮すると，総じて壮年期以降の摂取エネルギー量は必要量に対し過分であると考えられる（**表Ⅰ-2-1**）．これが成人期に特有の生活習慣病の一因とも考えられる.

c. 免　疫

　一般に免疫機能は20歳前後をピークに，その後加齢とともに徐々に低下することが知られている．免疫に関与する胸腺の重量は加齢とともに急激に減少し，60歳代以降はピーク時の10%以下となる．白血球（リンパ球）数も加齢とともに減少し，とくにヘルパーT細胞（Th細胞）の数が減少することが示されている（**図Ⅰ-2-3，図Ⅰ-2-4**）．主たる液性免疫をみると，IgG（免疫グロブリンG）とIgAは加齢とともに増加し，IgMは不変あるいは低下傾向となっている．加齢とともに免疫応答の調節異常も生じやすくなる．関節リウマチ患者に高頻度にみられるリウマトイド因子（RF：IgGに対する抗体）は，年齢をおうごとに陽性率が高くなるが，このことも免疫機能が加齢とともに破綻する方向に進

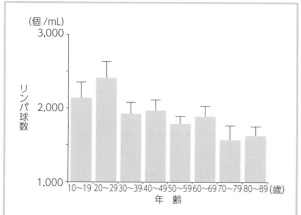

図Ⅰ-2-3　加齢による末梢血リンパ球数の変動
・加齢に伴い末梢血リンパ球数は減少する傾向にあった.
・10 ～ 59歳の集団に比べ59 ～ 89歳の集団でリンパ球数が有意に低下していた.
［トレーニング科学研究会（編）：シリーズ トレーニングの科学 4 加齢とトレーニング, p.22, 朝倉書店, 1999より引用］

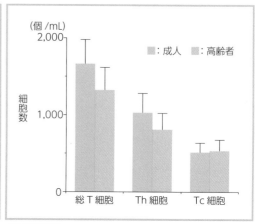

図Ⅰ-2-4　加齢による末梢血T細胞数の変動
・16名の高齢者（平均79歳）と40歳以下の成人から採血した.
・総T細胞数, Th細胞数は高齢者で低下していた.
［トレーニング科学研究会（編）：シリーズ トレーニングの科学 4 加齢とトレーニング, p.23, 朝倉書店, 1999より引用］

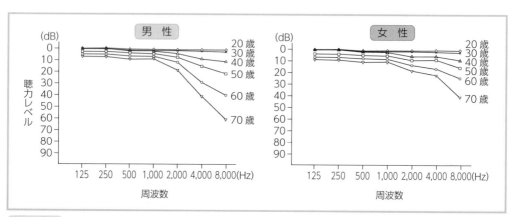

図Ⅰ-2-5　聴力の男女別加齢変化
20歳を基準にした男女別の聴力加齢変化を表す.
［中田福市：日本人の心と体のデータファイル, p.74, 金原出版, 2004より引用］

む根拠と考えられている[3].

d. 感　覚

　感覚器の変化をみると, 聴力は青年期がもっともよく, 20歳代に入ると徐々に低下し始める. しかし低下の程度はわずかであるため壮年前期までそれを自覚することは少ない. 壮年後期に入ると加齢とともに, とくに高周波数音（電子音, 子どもの声, ソプラノ）の聴力低下が顕著となる. この傾向は男性のほうが女性より顕著である[4]（**図Ⅰ-2-5**）.

　眼球の水晶体の弾力性も加齢とともに低下するため, 眼の調節力が年齢とともに衰え, 焦点の合う近点が徐々に眼から遠くなる. このため近いものが見えづらい, いわゆる老視

の現象が生じる．個人差はあるが，壮年後期の40〜60歳代で明確な自覚症状を認める．視力のうち静止視力は青年期から壮年期，向老期にかけ緩やかに低下するが，動体視力は加齢とともに顕著に低下し，とくに向老期以降低下が加速する．このような特性から，60歳以降は自身の動体視力を認識しそれに見合う速度で車を運転することが必要である[5]（**図I-2-6**）．

　味覚は壮年前期の35歳以降衰え始め，70歳までにおよそ3分の2の味覚が失われる[6]．4つの基本味覚（甘味，塩味，酸味，苦味）についてみると，味覚感度の低下がもっとも著しいのは苦味であり，次いで酸味，甘味，塩味の順であることが示されている[7]．

e. 体格と体力

　身長の変化をみると，男性は10歳代中頃から後半にかけて，女性は10歳代中頃に向けて増加し，壮年後期，向老期にかけて漸減する．体重は壮年前期にかけて増加し，その後減少する．**図I-2-7**に，2020年度の年齢別体格測定結果を示す．

　BMIについては，**表I-2-2**に示すように，男性は年齢とともに増加し40歳代がもっとも高くその後加齢とともに漸減する．一方，女性は15〜19歳がもっとも低く，加齢とともに徐々に増加する．さらに年齢階級別に肥満（BMI≧25），普通（25>BMI≧18.5），低体重（やせ）（BMI<18.5）の者の割合の年次推移をみると，過去30年あまりの間に男性は肥満の割合が増加傾向にあり，女性は全体的に肥満の割合は横ばい傾向にあるのが特徴である（**図I-2-8**）．

　年齢別の体力テストの結果をみると（**図I-2-9**），20mシャトルラン，持久走については男女ともに15〜17歳頃の値がもっとも優れており，上体起こし，反復横跳び，立ち幅跳びについては男女でわずかに違いはみられるがおよそ17〜19歳頃の値が最高値である．筋力・瞬発力，持久力，さらに平衡性・巧緻性・敏捷性の要素を含む神経系の働きを統合した調整力のいずれについてもおおむね青年前期がもっとも優れており，加齢とともに低下する．

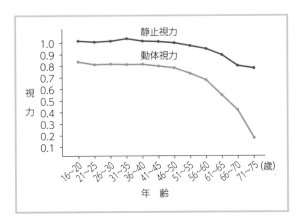

図I-2-6　年齢と静止・動体視力
[中田福市：日本人の心と体のデータファイル，p.72，金原出版，2004より引用]

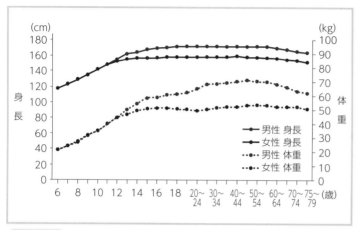

図Ⅰ-2-7　年齢別の体格測定結果
［スポーツ庁：令和2年度体力・運動能力調査結果の概要（速報）, 統計数値表（速報）,
p.14-15, 〔https://www.mext.go.jp/sports/content/20210420-spt_kensport01-
000014364_3.pdf〕（最終確認：2021年10月20日）のデータを基に作成］

表Ⅰ-2-2	BMIの平均値（性・年齢階級別, 2019年）	
	男　性	**女　性**
総　　数	23.8	22.5
15〜19歳	21.1	20.2
20〜29	22.9	21.0
30〜39	23.7	21.7
40〜49	24.7	22.3
50〜59	24.6	22.4
60〜69	24.0	23.1
70歳以上	23.4	22.9

資料　厚生労働省「国民健康・栄養調査」
注　1）BMI（Body Mass Index）
　　　＝体重kg/（身長m）²
　　2）妊娠を除外している.
［厚生労働統計協会：国民衛生の動向
2021/2022, p.439, 2021 より引用］

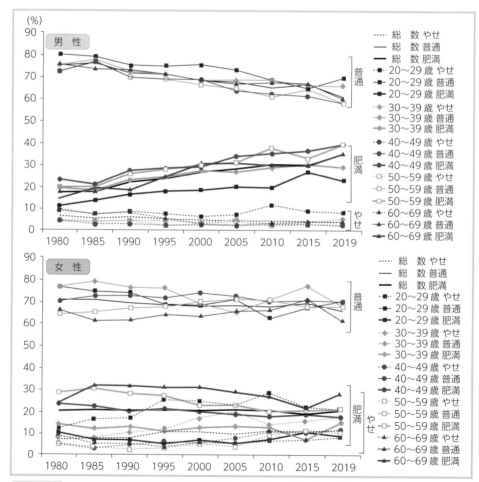

図Ⅰ-2-8　年齢階級別肥満, 普通, 低体重（やせ）の者の割合〈年次推移〉
［厚生労働省：国民健康・栄養調査のデータを基に作成］

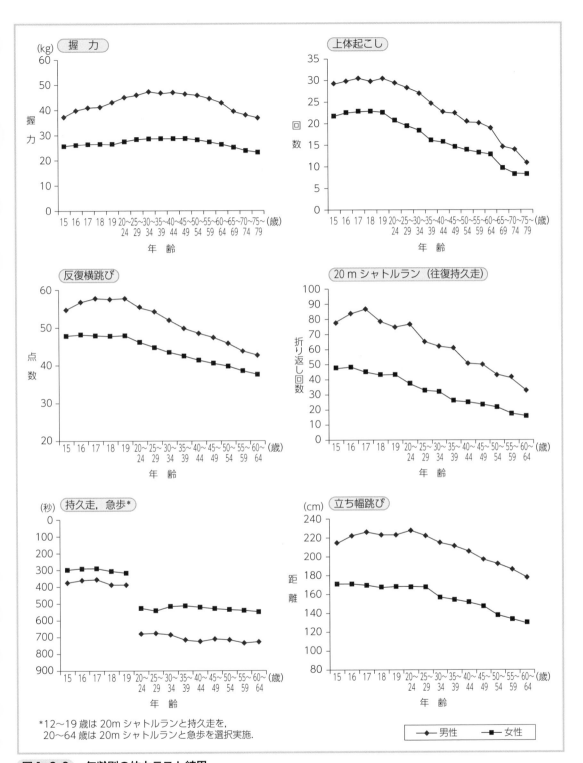

図Ⅰ-2-9　年齢別の体力テスト結果

[スポーツ庁:令和2年度体力・運動能力調査結果の概要(速報),統計数値表(速報),p.2-9,〔https://www.mext.go.jp/sports/content/20210420-spt_kensport01-000014364_3.pdf〕(最終確認:2021年10月20日)のデータを基に作成]

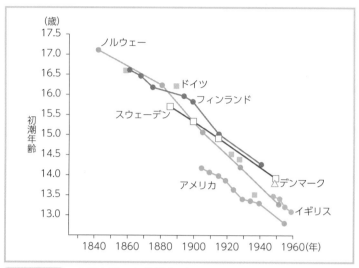

図Ⅰ-2-10　初潮年齢の年代推移（Tannerによる）

[平山宗宏(編著)：講座現代と健康 2 年齢と健康, p.225, 大修館書店, 1973 より引用]

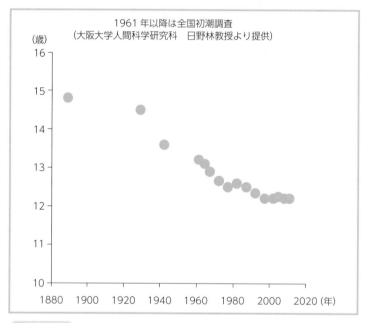

図Ⅰ-2-11　日本における初潮年齢の推移

[大阪ユニットセンター(大阪大学／大阪母子医療センター)：「子供の健康と環境に関する全国調査(エコチル調査)」サイト　「今の子どもは早熟なのか」〔https://www.ecochil-osaka.jp/sickness/page-1297/〕（最終確認：2021年8月5日）より引用]

　　現代の青少年の体格向上は著しく，その要因の1つに栄養状態や生活水準の向上が考えられている．平均身長が伸び，男子はたくましく，女子は丸みをおびた体型になる年齢が早まることで，身体の成熟が早まり，それに伴い女性の初潮年齢も早まっている（**図Ⅰ-2-10**）．日本においても，明治時代は15歳代であったが，大正時代には14歳代，昭和初期には13歳代へと若年化し，現代では12歳代となっている[8]（**図Ⅰ-2-11**）．思春

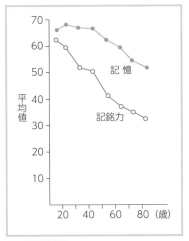

図Ⅰ-2-12　記憶・記銘力と年齢
[平山宗宏(編著)：講座現代と健康 2 年齢と健康, p.229, 大修館書店, 1973 より引用]

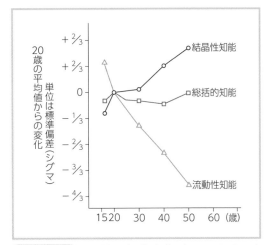

図Ⅰ-2-13　知能の加齢変化 (Horn & Catel, 1967)
[中田福市：日本人の心と体のデータファイル, p.48, 金原出版, 2004 より引用]

期に認められる著しい発育の加速を**発育スパート**といい[9]，成熟年齢が徐々に若年化することを**発育促進現象**（成熟早期化現象）[8]，とくに第二次性徴の到来が早まることを**成熟前傾現象**（acceleration in maturity）という．

f. 認知機能

　認知機能については，知能検査で測定される知的能力については青年期前期の18歳から25歳が頂点であり，壮年前期の30歳代から次第に低下する．記憶力はとくに早い時期から低下し，なかでも記銘力（新しいことを頭に入れる能力）の低下は30歳以降著しい．一方で記憶の保持力（忘れずに頭に覚えこむこと）の低下は緩やかである[10]（**図Ⅰ-2-12**）．一方，一般的な理解力，判断力，実践的，全体的に把握する洞察力については加齢によってあまり低下せず，むしろ円熟する．ホーン（Horn）らは結晶性知能，総括的知能，流動性知能の3つについて加齢変化を示した．これによると，新たな課題に直面したり初めて経験することに対して，自己の生得的な能力を用いて解決する能力である流動性知能は加齢とともに顕著に低下していくが，それまでの経験やすでに獲得した知識を統合して物事を理解し対処する能力である結晶性知能は年齢とともに向上する．総括的知能は，知的機能と一般的理解，実践能力を統合する能力であり，壮年後期まで大きく変化しない[11]（**図Ⅰ-2-13**）．

2 ● 成人期を特徴づける生殖機能の成熟

　思春期には身体の大きさと体型の変化，生殖器官の変化と第二次性徴が現れ，男子は腋毛やひげ，陰毛が生えるとともに陰茎，精巣が増大し，精通，変声を経験する．女子も腋毛や陰毛が生えるとともに乳房が発達し子宮，卵巣が大きくなり初潮を迎える．思春期の男女の身体的特徴を**図Ⅰ-2-14**に示す．

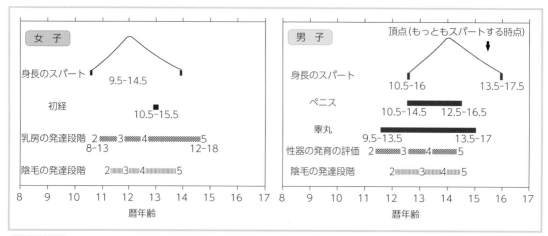

図Ⅰ-2-14　女子と男子の思春期における種々の身体的特徴の出現順序
[タナー JM：成長のしくみをとく―胎児期から成人期までの成長のすすみ方（林　正監訳），p.55，東山書房，1994より引用]

　　女性は青年期から壮年前期の20〜40歳くらいまでは卵胞ホルモンが比較的安定して分泌する．その後，卵母細胞や卵胞，さらに組織の退行性変化により40歳前後で急速に卵巣重量が減少する．これにより卵胞ホルモン（エストロゲン），黄体ホルモン（プロゲステロン）の分泌が減少し，子宮・卵巣・乳腺などの形態的萎縮と機能低下を生じる．個人差はあるが，平均49.5歳，約50％の女性が50歳までに閉経を迎える．このようなホルモンバランスの急激な変化に伴い，更年期には月経不順，不正出血や，血管運動神経障害（のぼせ，めまい，動悸），運動器症状（肩こり，腰痛）や，精神神経症状（頭痛，無気力，不眠，うつ），倦怠感などの更年期症状を呈することがある．男性は女性ほど顕著に精巣重量の減少はみられないが，壮年前期の30歳前後からテストステロンの分泌が徐々に減少する．このようなホルモンバランスの変化により，男性にも壮年後期の50歳頃より前述の血管運動神経障害や運動器症状，精神神経症状を呈することがある．さらに性反応として，勃起不全や性欲の減退を生じることがあるが，いずれも個人差が大きい（図Ⅰ-2-15，図Ⅰ-2-16）．成人期は生殖機能の成熟と，社会的にも家庭を築き次世代を育む時期にあることから，安定した性生活を営む時期でもある．

B.　ライフサイクルからみた成人期の特徴と発達課題

1 ● 成人期における成熟と老化

　　前項で記したように，成人，おとなという言葉は，子どもの域を脱して成熟していく過程ととらえることができる．成熟とは，果実などの実が十分に実ることであり，人間になぞらえると心も身体も十分に成育することを意味する．教育学者のノールズ（Knowles）は，積年の成人教育の実践を通じて，人間には次の3つのニーズがあるとした．

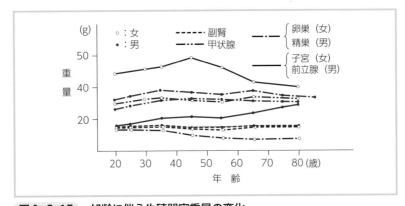

図Ⅰ-2-15　加齢に伴う生殖器官重量の変化
[中野昭一（編）：図説 からだの仕組みと働き（普及版），p.16, 医歯薬出版, 2001 より引用]

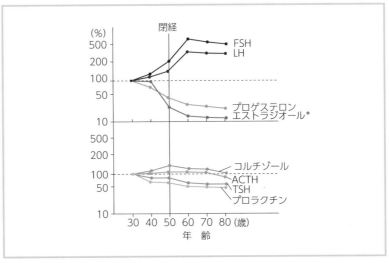

図Ⅰ-2-16　加齢に伴うホルモン値の変動
FSH：卵胞刺激ホルモン，LH：黄体形成ホルモン，ACTH：副腎皮質刺激ホルモン，TSH：甲状腺刺激ホルモン
注　30歳代を100%とし，片対数で示した.
[中野昭一（編）：図説 からだの仕組みと働き（普及版），p.18, 医歯薬出版, 2001 より引用]
*エストロゲンにはE1（エストロン），E2（エストラジオール），E3（エストリオール）の3種類があり，閉経前はE2がエストロゲンの主体となる. なお，閉経後はE1が主体となる.

①特定の能力獲得のニーズ
②自ら可能な限り最大限の発達を成し遂げ，完成された自己アイデンティティを構築するニーズ
③成熟することへのニーズ

　すなわち，なんらかの目的達成のために特定の技術，知識を習得すること，自分自身が描く自己像に近づくべく自己を発達させたいと思うこと，そのようにして十分に人として熟していくことが人間の普遍的なニーズであると考えられる．ノールズは成熟の過程を15の次元に分け，各次元の成長の方向性を明示した．ここで成長の方向性として示され

	から		へ
1.	依存性	→	自律性
2.	受動性	→	能動性
3.	主観性	→	客観性
4.	無知	→	知識獲得
5.	小さな能力	→	大きな能力
6.	少しの責任	→	多くの責任
7.	狭い関心	→	広い関心
8.	利己性	→	利他性
9.	自己拒否	→	自己受容
10.	あいまいな自己アイデンティティ	→	統合された自己アイデンティティ
11.	個別への焦点化	→	原理への焦点化
12.	表面的な関心	→	深い関心
13.	模倣	→	独創性
14.	確かさへのニーズ	→	あいまいさへの寛容
15.	衝動	→	理性

図I-2-17　成熟の諸次元

[ノールズ MS：成人教育の現代的実践—ペダゴジーからアンドラゴジーへ（堀　薫夫，三輪建二監訳），p.16，鳳書房，2002より引用]

たことは，達成されるべき完全な状態を意味するのではなく，このほかにも追加，代替する次元も存在しうる仮説として提示されている[12]（**図I-2-17**）.

　成人期とは，さまざまな機能が成長，発達し成熟にいたる時期であると同時に，身体の外観や機能が老化し始めるときでもある．老化とは，加齢に伴う機能の減退であり，細胞数の減少，変性，萎縮といった生体としての退行を意味する．それは，個体が死に向かう過程でもある．諸機能の衰えを実感することで，やがて来る人生の終焉（しゅうえん）を現実のこととして身近に感じ始める時期でもある．自身の，そして身近な人の老いと向き合い，残された時間をいかに有意義に過ごすかを模索し始める.

2● 成人期における発達課題

a. 発達課題に関する諸理論からみた成人期

　個人が健全な発達を遂げ成熟へと向かうために，発達のそれぞれの時期において果たさなければならない課題を**発達課題**（developmental task）という．発達課題は，生理的成熟，精神的成熟によって果たされるものから，社会的役割の発展により遂げられるものへと変化する．発達課題には，個人の欲求の充足と，その個人が属する社会が期待する知識・技術・態度の達成という両側面をあわせもつ.

（1）ハヴィガーストの発達課題

　教育学者のハヴィガースト（Havighurst）は，人生を乳・幼児期，児童期，青年期，成人前期，中年期，成熟期の6期に分類し，おのおのの時期における発達課題を示した[13]（**表I-2-3**）．ハヴィガーストは発達課題について，人の生涯のそれぞれの時期に生じる課題とし，それを達成すれば人は幸福になり次の発達課題の達成も容易になるが，失敗するとその人は不幸になり，社会から承認されず，次の発達課題の達成も困難となる課題と

表I-2-3　生涯をとおしての発達課題（ハヴィガースト，1972）

I．乳児期および幼児期—誕生からほぼ6歳まで
1．歩くことを学ぶ
2．かたい食べ物を食べることを学ぶ
3．話すことを学ぶ
4．排泄をコントロールすることを学ぶ
5．性のちがいと性にむすびついた慎みを学ぶ
6．概念を形成し，社会的現実と物理的現実をあらわすことばを学ぶ
7．読むための準備をする
8．よいことと悪いことの区別を学んで，良心を発達させ始める

II．児童期—ほぼ6歳から12歳
1．ふつうのゲームをするのに必要な身体的スキル（技能）を学ぶ
2．成長している生物としての自分について健全な態度を築く
3．同じ年頃の仲間とうまくつきあっていくことを学ぶ
4．男性あるいは女性としての適切な社会的役割を学ぶ
5．読み，書き，計算の基本的スキル（技能）を学ぶ
6．日常生活に必要な概念を発達させる
7．良心，道徳性，価値基準を発達させる
8．個人的な独立性を形成する
9．社会集団と社会制度に対する態度を発達させる

III．青年期—12歳から18歳
1．同性と異性の同じ年頃の仲間とのあいだに，新しいそしてこれまでよりも成熟した関係をつくり出す
2．男性あるいは女性としての社会的役割を獲得する
3．自分の身体つきを受け入れて，身体を効果的につかう
4．両親やほかのおとなからの情緒的独立を達成する
5．結婚と家庭生活のために準備をする
6．経済的なキャリア（経歴）に備えて用意する
7．行動の基準となる価値と倫理の体系を修得する—イデオロギーを発達させる
8．社会的責任をともなう行動を望んでなしとげる

IV．成人前期—18歳から30歳
1．配偶者を選ぶ
2．結婚した相手と一緒に生活していくことを学ぶ
3．家族を形成する
4．子どもを育てる
5．家庭を管理する
6．職業生活をスタートさせる
7．市民としての責任を引き受ける
8．気のあう社交のグループを見つけ出す

V．中年期—ほぼ30歳から，だいたい60歳くらいまで
1．ティーンエイジに達した子どもが責任をはたせて，幸せなおとなになることを助ける
2．成人としての社会的責任と市民としての責任をはたす
3．自分の職業生活において満足できる業績を上げて，それを維持していく
4．成人にふさわしい余暇時間の活動を発展させる
5．自分をひとりの人間として配偶者と関係づける
6．中年期に生じてくる生理的変化に適応して，それを受け入れる
7．老いていく両親への適応

VI．成熟期—60歳から後
1．体力や健康の衰えに適応していく
2．退職と収入の減少に適応する
3．配偶者の死に適応する
4．自分と同年齢の人びととの集団にはっきりと仲間入りする
5．社会的役割を柔軟に受け入れて，それに適応する
6．物質的に満足できる生活環境をつくり上げる

［二宮克美，大野木裕明，宮沢秀次（編）：ガイドライン 生涯発達心理学，第2版，p.188，ナカニシヤ出版，2012より引用］

した．さらに成人期の役割について，10に分類し（労働者，配偶者，親，主婦［夫］，年老いた親の息子・娘，市民，友人，組織のメンバー，宗教団体会員，余暇時間の活用者），これらの役割を担うための要件は，時期により変化するとした[14]．ハヴィガーストが提示した発達課題は，身体的発達や認知機能・教育的側面での発達，さらに青年期，成人前期，中年期，成熟期に分類される成人期においては，仕事，家庭，社会における役割や関係性の変化に焦点をあてており，教育社会学的要素が強いことが特徴である[15]．ハヴィガーストは1970年代にこの発達課題を示しており，現代の日本の状況に照らしてみると，独立や結婚の時期など必ずしも合致しないところもある．しかし，ハヴィガーストの枠組みを基に，各時代，文化に適した発達課題を考えていくことは可能である．

(2) レビンソンのライフサイクル論

　レビンソン（Levinson）は工場労働者，会社の管理職，生物学者，小説家の4種の職業をもつ成人期男性40人を対象に面接調査を行った結果から，個人の生活構造という概念を用いてライフサイクル論を提唱した[16]．生活構造とは，「ある時期におけるその人の生活の基本パターンないし設計」[17]であり，個人のその時点で形成された人格と基本的生活様式，そのときその人がおかれている環境，担っている役割など，外界との関係性を包含するものである．生活構造には，内的な価値・夢・欲求と，外的現実としての仕事・家族・宗教の要素が含まれる[18]．成人の発達は単に自我や職業といった生活の一面の発達ではなく，生活構造の発展の視点でとらえることが重要であるとした点がレビンソン理論の特徴である[19]．生活構造は時間的経過とともに当然変化するものであり，レビンソンは同様の生活構造はおよそ7年のサイクルで変化し，構造が変化するときに危機を体験する過渡期となるとした．この過渡期にはそれまでの生活構造を振り返り，自ら行ってきたことへの評価と新たな方向性を見出すときとなる（図Ⅰ-2-18，表Ⅰ-2-4）．

(3) エリクソンの漸成発達理論

　エリクソン（Erikson）は人間の生涯（ライフサイクル）を乳児期，幼児期初期，遊戯期，学童期，青年期，前成人期，成人期，老年期の8段階に区分し，第1の段階から第2の段階へ，さらに第3の段階へと順序に従って生涯を終えるときまで徐々に発達が進んでいくという考え方に立つ**漸成発達理論**を提唱した（図Ⅰ-2-19）．図の縦軸は時間軸としてのライフサイクル各期を示し，横軸は人が生涯にわたり成長させていくべき8つの構成要素とその葛藤がもっとも優勢になる時期を示している．8つの各構成要素は人生のどの時期にも未分化な状態から高分化な状態まで，程度の差こそあれ存在するものであり，それゆえに各構成要素とその葛藤を克服したときに得られる心理・社会的強みが直線的図式ではなく対角線上に示されている．エリクソンは自己の社会的適応について，発達課題を心理学的水準でとらえているのが特徴である[15]．成人各期の心理・社会的特徴と発達課題について，成人期の内面的発達過程を明示したエリクソン理論を中心に述べる．

b. 青年期

　青年期は身体機能がもっとも高く，性機能も成熟する時期となる．それに伴い，身体変化を受け入れ性役割に対する認識も芽生える時期となる．10歳代後半から20歳代前半にかけて，進学，就職など将来に向けての方向性を具体的に考えるようになり，それとともにそれまで親の保護により成り立っていた生活から物心両面で独立しようと試みる時期と

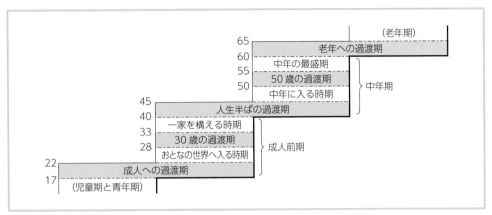

図Ⅰ-2-18　米国男性の成人前期と中年期（レビンソン，1978）

[二宮克美, 大野木裕明, 宮沢秀次(編)：ガイドライン 生涯発達心理学, 第2版, p.191, ナカニシヤ出版, 2012 より引用]

表Ⅰ-2-4　米国男性の成人期の発達の特徴（レビンソン，1978）

青年期

成人への過渡期（17〜22歳）
- 未成年時代の自分の位置・自分にとっての重要な人物・集団・制度などとの関係の修正
- 成人としての可能性の模索，暫定的選択
- 成人としての最初のアイデンティティの確立

成人前期

おとなの世界へ入る時期（22〜28歳）
- 自分とおとなの社会をつなぐ仮の生活構造をつくる
- 職業・異性・仲間関係・価値観・生活様式などの初めて選択したものへの試験的な関与
- 人生の「夢」への展望

30歳の過渡期（28〜33歳）
- 現実に即した生活構造の修正　　　・新しい生活構造の設計
- 重要な転換点（30歳代の危機）　　・ストレス大

一家を構える時期（33〜40歳）
- 安定期　　　　　　　　　　　　　・仕事における自己拡大
- 昇進　　　　　　　　　　　　　　・活力大，生産性
- 自分にとってもっとも重要なもの（仕事・　・指導者との関係の限界
　家族など）に全力を注ぐ

中年期

人生半ばの過渡期（40〜45歳）
- 重要な転換点　　　　　　　　　　・人生の目標や夢の再吟味
- 対人関係の再評価　　　　　　　　・体力の衰えへの直面
- これまで潜在していた面を発揮する形で生活構造の修正

中年に入る時期（45〜50歳）
- 安定感の増大　　　　　　　　　　・成熟・生産性
- 生活への満足感

50歳の過渡期（50〜55歳）
- 現実の生活構造の修正　　　　　　・転換期

中年の最盛期（55〜60歳）
- 中年期第2の生活構造を築き上げる　・中年期の完結・目標の成就
- 安定性

老年期

老年への過渡期（60〜65歳）
- 老年期へ向けての生活設計

[二宮克美, 大野木裕明, 宮沢秀次(編)：ガイドライン 生涯発達心理学, 第2版, p.190, ナカニシヤ出版, 2012 より引用]

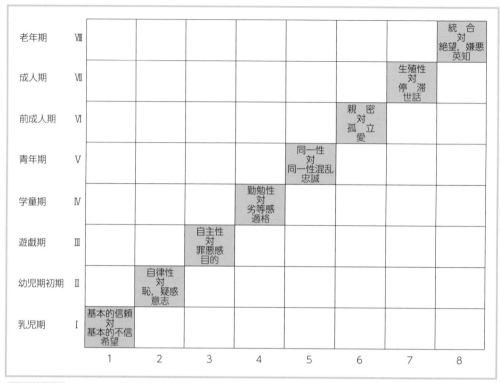

図I-2-19　エリクソンの漸成発達理論
［エリクソン EH，エリクソン JM：ライフサイクル，その完結，増補版（村瀬孝雄ほか訳），p.73，みすず書房，2001より引用］

なる．エリクソンは青年期を**自我同一性**（アイデンティティ：identity）確立の時期としており，この時期の構成要素を「同一性 対 同一性混乱（拡散）」としている．自分は何者であるか，自己の人間性の把握や将来に向けての希望，ありたいと思う姿などいくつもの自己に対するイメージを重ね合わせ統合することで，自分とは何かという問いに対する答えを見出していく時期となる．このとき社会で是とされる価値や期待と照らし合わせること，さらに身内のおとなや同僚，先輩など身近な人をロールモデルにすることで同一性を形成していく．このような過程を通じて，自分自身に対する価値を見出し，自身が貢献できる役割を選択することで同一性は得られる．しかし，自己の存在価値を見出せず将来の見通しも立たない状況におかれると同一性は混乱（拡散）する．青年期はこの双方の葛藤を体験し克服することで，真に自分にも他人に対しても偽りのない姿を保ち，誠実であり続けながら，同時に自己をおおいに発揮することができる「忠誠」の感覚を獲得することができる．

　20歳代後半から30歳頃は，確立した自我同一性を基盤として職業生活を開始し，安定化に向けて努力する時期となる．それとともに，異性との間に親密な関係性を築き，自らの家庭を形成し始める時期ともなる．エリクソンはこの時期の構成要素を，「親密 対 孤立」としている．「親密」とは，自己の同一性を大切にするのと同様に，相手が独立した，自分とは異なる存在であることを認めたうえで，互いの同一性を尊重しながら親密な関係を築くことである．したがって相手を独占し，抑圧する，あるいは相手に全面的に依存す

るような不均衡な関係ではなく，互いの自尊感情を重んじ，ありのままの存在を受け入れることを意味する．これに対して相反した状態，すなわち自己の同一性において異質だと感じるものを排斥し，他者と深いかかわりを築こうとせず，自身の関心事のみにふけることにより「孤立」した状態となる．親密性と孤立の間の葛藤を克服することで，自らの理想に相手を当てはめたり支配したりせず，互いの異質性を受容し，自らも相手もともに尊重したうえで，互いを真に愛おしく思い献身する「愛」の感覚を身につけることができる．このような愛の感覚を家庭の基盤として家族を形成し，同時に所属する地域社会（コミュニティ）における役割を市民として担い始める．

c. 壮年期

　壮年期に入ると，青年期にピークに達した身体機能の安定・維持を図りながら，少しずつ衰えを感じ始める．心理・社会的には青年期，成人前期に築き始めた家庭での役割と，働き盛りの年代としての社会的役割の充実を図る時期である．生理的変化に適応しながらも，次世代を担う子どもたちを養育し，やがて社会に送り出すまで保護者としての役割を果たす．社会的には経済活動を支える主たる働き手であるとともに，市民としての権利と義務をもって生活する．エリクソンはこの時期の構成要素を「生殖性 対 停滞」とし，「生殖性」とは家庭でもまた職場であっても次世代を育てる指導的立場にあることを受け入れ，次世代の育成に関心をもち，その世話を通じて社会を前進させていこうとすることである．一方「停滞」とは，次世代の育成に関心がもてず，自身の仕事も新鮮さや独創性が失われ，ただ闇雲に反復するのみで停滞し，働きかける意欲を失った状態をさす．この生殖性と停滞の葛藤を克服すると，人を育てる過程を通じて自身も成熟することができ，自身の仕事を創造的かつ生産性の高いものとする「世話（ケア）」の感覚を獲得することができる．壮年期の人にとり，仕事は生活の術のみならず，社会とのつながりや自己啓発，さらには達成感をもたらしうるものである．また家庭において役割を担うことは，異なるライフサイクルを生きる次世代との生活を通じてこれまでの人生を振り返り，改めて同一性を再形成する機会ともなる．壮年後期に入る40〜45歳頃には「人生半ばの過渡期」を迎える．中年の危機ともいわれるこの時期は身体機能の衰えを感じ，人生の折り返し地点に到達した思いと，この先の展望，すなわち老いとやがて来る人生の終焉を感じ始める時期でもある．その一方で社会・家庭における役割はいまだ大きく，第一線で走り続けなくてはならない気持ちからさまざまな葛藤を経験し，これまで行ってきたことへの評価と今後に向けての仕切り直しを行う．

d. 向老期

　向老期には心身の明確な老化現象を感じ，変化していく身体に適応するとともに，退職，再就職など人生の転機となる出来事を迎え，経済的基盤の変化にも適応が求められる時期である．これまで築いてきた社会的地位や人間関係，役割など，いくつもの場面で喪失を体験し，新たな関係性と役割の構築を行う．さらに子どもの独立，親や配偶者との死別など，ストレスの大きい出来事も生じる．この時期は，やがて来る老年期に備え，過ぎ去りし日々を振り返るとともに，これからの生き方を熟考することで自らのありようを統合，再構築する機会ともなる．新たな活動の場を獲得し，余暇や地域活動を通じて新しい人的ネットワークを構築するときでもある．

　ハヴィガースト，レビンソン，エリクソンの理論が生み出された文化的背景，時代背景は現代日本の社会状況と大きく異なるため，示された内容すべてが現在に生きるわれわれの状況に合致するものではない．個々の図表の年齢区分もさまざまであるが，成人期を青年期，壮年期，向老期に大別したうえで，各理論で示された発達課題を理解することが大切である．

C. 社会との相互作用からみた成人期の特徴

1 ● 家族からみた成人期の特徴

　一組の男女がめぐり合い，結婚することで新たな家庭生活がスタートする．2人で始まった生活が，やがて子どもが生まれ家族の人数が増える．子どもが成長して独立すると，再び夫婦2人の生活となる．時は流れ夫婦のいずれかが死ぬことにより，結婚生活は終結する．このように家族には形成−拡大−縮小−消滅というライフサイクルが存在する．ライフサイクルの移行は，家族構成の変化と発達により生じる[20]．望月はもっとも標準的な家族の発達段階とその課題を**表Ⅰ-2-5**にまとめている．各期は以下に示す時期を意味する．

婚前期：結婚前の期間
新婚期：結婚してから第1子が誕生するまでの期間
養育期：第1子の誕生から小学校入学までの期間
教育期：第1子の就学から青年期までの期間
排出期：子どもが青年期に達してから独立するまでの期間
老年期：子どもがすべて独立し夫婦2人になった後，いずれか1人になるまでの期間
孤老期：配偶者の死から自身の死までの期間

　1980年代の家族周期では，親の壮年期中頃にあたる45歳頃までに家族の末子が義務教育を終え，家族の発達段階で示す排出期に入っていた．しかし近年晩婚化が進み女性の第1子出産年齢が上昇したことにより，排出期は親世代の壮年後期に移行している．また，20歳代以降すべての年代で未婚率は年々上昇している．2015年の全国調査[1]では，結婚の障害として男女ともにもっとも多く挙げた理由は「結婚資金」であり，独身でいる理由として20歳代後半から30歳代前半の男女が挙げたのは「適当な相手にめぐり会わない」がもっとも多く，男性はそれに続き「未だ必要性を感じない」「結婚資金が足りない」ことを挙げ，女性は「自由さや気楽さを失いたくない」「未だ必要性を感じない」を挙げた．このような背景として，男女ともに高学歴化し，女性の就労率も上昇したこと，一方で働き方も多様化し，人々の労働，生活に対する価値観も変化しつつあることが考えられる．

　これらのことから排出期は近年延長していると考えられる．この状況を子ども世代からみると，壮年期，向老期に入った独身の子どもが，老年期の親の介護を担う状況が増えていくことを意味している．さらに，近年**8050問題**とよばれる現象も生じている．これは長期にわたり引きこもりを続けた子どもが壮年期（50歳代）を迎え，80歳代の親の年金を糧に生活し，高齢の親が壮年期の子どもの世話をするために子育てが終焉しない事態も生じ，社会問題となっている．このように少子高齢化，晩婚化の影響を受け家族の形態は

表Ⅰ-2-5　家族周期段階別にみた基本的発達課題（望月，1980）

	基本的発達課題（目標）	目標達成手段（経済）	役割の配分・遂行	対社会との関係	備　考
婚前期	・婚前の二者関係の確立 ・身体的・心理的・社会的成熟の達成	・経済的自立の準備 ・新居の設定（親との同居・別居）	・正しい性役割の取得 ・結婚後の妻の就業についての意見調整	・相互の親族や知人の是認の確保	・性衝動のコントロール ・デイト文化の確立
新婚期	・新しい家族と夫婦関係の形成 ・家族生活に対する長期的基本計画 ・出産計画	・安定した家計の設計 ・耐久消費財の整備 ・長期的家計計画（教育・住宅・老後） ・居住様式の確立 ・出産育児費の準備	・性生活への適応 ・夫婦間の役割分担の形成 ・夫婦の生活時間の調整 ・生活習慣の調整 ・リーダーシップ・パターンの形成	・親や親戚との交際 ・近隣との交際 ・居住地の地域社会の理解 ・地域の諸集団活動への参加	・社会的諸手続き（婚姻届，住民登録）の完了
養育期	・乳幼児の健全な保育 ・第2子以下の出産計画 ・子の教育方針の調整	・子の成長にともなう家計の設計 ・教育費・住宅費を中心とした長期家計計画の再検討	・父・母役割の取得 ・夫婦の役割分担の再検討 ・リーダーシップ・パターンの再検討	・近隣の子どもの遊戯集団の形成 ・保育所との関係 ・親族との関係の調整（祖父母と孫）	・妻の妊娠時への夫の配慮
教育期	・子の能力・適性による就学 ・妻の再就職と社会活動への参加 ・子の進路の決定 ・家族統合の維持	・教育費の計画 ・住宅の拡大・建設費の計画 ・老親扶養の設計 ・余暇活動費の設計 ・子の勉強部屋の確保	・子の成長による親役割の再検討 ・子の家族役割への参加 ・夫婦関係の再調整 ・余暇活動の設計 ・家族の生活時間の調整 ・妻の就業による役割分担の調整	・老親扶養をめぐっての親族関係の調整 ・PTA活動への参加 ・婦人会，地域社会活動への参加 ・婦人学級・成人学級など学習活動への参加 ・夫の職業活動の充実	・家族成員の生活領域の拡散への対処
排出期	・子どもの就職・経済的自立への配慮 ・子の情緒的自立への指導 ・子の配偶者選択・結婚への援助	・子の結婚資金の準備 ・老後の生活のための家計計画 ・子の離家後の住宅利用の検討	・子の独立を支持するための役割 ・子の離家後の夫婦関係の再調整 ・子の離家後の生活習慣の再調整	・地域社会活動への参加 ・奉仕活動への参加 ・趣味・文化活動への参加	・妻の更年期への対処
老年期	・安定した老後のための生活設計 ・老後の生きがい・楽しみの設計	・定年退職後の再就職 ・老夫婦向きの住宅の改善 ・健康維持への配慮 ・安定した家計の維持 ・遺産分配の計画	・祖父母としての役割の取得 ・やすらぎのある夫婦関係の樹立 ・夫婦としての再確認 ・健康維持のための生活習慣	・子どもの家族との関係の調整 ・地域社会活動・奉仕活動・趣味・文化活動参加の維持 ・子どもの家族との協力関係の促進 ・老人クラブ・老人大学への参加 ・地域活動への参加（生活経験を社会的に生かすこと）	・健康維持 ・内閉的生活の傾向への対処
孤老期	・一人暮らしの生活設計	・一人暮らしの家計の設計 ・一人暮らしの住宅利用 ・遺産分配の計画	・子どもによる役割の補充 ・社会機関による役割の補充	・社会福祉サービスの受容 ・老人クラブ・老人大学への参加 ・新しい仲間づくり，友人関係の活用	・孤立はしても孤独にならないこと

［関　峋一（編）：人間関係の発達心理学 5 成人期の人間関係，p.57，培風館，1995 より引用］

大きく変化している.

　また近年,輸送,情報分野の発達もめざましく,個々のニーズに応じて多様化,高速化したことは,家族のありようにも影響を及ぼしている.遠方に単身赴任する家族とインターネットや携帯電話,電子メールなどの手段を用いて手軽に連絡をとったり,様子を確認することが可能となった.また実家が遠く離れていても,さまざまな交通手段を利用することで,従来に比べ短時間で親の介護のため実家に通えるようになった.このように生活が便利になったことで,家族がそれぞれの生活を大切にしながら,お互いを支える選択肢が増えてきた.一方で,電子手段の多用により,もっとも身近な存在である家族と直接会話することなく,自らの都合で無機的に情報を伝達するといったコミュニケーション形態も増えている.家庭とは,自身の思いを相手に伝え,相手の反応から自身の言動を振り返り,信頼関係を築いていく術を学ぶ,いわば人が社会で生きていくために必要なコミュニケーション能力を養う場でもあるが,少しずつその役割に変化がみられている.また遠距離介護が可能になり,親は住み慣れたわが家で暮らし,子も自らの生活を維持しながら親の元へ通うことができるようになった.しかし子としての責任感や,ほかに頼る身内がいないなどの理由で,無理をしても何とか介護を続けようとすることから,介護する側の心身に過度なストレスがかかり,共倒れになる危険性もはらんでいる.産業,技術の発展は,社会のなかで生きるそれぞれの家族の生活の多様性と,新たな問題をもたらしている.

2 ● 仕事からみた成人期の特徴

　成人期にあたる15歳から64歳は**生産年齢**ともよばれ,労働統計における労働力人口層に相当する.このように成人期にある人は社会の主たる働き手として,国の発展を支える重要な役割を担っている.労働とは自らの技術や能力を用いて,社会に必要なもの,役立つものを生みだし,その対価として賃金を得る行動である.成人期にある人は,社会で働くことを通じて,自分以外の誰かと協働し,同じ目標に向かって何かをつくり上げる作業を行っている.労働者としての役割を遂行することで,自らを成長させ,大いなる達成感を得ることもできる.自らの生産活動により社会貢献ができることは,自己実現のニーズを満たすことにもつながる.

　完全失業率は2007年以降増加し,2010年には5%台(完全失業者数は300万人台)となった.その後徐々に低下してきており,2020年には完全失業率は2.8%(完全失業者数は191万人)となっている[22](**図I-2-20**).

　第二次大戦の敗戦後,混乱と貧しさのなかから経済復興をめざしてひたすら努力した日本の労働者は,世界に類を見ない高度経済成長をもたらした.その代償に勤勉実直に働く日本人は他国から働きバチ,ワーカホリックと揶揄されもした.現在でも他国に比べると日本人の労働時間は突出して長い.しかし厳しい不況下で,働きたくても仕事がない,厳しい状況も続いている.このようななか,企業の不況対策の1つであるワークシェアリングにより1つの仕事をパート雇用者複数で時間を分け合って行うなど,多様な働き方も打ち出されている.これにより仕事以外の時間を家族と過ごす時間にあてる,余暇に費やすなど,ゆとりをもった生活にもつながり,人間らしい生き方とは何かを問い直すきっかけともなっている.一方でこのような雇用形態はきわめて不安定であり,とくに子育て世代

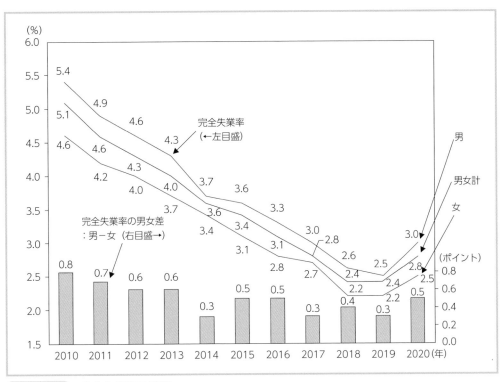

図 I -2-20　完全失業率の推移
〔総務省統計局：労働力調査（基本集計）2020年（令和2年）平均結果の概要, p.14,〔https://www.stat.go.jp/data/roudou/sokuhou/nen/ft/pdf/index.pdf〕（最終確認：2021年8月25日）より引用〕

にあり生活費, 教育費がかさむ家庭の主たる生計者が安定雇用を得られないことは, その家族全体の生活を脅かす問題となる. 結婚して生計を立てる余裕がない, あるいは結婚しても子育てに要する費用が支払えず, やむなく出産をあきらめるなど悪循環を引き起こす要因ともなるなど, 成人期にある人の労働・生活状況は社会的課題に直結している.

3 ● 地域からみた成人期の特徴

　成人期は人生の約半分を占め, 生涯のなかでもっとも活動的な時期である. 自立の準備期間を経て親元から独立し, 生計を営み, 家庭を築き, 子育てをする. 労働を通じて社会貢献をし, 自らの生活も守りながら所属する地域社会の一員としてさまざまな活動を行う. たとえば子どもが通う学校のPTA活動や子育てに関する催し物への参加, 地域の防災・防犯活動, 清掃活動, 地域振興のためのさまざまな催事の企画や参加など, 地域社会の構成員として多様なかかわりをもつ. これらの活動の目的は, 趣味やレクリエーション, ボランティア, 地域貢献など, さまざまである. 仕事をもつ職業人としての生活, 家庭人としての生活, さらに地域で暮らす人としての生活, この3つの生活のバランス, すなわちワークライフバランスを保つことは, 成人期を生きる人のQOL（quality of life：生活の質）向上に欠かせない要素である. 自身が属する地域での生活を充実させるという視点をもつことが, 成人期を生きる人にとって肝要である.

4●成人と死

　成人期にある人の死因の首位は**がん**（悪性新生物）である．働き盛り，子育て期にある人が病に倒れること，さらに死に瀕することは，それまで得ていた社会的役割，家庭的役割の喪失を意味し，アイデンティティの危機に陥る．それはその人の生きがいや自己実現の源であったものを理不尽に失うことであり，不条理への怒りや悲しみは大きい．さらに死に瀕しては遺された家族を心配する思いやその後の成長を見届けられない悲しみを感じる．また家族にとっても働き盛りの親，あるいは子どもを失う悲しみ，さらに経済的不安をも生じる．

　また，20〜30歳代の死因第1位は**自殺**である．自殺の原因は健康問題，経済・生活問題，家庭問題などさまざまであるが，いずれも社会情勢を反映したものである．生産力，購買力，消費力のある世代を自殺により失うことは，社会にとっても大きな損失である．

　成人期にある人の死は，単に個人的な問題にとどまらず，これまで受け継がれてきた歴史・文化を次世代に継承する担い手を失うことにもつながる．社会全体が向き合うべき問題ともいえるだろう．

▌引用文献▌

1) 平山宗宏（編著）：講座現代と健康 2 年齢と健康，p.264，大修館書店，1973
2) 中野昭一（編）：図説 からだの仕組みと働き（普及版），p.18-19，医歯薬出版，2001
3) トレーニング科学研究会（編）：シリーズ トレーニングの科学 4 加齢とトレーニング，p22-24，朝倉書店，1999
4) 中田福市：日本人の心と体のデータファイル，p.73-74，金原出版，2004
5) 中田福市：日本人の心と体のデータファイル，p.71-72，金原出版，2004
6) ニューマン BM，ニューマン PR：新版生涯発達心理学（福富　護訳），p.454，川島書店，1988
7) 久木野憲司，水沼俊美，金子真紀子ほか：加齢にともなう味覚機能の変化について．福岡医学雑誌89(3)：97-101，1998
8) 平山宗宏（編著）：講座現代と健康 2 年齢と健康，p.225，大修館書店，1973
9) タナー JM：成長のしくみをとく—胎児期から成人期までの成長のすすみ方（林　正監訳），p.1，東山書房，1994
10) 平山宗宏（編著）：講座現代と健康 2 年齢と健康，p.299，大修館書店，1973
11) 中田福市：日本人の心と体のデータファイル，p.48-49，金原出版，2004
12) ノールズ MS：成人教育の現代的実践—ペダゴジーからアンドラゴジーへ（堀　薫夫，三輪建二監訳），p.12-21，鳳書房，2002
13) 二宮克美，大野木裕明，宮沢秀次（編）：ガイドライン 生涯発達心理学，第2版，p.188，ナカニシヤ出版，2012
14) ノールズ MS：成人教育の現代的実践—ペダゴジーからアンドラゴジーへ（堀　薫夫，三輪建二監訳），p.52，鳳書房，2002
15) 村田孝次：生涯発達心理学の課題，p.37-43，培風館，1989
16) レビンソン DJ：ライフサイクルの心理学［上］（南　博訳），p.26-44，講談社，1992
17) レビンソン DJ：ライフサイクルの心理学［上］（南　博訳），p.85，講談社，1992
18) 山内光哉（編）：発達心理学［下］青年・成人・老年期，第2版，p.16，ナカニシヤ出版，2001
19) レビンソン DJ：ライフサイクルの心理学［上］（南　博訳），p.82-86，講談社，1992
20) 関　峋一（編）：人間関係の発達心理学 5 成人期の人間関係，p.56，培風館，1995
21) 国立社会保障・人口問題研究所：第15回出生動向基本調査（結婚と出産に関する全国調査），〔http://www.ipss.go.jp/ps-doukou/j/doukou15/gaiyou15html/NFS15G_html02.html〕（最終確認：2021年8月25日）
22) 総務省統計局：労働力調査（基本集計）2020年（令和2年）平均結果の概要，p.13-14，〔https://www.stat.go.jp/data/roudou/sokuhou/nen/ft/pdf/index.pdf〕（最終確認：2021年8月25日）

D. 文化のなかで生きる成人

　社会生活を営む人間は，誰しも**文化**のなかで生きているといえる．文化とは，民族・地域・社会などの集団内でつくられた固有の行動様式・生活様式の総称で，風習・伝統・思考方法・価値観などが含まれる．それぞれの集団の文化は，相互に交流することにより発展し，学習によって世代を通じて継承されていく．成人は，所属する集団の文化の主たる担い手であるとともに，次の世代へと文化を伝承していく役割をもった存在である．

　古来，文化の交流は人間の生活を豊かにしてきたが，その一方で，異なる文化との接触は，しばしば争いをも生んできた．その際，行動様式や生活様式の違いが，誤解や対立の原因となることも多かった，ということは注目に値するだろう．自分の属する集団の文化は，成長の段階で自然と身につくことが多いため，われわれは「常識」などの社会的な価値観を，普遍的なものであると考えてしまいがちである．しかし，それはあくまでも自分が所属する特定の集団のなかでの価値観だということをきちんと認識することが必要である．SNSで世界とつながり，スマートフォン1つでさまざまな情報にアクセスできる現代においては，このような認識と確認は，ますます重要となっているといえる．

　異文化（間）コミュニケーションの視点から，文化の問題を考えてみよう．文化人類学者，エドワード・T・ホール（Edward T. Hall）は，一連の著作[1~3]で，さまざまな言語によるコミュニケーションのパターンを，「高文脈（ハイ・コンテクスト）」型と「低文脈（ロー・コンテクスト）」型に分類している．低文脈型の文化においては，伝えられるべき情報は，すべて言葉によるメッセージのなかに存在していると考えられる．そのため，言葉によるコミュニケーションのなかに，情報はほとんどすべて明示される．一方，高文脈型の文化におけるコミュニケーションは，実際に発せられる言葉以外のものが意味を伝達することを前提としている．よって，重要な情報であっても言葉で表現されない場合があり，それはしばしば低文脈文化に属する人々の誤解や反感の要因となるのである．

　日本は非常に高文脈なコミュニケーションを行う文化として位置づけられている．日本語のコミュニケーションにおいてよくみられる，「謙遜・謙譲」などもその一例といえる．

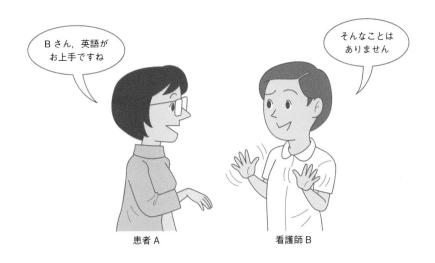

患者 A　　　　　看護師 B

入院病棟での，患者Ａ「Ｂさん，英語がお上手ですね」，看護師Ｂ「そんなことはありません」という会話を想定してみよう．

　この場合，英語力を褒められたことに対するＢの返答は，相手（Ａ）に対する謙遜・謙譲だと考えられる．たとえＡの発言が事実だとしても，高文脈型の文化においては，「そんなことはない」という反応が相手への気遣いとして，コミュニケーションを円滑にするのである．しかし，低文脈型の文化に属する人にはこうした謙遜や謙譲は伝わりにくい．Ａが低文脈型コミュニケーションを行う場合，Ｂの言葉を字義通り解釈したＡは，「たまたま聞こえた会話で自分が勘違いしただけだったのだ」と認識するかもしれない．さらには，Ｂが事実を認めないと感じ，「自分に心を開いてくれない」あるいは「自分のことをばかにしている」と，Ｂに不信感を抱く可能性もあるのである．

　また，「先日の入院では大変お世話になりました」といった過去の出来事に対しての感謝表現も，過去を重視する日本文化ならではの独特な儀礼[4]であることが指摘されている．こうした儀礼的な会話に慣れている場合は，再度の感謝の言葉がないことを「恩知らず」と評価する[5]前に，感謝の反復が日本（語・文化）でのコミュニケーションにおける特徴的な表現であることを再確認する必要があるだろう．

　このように，「謙遜・謙譲」「恩を忘れない」「以心伝心」「空気を読む」といった，日本では美徳とされてきた行為も，異文化間のコミュニケーションのなかでは異なる意味をもったり，ネガティブなものと受け取られたりすることもある．われわれは，自分の属する集団の文化を理解し，よりよい形で次世代に伝えることを心がけるだけでなく，異なる文化との接触の際に，互いの文化の違いを認識したうえで尊重し，対話の道を探っていかなければならない．

　なお，特定の文化環境において発生しやすい精神疾患は，「文化依存症候群（文化結合症候群）」とよばれる．対人恐怖症は，日本の文化依存症候群とされてきた疾患[4]である．その背景的要因として，自己主張よりも他者志向的な周囲へのこころ配り，理論を基にした説明よりも相手の感情・態度への配慮，細かい規則よりも人間どうしの信用や恩情が重要な役割を果たす[5]伝統的日本社会の文化的特性が指摘されている．

▌引用文献▐

1) エドワード・Ｔ・ホール：沈黙のことば（國弘正雄，長井善見，斎藤美津子訳），南雲堂，1966
2) エドワード・Ｔ・ホール：かくれた次元（日高敏隆，佐藤信行訳），みすず書房，1970
3) エドワード・Ｔ・ホール：文化を超えて（岩田慶治，谷　泰訳），ティビーエス・ブリタニカ，1979
4) 鍋倉健悦：異文化間コミュニケーション入門，丸善ライブラリー，2009
5) 加藤正信：日本語の行動表現の構造．日本語行動論（飛田良文編，日本語教育学シリーズ第2巻），p.129-150，おうふう，2001
6) 池田光穂：心と社会．医療人類学のレッスン―病をめぐる文化を探る（池田光穂，奥野克巳編），p.219-241，学陽書房，2007
7) 山下　格：対人恐怖と日本の社会．こころの科学147：17，2009

学習課題

　1．成人各期（青年期，壮年期，向老期）の身体的・心理社会的特徴を説明しよう．
　2．ハヴィガースト，エリクソンが提示した成人期の発達課題について説明しよう．
　3．地域，文化のなかで生きる成人の特徴についてまとめよう．

第II章

成人をとりまく今日の状況

学習目標

1. 家族形態の変遷および現代の家族像と, そのなかで生きる成人の特徴について理解する.
2. 成人の労働環境や日常生活の変化, 今日の特徴について理解する.
3. セクシュアリティの多様性について理解する.
4. 今日の環境問題について理解する.
5. 日本人の健康観・死生観について理解する.

1 家族をめぐる状況

この節で学ぶこと

1. 日本における家族形態の変遷について理解する.
2. 現代の家族およびその問題・課題について理解する.

　この節では，成人をとりまく今日の状況として，家族をめぐる状況について考えたい. まず，**家族**とは，一般的に，夫婦を中心とする近親の血縁者によって構成される小集団をいう[1]. 家族の定義にはさまざまなものがあるが，その成員が2人以上であること，成員間にはお互い家族としての認識があること，また情緒的な結びつきがあることなどが共通した要素である. 成人期にある人にとって，生活を営んだり，人生のさまざまな出来事に対応していくうえで，家族の存在は切っても切り離せないものである.

A. 日本における家族形態の変遷

　日本の**家族形態**をみると，社会の変化に伴い徐々に小規模化，多様化する傾向がみられている. 家族の小単位である世帯規模に着目すると，時代とともに複数の家族員が生活をともにする拡大（拡張）家族（extended family）が減少し，単独世帯および夫婦のみの世帯が増加している（**表Ⅱ-1-1**）. また，1986年の1世帯あたりの平均世帯人員は3.22人であったのに比べ，2019年にはその数が2.39人と減少しており，世帯規模はますます小さくなってきている[2]. これらは，少子高齢化が進んだことや，未婚率の増加，婚姻関係の多様化，離婚，老後の一人暮らしの増加など日本人のライフスタイルが変化した結果と考えられている.

　このように，家族の形態は日本の人口構成（第Ⅲ章-3参照）に大きな影響を受けながら変化を遂げている. 2020年現在の総人口は1億2,622万7,000人である[3]. 2017年7月に公表された国立社会保障・人口問題研究所「日本の将来推計人口」によれば，今後いっそう少子高齢化が進行し，本格的な人口減少社会になる見通しとなっており，2065年の人口は8,808万人にまで減少することが予想されている[4].

　少子化とは，人口学的に合計特殊出生率[*1]が人口置換水準[*2]を長期間下回っている状況のことをさしている. 日本においては，1997年に合計特殊出生率が人口置換水準を下回り，かつ，年少人口（0〜14歳）も老年人口（65歳以上）を下回るという現象が起こり，

[*1]合計特殊出生率：1人の女性が平均して一生の間に産む子どもの数に相当する.
[*2]人口置換水準：長期的に人口規模を維持するために必要な合計特殊出生率の水準.

表Ⅱ-1-1　世帯構造別にみた世帯数の推移（平均世帯人員を含む）

| | 総数 | 単独世帯 | 核家族世帯 | | | | 三世代世帯 | その他の世帯 | 平均世帯人員 |
			総数	夫婦のみの世帯	夫婦と未婚の子のみの世帯	ひとり親と未婚の子のみの世帯			
推計数（千世帯）									
平成4年(1992)	41,210	8,974	24,317	7,071	15,247	1,998	5,390	2,529	2.99
7　　('95)	40,770	9,213	23,997	7,488	14,398	2,112	5,082	2,478	2.91
10　　('98)	44,496	10,627	26,096	8,781	14,951	2,364	5,125	2,648	2.81
13　(2001)	45,664	11,017	26,894	9,403	14,872	2,618	4,844	2,909	2.75
16　　('04)	46,323	10,817	28,061	10,161	15,125	2,774	4,512	2,934	2.72
19　　('07)	48,023	11,983	28,658	10,636	15,015	3,006	4,045	3,337	2.63
22　　('10)	48,638	12,386	29,097	10,994	14,922	3,180	3,835	3,320	2.59
25　　('13)	50,112	13,285	30,164	11,644	14,899	3,621	3,329	3,334	2.51
28　　('16)	49,945	13,434	30,234	11,850	14,744	3,640	2,947	3,330	2.47
令和元　　('19)	51,785	14,907	30,973	12,639	14,718	3,616	2,627	3,278	2.39
構成割合（%）									
平成4年(1992)	100.0	21.8	59.0	17.2	37.0	4.8	13.1	6.1	－
7　　('95)	100.0	22.6	58.9	18.4	35.3	5.2	12.5	6.1	－
10　　('98)	100.0	23.9	58.6	19.7	33.6	5.3	11.5	6.0	－
13　(2001)	100.0	24.1	58.9	20.6	32.6	5.7	10.6	6.4	－
16　　('04)	100.0	23.4	60.6	21.9	32.7	6.0	9.7	6.3	－
19　　('07)	100.0	25.0	59.7	22.1	31.3	6.3	8.4	6.9	－
22　　('10)	100.0	25.5	59.8	22.6	30.7	6.5	7.9	6.8	－
25　　('13)	100.0	26.5	60.2	23.2	29.7	7.2	6.6	6.7	－
28　　('16)	100.0	26.9	60.5	23.7	29.5	7.3	5.9	6.7	－
令和元　　('19)	100.0	28.8	59.8	24.4	28.4	7.0	5.1	6.3	－

資料　厚生労働省「国民生活基礎調査」（大規模調査）
注　平成7年の数値は，兵庫県を除いたものである．平成28年の数値は，熊本県を除いたものである．
［厚生労働統計協会：国民衛生の動向2021/2022, p.52, 2021 より引用］

それ以降も同じような状況が続いている．日本の歴史をみてみると，1947〜1949年は戦争直後における婚姻数の増加により，第1次ベビーブームが起こった時期であり，出生数は毎年260万人台と多く，合計特殊出生率も高く4を超えていた．その後，合計特殊出生率は第2次ベビーブームを含めて2.1程度で推移したが，2001年以降は1.26〜1.45にまで減少している．

　この少子化の主な原因としては，既婚率の低下や晩婚化などによる女性1人あたりの生涯出産数の減少が考えられる．まず，婚姻率の年次推移をみると，1940年代は欧米諸国と比べても高率であったが，1950年代の初めにかけて低下し始め，1957年からは再度上昇傾向を示したものの，1971年をピークに急速に低下した．また，日本では現在，民法により結婚してもよい年齢は男子18歳，女子16歳と定められているが（2022年4月1日からは女子も18歳となる），平均初婚年齢をみると，1950年には夫25.9歳，妻23.0歳であっ

表Ⅱ-1-2　平均初婚年齢

	夫	妻	年齢差
昭和25年（1950）	25.9歳	23.0歳	2.9歳
35 （'60）	27.2	24.4	2.8
45 （'70）	26.9	24.2	2.7
55 （'80）	27.8	25.2	2.6
平成2 （'90）	28.4	25.9	2.5
12 （2000）	28.8	27.0	1.8
22 （'10）	30.5	28.8	1.7
27 （'15）	31.1	29.4	1.7
令和元 （'19）	31.2	29.6	1.6
＊2 （'20）	31.0	29.4	1.6

資料　厚生労働省「人口動態統計」（＊は概数である）
［厚生労働統計協会：国民衛生の動向2021/2022, p.80, 2021 より引用］

たのが，1970年には夫26.9歳，妻24.2歳，1990年には夫28.4歳，妻25.9歳となり，2019年には夫31.2歳，妻29.6歳で，年々その年齢が高くなっており[5]，晩婚化が進んでいることがわかる（表Ⅱ-1-2）.

　このほかの原因としては，結婚後も自分個人または伴侶との共同生活を重視して子どもをつくらない夫婦（double income no kids：DINKS）に代表されるように，以前と比べて子どもや子育てに関する価値観が多様化してきていること，また，不況による経済状況の悪化や出産・育児に関するサポート体制の不十分さによる負担から希望子ども数が減少していること，不妊の問題なども考えられる.

　また，総人口のうち，老年人口（65歳以上）の割合が7％以上を高齢化社会，14％以上を高齢社会，21％以上を超高齢社会とよぶが，日本においては1995年以降老年人口割合が14％を超え，2019年には28.4％まで増加し，高齢化にますます拍車がかかっている．人口の減少および高齢化，少子化が進んでいくことによって，成人期にあたる生産年齢人口（15～64歳）の負担が増すことは目に見えており，家族をめぐる状況はさらに複雑化していくことが考えられる.

B. 現代の家族

　日本における家族形態の変遷に伴い，現代の家族はその役割や機能が大きく変化している．この変化は子育てや介護などのあり方に影響を及ぼすだけではなく，社会生活にも大きな影響を与える.

　子育て世代をみると，1980年以降，夫婦ともに雇用者の共働き世帯が年々増加し，1997年以降は共働き世帯数が男性雇用者と無業の妻から成る世帯数を上回っている[6]．仕事に対する価値観や労働環境の変化に伴い，共働きは一般的なライフスタイルとなりつつある．女性の社会進出が進み，育休取得率が10年間で80％以上を維持している一方で，男性の育児休業の取得率は6.16％となっており，年々増加傾向にあるものの，依然としてその育休取得率は低迷している[7].

　世帯数では，単独世帯の増加にも注視すべきである．単独世帯の割合は，2040年に約40％に達すると予測されており，とくに65歳以上の世帯数の増加が顕著である[8]．内閣府の調査によると，単独世帯の高齢者のうち，他者との会話が「ほとんどない」と回答した人の割合は7.0％で，これは2人以上の世帯（2.2％）や諸外国の単独世帯（ドイツ：3.7％，スウェーデン：1.7％，米国：1.6％）と比較すると高い水準である[9]．単独世帯の増加は，頼りにできる家族や友人などが身近にいない場合，社会的孤立のリスクが高まると考えられる．

　現代家族の特徴として，人々のライフスタイルや価値観の変化から，そのあり方が多様化していることも挙げられる．1980年代以降，日本においては離婚・再婚が増加したため，ひとり親世帯や，子どもを連れて再婚をする家庭，いわゆる，ステップファミリーが増えている．ステップファミリーについては正確な把握ができていないものの，婚姻のうち4組に1組が再婚であること，全離婚件数の約6割に未成年の子どもがいることなどから，相当数いると考えられている．また，事実婚や同性カップルによる婚姻なども含めると，血縁関係や戸籍にとらわれない，従来の定義には当てはまらない新しい家族の形があることがわかる．

C. 現代の家族が内包する問題・課題

　家族の形態は時代につれて変遷しているが，国立社会保障・人口問題研究所の「日本の世帯数の将来推計」によれば，平均世帯人員は戦後ほぼ一貫して減少しており，2040年には平均世帯人員が2.08人まで縮小するとともに，前述のように単独世帯が約40％に達する見込みである[10]．単独世帯では，晩婚化や非婚化による未婚単身生活者が増加していることもあるが，急増している高齢者の単独世帯においては，高齢者の一人暮らしという新たな問題も生み出されている．

　また，今日の日本では核家族世帯の割合が60％前後で推移しているものの，今後，核家族形態の家族が標準的な家族とはいえなくなるかもしれない．たとえば，高齢の夫婦のみの世帯の増加，学卒後も親と同居し，基礎的生活条件を親に依存している未婚者（パラサイト・シングル）の増加など，家族はその形態をさらに多様化，複雑化していくことが考えられる．また，高齢者の介護や子育てなど，かつては家族の責任で果たされてきたことが充足できない状況が生み出されていることも事実である．

　経済環境の変化は家族にとって重要な変数となるが，核家族化が進む一方，不況を背景に夫婦の共働き世帯も増えている．子どもをもつ共働き世帯で，家事や育児を含む家事関連時間をみると，2006年には夫33分，妻4時間45分であったのに対し，2016年には夫46分，妻4時間54分と夫婦ともに増加しているが，女性と比べ男性が家事や育児に費やす時間は少ない現状がある[11]．近年，育児に参加する男性が増えているといわれるが，現在の日本では，妻が勤めに出ているからといって，家庭内における夫との役割分担に大きな違いが生じるということは少ない．

　また，老人介護において女性が果たしている役割についても見逃すことができない．2019年の国民生活基礎調査[12]によれば，要介護者などの主な介護者のうち，同居の主な

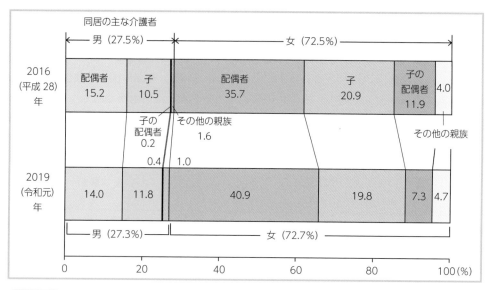

図Ⅱ-1-1　　同居の主な介護者で「ほとんど終日」介護をしている者の続柄別の構成割合
注　1)「その他の親族」には「父母」を含む.
　　2)2016年の数値は，熊本県を除いたものである.
〔厚生労働省：2019年国民生活基礎調査, 結果の概要, p.27, 2019.〔https://www.mhlw.go.jp/toukei/saikin/hw/k-tyosa/
k-tyosa19/dl/05.pdf〕（最終確認：2021年8月24日）より引用〕

　介護者を続柄でみると，配偶者が23.8%，子が20.7%，子の配偶者が7.5%であり，男女比は，男性35.0%，女性65.0%となっている．さらに，**図Ⅱ-1-1**のように，同居の主な介護者で「ほとんど終日」介護をしている者を続柄別にみると，配偶者では女性が男性の2.9倍，子では1.7倍，子の配偶者ではほとんどが女性である．これらのことからも，男性の介護者が増えてはいるものの，老人介護における女性の負担はまだまだ大きいのが現状である.

　子どもに着目すると，日本においては18歳未満の子どもの貧困対策が課題となっている．現在，子どもの相対的貧困率は13.5%であり[13]，これは約7人に1人の子どもが貧困状態にあることをさし，先進7ヵ国のなかでも高い水準となっている．世帯類型別では，ひとり親世帯など，大人1人で子どもを育てる世帯の貧困率が48.1%となっており，政府が対策に乗り出している．また，児童虐待防止対策も課題となっている．全国の児童相談所が児童虐待相談として対応した件数は年間193,780件にものぼることが報告されており，年々増加の一途をたどっている[14]．死亡事例もあることから，深刻な社会問題となっている.

　さらに，日本特有の問題として，8050問題が挙げられる．これは，2010年代以降の日本に発生している長期化したひきこもりに関する社会問題である．8050問題とは，50歳代のひきこもる子どもを80歳代の親が養っている家庭において，経済難からくる生活の困窮や当事者の社会的孤立，病気や介護といった問題によって親子共倒れになるリスクを示している．内閣府の調査[15]によると，ひきこもりの40〜64歳の数は61万人であり，15〜39歳の54万人を上回っていた．この問題に関連した孤立死や無理心中の発生，親の死体遺棄，親の年金・生活保護費の不正受給なども残念ながら起きている．頼る先がないまま，ひきこもりの子どもやその親が高齢化することで，9060問題，さらには10070問題へとつながる可能性があることから，さらなる支援や対策が求められている.

学習課題

1．成人をとりまく今日の状況として，日本における家族形態の変遷について説明しよう．
2．日本における現代の家族とその問題・課題について説明しよう．

■ 引用文献 ■

1）下中邦彦（編）：新版心理学辞典，p.96-97，平凡社，1984
2）厚生労働統計協会：国民衛生の動向2020/2021，p.48-49，2020
3）厚生労働統計協会：国民衛生の動向2021/2022，p.50，2021
4）国立社会保障・人口問題研究所：日本の将来推計人口（平成29年度推計）報告書，〔http://www.ipss.go.jp/pp-zenkoku/j/zenkoku2017/pp_zenkoku2017.asp〕（最終確認：2021年2月20日）
5）厚生労働統計協会：国民衛生の動向2020/2021，p.76-77，2020
6）男女共同参画局：男女共同参画白書 平成30年度版，2019，〔https://www.gender.go.jp/about_danjo/whitepaper/h30/gaiyou/html/honpen/b1_s03.html〕（最終確認：2021年2月20日）
7）厚生労働省：男性の育児休業の取得状況と取得促進のための取組について，2019，〔https://www8.cao.go.jp/shoushi/shoushika/meeting/consortium/04/pdf/houkoku-2.pdf〕（最終確認：2021年2月20日）
8）総務省：平成30年版 情報通信白書，2019，〔https://www.soumu.go.jp/johotsusintokei/whitepaper/ja/h30/html/nd141110.html〕（最終確認：2021年2月20日）
9）内閣府：平成27年度 第8回高齢者の生活と意識に関する国際比較調査結果，2015，〔https://www8.cao.go.jp/kourei/ishiki/h27/zentai/index.html〕（最終確認：2021年2月20日）
10）国立社会保障・人口問題研究所：「日本の世帯数の将来推計（全国推計）」（2018年推計）について，2018，〔http://www.ipss.go.jp/pp-ajsetai/j/HPRJ2018/t-page.asp〕（最終確認：2021年2月20日）
11）総務省統計局：平成28年社会生活基本調査，2017，〔https://www.stat.go.jp/data/shakai/2016/index.html〕（最終確認：2021年2月20日）
12）厚生労働省：2019年国民生活基礎調査，2019，〔https://www.mhlw.go.jp/toukei/saikin/hw/k-tyosa/k-tyosa19/dl/05.pdf〕（最終確認：2020年2月20日）
13）厚生労働省：2019年 国民生活基礎調査の概況，2020，〔https://www.mhlw.go.jp/toukei/saikin/hw/k-tyosa/k-tyosa19/index.html〕（最終確認：2021年2月20日）
14）厚生労働省：令和元年度 児童相談所での児童虐待相談対応件数，2020，〔https://www.mhlw.go.jp/content/000696156.pdf〕（最終確認：2021年2月20日）
15）内閣府：生活状況に関する調査（平成30年度），2020，〔https://www8.cao.go.jp/youth/kenkyu/life/h30/pdf-index.html〕（最終確認：2021年2月20日）

2 仕事をめぐる状況

この節で学ぶこと

1. 日本における雇用・労働をめぐる環境の変化について理解する.
2. 現代の雇用環境や就労環境の特徴と問題への取り組みについて理解する.

A. 日本における雇用・労働をめぐる労働環境の変化

　日本においては, 経済のグローバル化, 雇用の不安定化などの社会構造変化のなかで, 社会的に孤立し生活困難に陥るという新たな社会的なリスクが高まっている[1]. また, 社会のあらゆる関係性から切り離され, 社会とのつながりがきわめて希薄になってしまう「社会的排除」が問題視されている[1]. 社会的排除の構造と要因を克服し, 国民1人ひとりが社会のメンバーとして「居場所と出番」をもって社会に参加し, それぞれのもつ潜在的な能力をできる限り発揮できる政策的な対応を「社会的包摂」という[1].

1 ● 日本の産業構造の変遷

　成人期にある人々は, 社会の一員として, また生計を立てる手段としてなんらかの仕事に従事し, 個々の生活を営んでいる. 仕事というものは, その人が所属している社会や文化の発展・変遷により多大な影響を受け, たとえば, 産業構造の変化はそこで働く就業者の構造の変化をも意味している. 日本の産業構造 (**図Ⅱ-2-1**) をみると, 1950年代に約半数を占めていた第一次産業就業者 (農・林・水産業など) が年々減少するなかで, 1950年代から1970年代にかけての高度経済成長期には, 第二次産業 (鉱業・製造業など) において就業者の割合が増えた[2]. しかし, 1980年以降は徐々に減少し, 代わって第三次産業 (サービス業全般) の比重が高まり, その就業者数は全産業の7割を占めるようになっている[2]. 2019年11月末に初めて確認された新型コロナウイルスは, 2020年以降感染症の世界的大流行 (パンデミック) を起こしたため, この影響が今後の世界情勢や, 日本の経済, 社会にどのような構造変化をもたらすのかに注目していく必要がある.

2 ● 雇用環境の変化

　日本においては, 1991年に起こったバブル崩壊によって景気が悪化し, 大手銀行が経営破綻し就職氷河期が訪れた. また, 2008年のリーマンショックは, 世界的な金融・経済危機へと発展し, 日本でも実質国内総生産がマイナス成長になるなどの影響があった. なかでも, 失業率の上昇に伴う雇用環境の変化は, これまで日本が経験したことのない深

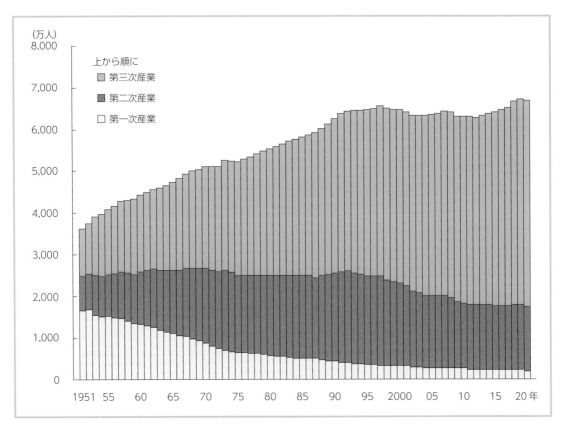

図Ⅱ-2-1　産業別就業者数の推移（第一次～第三次産業）
［労働政策研究・研修機構：統計情報「早わかり　グラフでみる長期労働統計　図4-1」，2021年5月27日，〔https://www.jil.go.jp/
kokunai/statistics/timeseries/html/g0204.html〕（最終確認：2021年8月24日）より引用］

　刻な問題をもたらした．景気の低迷や経済的格差の拡大によって，社会的弱者を生み出す
ことにつながった．
　雇用する側は，従来の主軸であった終身雇用や年功序列といった雇用システムにかえて，
多様な働き方を活用しようとするニーズや，景気低迷に対する企業の生き残りをかけた事
業の再構築（リストラ）を積極的に行っている．また，コスト意識の高まりから，雇用形
態も正規労働者から非正規労働者へシフトしている現状があり，雇用における非正規労働
者の比率は年々増加し，2019年には約2,165万人と雇用者全体の約4割を占めている[3]．
　これまでの終身雇用制，年功序列賃金体系などの日本の雇用システムが，長期的に安定
した雇用の拡大や経済成長につながっていたことを考えると，雇用環境はこれまでのよう
に安心できるものではなくなっている．昨今では，失業問題や賃金の不払い問題，非正規
雇用の契約を更新しない雇止め，派遣社員などの契約を打ち切る派遣切り，ワーキングプ
アなどの問題も大きく取りざたされている．さらに，新型コロナウイルスの影響で，日本
における雇用環境は急速に悪化している．生産年齢人口（15～64歳）である成人期の人々
にとって，時代の大きな変化に対応していかなければならない状況が生み出されている．

3●労働環境の改善

　日本においては，少子高齢化が進み，生産年齢人口は減少傾向となっている．将来的に，労働力の低下は避けることのできない問題であり，日本経済や社会の機能を維持・発展させるためには，国民1人ひとりがかけがえのないメンバーとして社会参加し，それぞれのもつ潜在的な能力をできる限り発揮できる環境を整備することが必要である．誰もが人々との関わりのなかで，お互いの個性を十分に尊重し，認め，支え合う労働環境が構築されることが望ましい．

　労働環境を改善するために，2019年4月には「働き方改革を推進するための関係法律の整備に関する法律（働き方改革関連法案）」が施行された．また，多様化する労働者のライフスタイルや働き方へのニーズに合わせて，在宅ワークの推進や副業・兼業を認める企業が増えている．とくに，在宅ワークに関しては，インターネット利用におけるブロードバンド普及後も浸透率が低かったが，新型コロナウイルスによる自宅業務の必要性から2020年以降定着しつつあり広がりをみせている．ほかにも，企業の取り組みとして，SDGs（sustainable development goals）が挙げられる．SDGsとは，持続可能な開発目標のことであり，2015年9月の国連サミットで国際社会の共通目標として定められた．「誰一人取り残さない（leave no one behind）」という包摂性を前提に，2016〜2030年の15年間で達成する17の開発目標が掲げられている．企業は社会や地域の環境改善につながるビジネスモデルを構築する必要に迫られている．

B. 現代の雇用環境や就労環境：特徴と問題への取り組み

1●労働環境の改善

　労働環境についてみると，過労働時間が49時間以上の日本人労働者の割合は18.3％（男性26.3％，女性8.3％）と，先進諸国のなかでは高くなっている（**図Ⅱ-2-2**）[4]．それゆえに，過重な労働負担が誘因になり，基礎疾患を悪化させ，永久的労働不能や，死にいたる過労死という問題も生じている．過労死にはいたらなくとも，体調不良や精神的ストレスといったレベルでの過労死予備群ともいえる人々は，職種を問わず働き盛りの年代に広がってきている．さらに，近年では，改正労働施策総合推進法によって，パワーハラスメントの防止が義務化されているなかで，ブラック企業やブラックバイトとよばれる，法令に違反し生活設計ができないような低賃金で長時間労働を強いたり，パワーハラスメントを常套手段として労働を強制したりする企業や法人の存在が依然として問題となっている．厚生労働省の調査結果では，重点監督を実施した67.3％の事業場で法令違反，33.0％で違法な時間外労働があったことが報告されている[5]．仕事と生活の調整を図るワーク・ライフ・バランスという考え方も重要視され始めているものの，人々が成人期に安定した職を得て自らの社会的役割を果たすためには課題が残されている．

　労働環境に関する法整備として，働き方改革関連法案では，①時間外労働の上限規制（残業時間の上限は，月45時間，年360時間を原則とし，臨時的な特別の事情がなければこれを超えることができない），②有給休暇の取得義務（年10日以上有給休暇の権利がある労働者に5日以上の有給休暇を与える），③同一労働同一賃金の推進（職務内容が同一

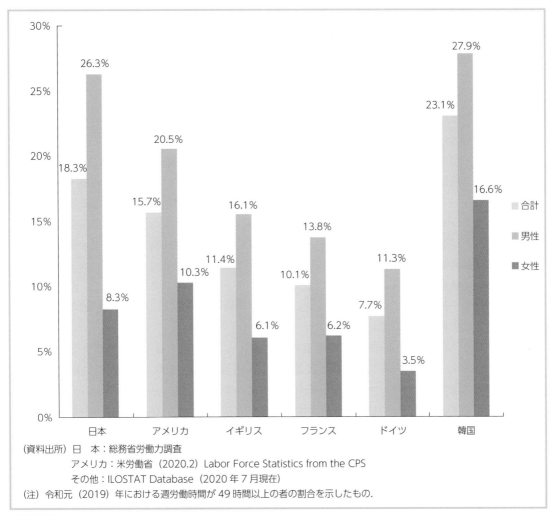

図Ⅱ-2-2　諸外国における「週労働時間が49時間以上の者」の割合（令和元年）
[厚生労働省：令和元年度 我が国における過労死等の概要及び政府が過労死等の防止のために講じた施策の状況，p.18,〔https://www.mhlw.go.jp/wp/hakusyo/karoushi20/dl/20-1.pdf〕（最終確認：2021年8月24日）より引用]

または同等の労働者に対し，正規労働者・非正規労働者にかかわらず同一の賃金を支払う）などが定められている．

2 ● 生産年齢人口の減少

　生産年齢人口が減少した要因としては，団塊の世代および団塊ジュニア世代の動向が挙げられる．団塊の世代とは，日本において第二次世界大戦後1947〜1949年の第1次ベビーブームに生まれた人々，団塊ジュニア世代とは，1971〜1974年の第2次ベビーブームに生まれた人々をさすが，この年代の大規模な出生数は，日本の人口構造だけではなく，それ以降も常に社会や経済へ大きな影響を及ぼしている．2025年には，団塊の世代すべてが75歳以上の後期高齢者となり，全人口の5人に1人となる予測である．また，団塊ジュニア世代が65歳以上となる2035年には，これまでに経験したことのない超高齢社会が到来

する．これは2035年問題とよばれ，日本において急激な労働力人口の減少と要介護者の増加が起こることが懸念されている．

　先進諸国のなかでも，人口および労働力人口がともに減少し，同時に少子高齢化が急速に進んでいるのが日本の特徴であり，新たな労働モデルの構築が急務となっている．そのための取り組みとして，高齢者雇用対策や海外からの労働者の受け入れなどが行われている．

　高齢者雇用対策では，①高年齢者が年齢にかかわりなく働くことができる企業の拡大として，65歳以上への定年引上げなどや高年齢者の雇用環境整備，高年齢の有期契約労働者を無期雇用に転換する措置を講じた事業主に対する助成をはじめとした各種事業が実施されている．また，②高年齢者が地域で働ける場や社会を支える活動ができる場の拡大として，シルバー人材センターの活用などにより，地域における高年齢者の多様なニーズに応じた就業機会が確保されている．さらに，③高年齢者の再就職支援の充実・強化として，高年齢者が安心して再就職支援を受けることができるよう，全国の主要なハローワークにおいて職業生活の再設計に係る支援やチームによる就労支援を実施するなど，再就職支援が充実・強化されている．そして，④改正高年齢者雇用安定法に基づく高年齢者雇用確保措置の実施も行われている．

　また，日本政府は，外国人労働者の数を増やし，国内の人材不足を解消する目的で，2019年4月に「出入国管理及び難民認定法（入国管理法）」を改正した．これには，現行の海外からの人材受け入れ制度を拡充し，一定の専門性・技術を有する外国人労働者を幅広く受け入れるための仕組みを構築する内容が盛り込まれている．日本において外国人労働者の数は，2016年に初めて100万人を突破し，2019年には約165万人となっているが，この改正により，今後さらなる受け入れを見込んでおり，介護，農業，建設など特定の14業種での就労が認められている．

コラム
有期労働契約について

　有期労働契約とは，6ヵ月契約，1年契約など，期間の定めのある労働契約のことをさす．これは，パート労働，派遣労働をはじめ，いわゆる正社員以外の労働形態に多くみられる労働契約のタイプであり，有期労働契約で働く人は全国で約1,400万人と推計されている．このうちの約3割が，通算5年を超えて有期労働契約を反復更新している実態があり，雇止めの不安解消や，有期労働契約であることを理由に不合理な労働条件が定められることのないようにしていくことが課題となっている．これらの問題に対処し，働く人が安心して働き続けることができる社会を実現するために，「無期労働契約への転換」「雇止め法理の法定化」「不合理な労働条件の禁止」の3つのルールを定めた改正労働契約法が2012年8月に成立し，2013年4月1日に全面的に施行された．

　これらのルールは2013年4月移行に結ばれた有期労働契約から適用され，2018年4月には，労働者の申し込みにより契約が更新されて通算5年を超える場合，有期労働契約から無期労働契約への転換ができるようになった．期間の定めのない労働契約に転換することで，労働者が安心して働き続けられる環境づくりや，雇用の安定につながることが期待されている．

3●育児，介護と仕事

　1985年に，「雇用の分野における男女の均等な機会及び待遇の確保等に関する法律（男女雇用機会均等法）」が制定されて以降，それ以前と比べると，女性の労働力人口は増加し，労働力人口全体に占める割合も上昇している．男女別の前職の離職理由をみると，男性に比べ，女性は育児や結婚，介護を理由に離職する傾向にある．とくに，出産・育児を理由とした離職率をみると，30〜34歳でもっとも高くなっている[6]．このようなことから考えると，女性は育児や結婚などのために短時間労働を選択したり，一方でキャリアを一時中断し，無業でいる者も多く存在することがわかる．女性の就業の継続を促進するためには，さまざまな職場において仕事と生活の調和を図るためのフォロー体制を構築するとともに，育児や介護を支援する環境整備が必要である．

　2019年12月には，「育児休業，介護休業等育児又は家族介護を行う労働者の福祉に関する法律（育児・介護休業法）」が改正され，2021年1月からは，育児や介護を行う労働者が，子の看護休暇や介護休暇を時間単位で取得することができるようになった．また，同年2月には，男性の育児休業取得促進策を盛り込んだ育児・介護休業法と雇用保険法の改正案が閣議決定された．さらに，同年6月には育児・介護休業法および雇用保険法の一部が改正され，2022年4月からは①出生時育児休業（男性版産休）の創設，②育児休業取得の周知・意向確認の義務化，③育児休業の分割取得，などが始まる予定である．日本における労働力人口の減少にかんがみると，このような方策は，雇用される側だけでなく，雇用する側にとっても有益な結果を生み出す可能性をもっている．

4●就労上の合理的配慮*の広がり

　日本では，年齢・性別・国籍などによらず，個々人が望むキャリア形成が実現できる労働市場の環境整備が求められている．ここでは，ひきこもり当事者やニート（Not in Education, Employment or Training：NEET）への支援事業，障害者への就労支援など，さまざまな人々を支援するための社会の動きについて述べていく．

　ひきこもり当事者に対して，厚生労働省は，2009年から「ひきこもり支援推進事業」を展開している．ひきこもりとは，仕事や学校に行かず，かつ家族以外の人との交流をほとんどせずに，6ヵ月以上続けて自宅にひきこもっている状態のことをさす．「ひきこもり支援推進事業」としては，①ひきこもり地域支援センター設置運営事業，②ひきこもり支援に携わる人材の養成研修，③ひきこもりサポート事業，が行われている．また，厚生労働省では，ニートを「15〜34歳で，非労働力人口のうち家事も通学もしていない者」と定義し，職業的自立を支援する事業も行っている．そのなかの1つとして，地域若者サポートステーション事業があり，厚生労働省と地方自治体が協働し，働くことに悩みを抱えるニートなどの若者を包括的に支援している．

　障害者の雇用の安定を図ることを目的に，1960年には「障害者の雇用の促進等に関す

---

*合理的配慮：障害のある人が他の人と同じように人権を保障されるとともに，それぞれの特徴や困りごとに合わせて行われる個別の調整や変更のこと．

る法律（障害者雇用促進法）」が制定された．2016年の改正では，合理的配慮の提供や障害者に対する差別の禁止が義務化され，2020年の改正では，事業主に対する給付制度および優良事業主としての認定制度の創設が盛り込まれた．また，障害者の日常生活および社会生活の支援を目的に，2012年に施行された「障害者の日常生活及び社会生活を総合的に支援するための法律（障害者総合支援法）」では，障害者の就労移行支援や就労継続支援が行われている．

学習課題

1．日本における雇用・労働をめぐる環境の変化について説明しよう．
2．現代の雇用環境や就労環境の特徴と問題への取り組みについて説明しよう．

▌引用文献▌

1）　厚生労働省：第22回社会保障審議会資料，2011，〔https://www.mhlw.go.jp/stf/shingi/2r9852000001ngpw-att/2r9852000001ngxn.pdf〕（最終確認：2021年2月23日）
2）　労働政策研究・研修機構：産業別就業者数，2019，〔https://www.jil.go.jp/kokunai/statistics/timeseries/html/g0204.html〕（最終確認：2021年2月23日）
3）　厚生労働省：令和元年労働力調査年報Ⅰ基本集計
4）　厚生労働省：令和2年版過労死等防止対策白書，2020，〔https://www.mhlw.go.jp/wp/hakusyo/karoushi/20/index.html〕（最終確認：2021年2月23日）
5）　厚生労働省：平成30年度「過重労働解消キャンペーン」の監督実施結果，2019，〔https://www.mhlw.go.jp/content/11201000/000504304.pdf〕（最終確認：2021年2月23日）
6）　厚生労働省：平成30年雇用動向調査結果の概要，2019，〔https://www.mhlw.go.jp/toukei/itiran/roudou/koyou/doukou/19-2/dl/gaikyou.pdf〕（最終確認：2021年2月20日）

日常生活スタイルの変化

この節で学ぶこと

1. 日本における栄養摂取，運動，睡眠などの日常生活と，成人の健康との関連を理解する.
2. 日本におけるたばこや酒といった嗜好品と，成人の健康との関連を理解する.
3. 日本の情報社会および情報・ヘルスリテラシーと，成人の健康との関連を理解する.
4. 日本におけるライフスタイルの多様性と，成人の健康との関連を理解する.

A. 成人の日常生活と健康

1 ● 栄養摂取の動向

　戦後の食料難の時代を経て高度経済成長期以降，食生活の欧米化や家庭への冷蔵庫の普及により，野菜や塩分の摂取は減少し肉類や油脂類の摂取は増大した. こうした変化は，1970年頃からの脳内出血や胃がんによる死亡率の低下や，脳梗塞，心筋梗塞，大腸がんによる死亡率の上昇との関連が指摘されている.

　また，このような食生活の変化や運動不足といった現代の生活習慣を反映したメタボリックシンドローム（内臓脂肪症候群）という概念が提唱され，その対策として厚生労働省と農林水産省による「食事バランスガイド」（**図Ⅱ-3-1**）の策定や，外食産業での栄養成分表示が推進されるなど，健康的な食生活を可能とする環境づくりが進められている.

　2019年の国民健康・栄養調査[1]では，メタボリックシンドロームが強く疑われる者は成人の17.8％，その予備群と考えられる者が14.1％いることが報告されており，とくに男性に多い（**図Ⅱ-3-2**）. また，その典型的な疾患である糖尿病が「強く疑われる者」は成人の14.6％，「可能性を否定できない者」が12.7％の割合で存在し，1997年以降，「強く疑われる者」が漸減している. その一方で，女性ではBMIが18.5 kg/m²未満である「やせ」の割合が増加しており，20歳代の女性のやせの者の割合は20.7％である[1]. 他の年代よりも割合が高く，貧血や生理不順，将来の骨粗鬆症との関連が懸念されているが，やせの者で食生活改善に関心がない者が多いことも報告されており，こうした課題の認識を広めていく必要がある（**図Ⅱ-3-3**）.

　一方，国民の健康志向の高まりから食事以外に特定の栄養素を添加したり，サプリメントとして摂取したりすることも増えてきた. こうした状況を受けて2015年から栄養成分表示が義務づけられるとともに，「カテキン」のような成分を含んだ飲料やプロバイオティクス食品など，健康の維持・増進に一定の医学・栄養学的根拠のある食品を，許可制により「特定保健用食品」として表示できるようになったほか，国が定めた規格基準に適合している「栄養機能食品」，事業者の責任において科学的根拠に基づき国に届け出た「機能性表示食品」などと整理された.

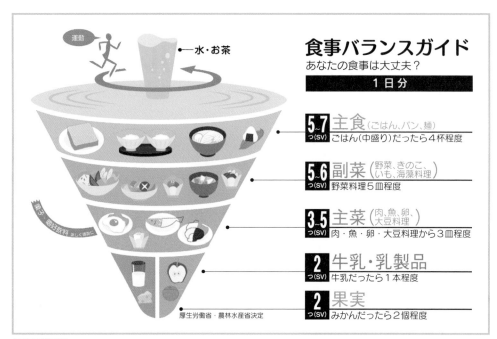

図Ⅱ-3-1　食事バランスガイド
［農林水産省:「食事バランスガイド」について,〔https://www.maff.go.jp/j/balance_guide/index.html〕（最終確認:2021年11月22日）より引用］

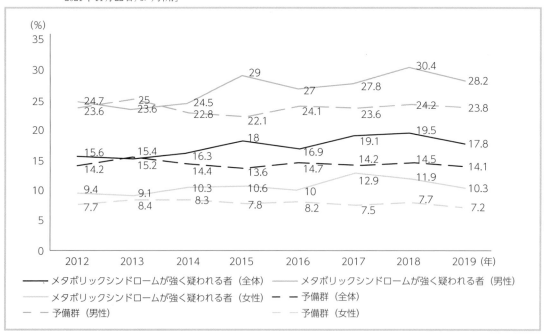

図Ⅱ-3-2　日本におけるメタボリックシンドローム該当者の推移
［厚生労働省:国民健康・栄養調査のデータを基に作成］

2 ● 食行動の変化

　　かつての日本では家族が集まって同じものを食べ,またその準備にも多くの時間と労力

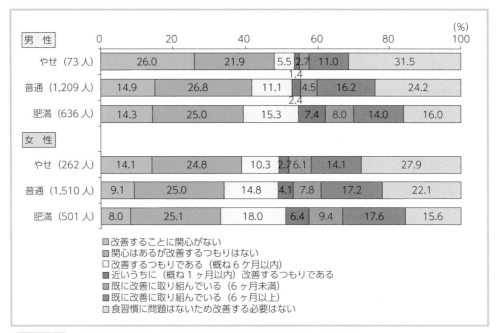

図Ⅱ-3-3　BMI の状況別，食習慣改善の意思（20 歳以上，男女別）
※やせ：BMI 18.5未満，普通：BMI 18.5以上25未満，肥満：BMI 25以上
［厚生労働省：令和元年国民健康・栄養調査報告, 2020 年, p.35,〔https://www.mhlw.go.jp/content/000710991.pdf〕（最終確認：2021 年 9 月 30 日）より引用］

　が必要であったが，現在では単身世帯や共働き世帯が増えたことに加え，各家庭に冷蔵庫，電子レンジ，炊飯器などの調理機器が備えられたことから，24時間営業のコンビニエンスストアやスーパーマーケットでさまざまな惣菜や加工食品を手に入れて家庭等で摂取する「中食」なども増えてきており，外食も含めると以前よりも簡便に食事の準備や摂取ができるようになった[2]．

　その一方で，こうした変化が栄養面での偏りを招いていることや，「孤食」「個食」といった言葉で表現されるように，食事を通じた家族間のコミュニケーション，栄養や食事に関するマナーなどに関する教育機会の減少につながっているとも考えられ，おのおののライフスタイルに合わせてこれらを上手に活用することが重要である．

　なお朝食を食べない人は，年代別にみると男性では20歳代が29.2％，女性では20歳代で35.7％と高くなっており，全年代では男性が15.5％，女性が9.1％と男性のほうが朝食の欠食率が高い[1]．

3 ● 食の安全

　食品は時間の経過とともに腐敗し食中毒を引き起こすことから，自給自足ないしコミュニティのなかでの生産・消費が原則であったが，冷蔵技術など保管方法の進歩や交通輸送システムの向上を背景に，遠方からも食品が入手できるようになった．

　また，戦後は食料自給率の低下が著しく，供給エネルギー量でみて40％程度と先進国のなかでももっとも低い．このことは輸入が困難となった場合の食料事情の悪化の可能性を

秘めているだけでなく，外国から輸入された食料の一部についてはBSE（牛海綿状脳症）問題でみられたように国ごとの食品安全基準の違いが問題を生じる場合や品質の劣化とそれらを防ぐための農薬や防腐剤の使用への懸念も生じる．

　さらにコンビニ弁当にみられるような期限切れ食品の大量廃棄が問題となっており，廃棄食品の製造段階での食品の使い回し，加工・販売段階での産地表示や賞味期限の偽装なども社会問題となった．こうした食の安全は健康に直結する重要な課題であることから，HACCP*など食品の衛生管理システムの導入や，食品トレーサビリティのように食品の出所を明らかにすることで消費者の安心を高める対策も進められている．その一方で消費者側が関心を高め，食品を価格や味のみにとらわれずに選択する目を磨くことも重要である[3]．

4 ● 運動習慣の動向

　先述したとおり，運動習慣も栄養摂取と同様に，とくにその不足が健康に影響をもたらすことが知られている．日本において，産業の中心が農業・漁業から工業にうつり，さらにコンピュータを使用したデスクワークが中心の労働形態となって久しく，家庭でも掃除機や洗濯機などの電化製品の高性能化により，家事労働の強度が低くなるなど，身体活動の機会や強度が減少しているといえる．そのため，そうした不足を何らかの運動習慣によって補う必要が生じている．

　運動習慣の改善の意識に関して2019年の国民健康・栄養調査[1]によると，「運動習慣に問題はないため改善する必要はない」は成人の14.8％，「既に改善に取り組んでいる」が24.6％である一方で，「改善することに関心がない」が12.4％，「関心はあるが改善するつもりはない」が25.2％と運動習慣には課題がありながら，改善への関心や意思をもたない人も多い．

　こうした運動習慣の改善の定着の妨げになる理由として，「仕事（家事・育児等）が忙しくて時間がない」が男性で36.9％，女性で39.0％ときわめて高い[1]ことから，個人に責任を負わせるだけでなく，労働環境の改善や，自宅や勤務先の周辺での運動がしやすい環境づくり，簡単に行える運動の情報提供といった支援も必要である．

5 ● 睡眠の動向

　睡眠は，脳と体の休息や回復，成長ホルモンの分泌に大きくかかわっている．2016年の社会生活基本調査[2]によれば，10歳以上の日本人の平均睡眠時間は7時間40分であり，女性のほうが10分程度短いとされる．

　また睡眠は長さだけではなく，その質も重要である．とくに近年，肥満やその他の原因による上気道の閉塞によって睡眠中に10秒以上の呼吸の停止を1時間に5回以上繰り返す睡眠時無呼吸症候群（SAS）が注目を集めている．この疾患により日中に眠気を生じ，交通事故を引き起こしたケースが報道などでも取り上げられ，睡眠の質の重要性は一般にも知られるようになった．

---

*HACCP（Hazard Analysis and Critical Control Point：ハサップ）とは，食品製造を行うすべての過程において問題となりうる危害要因を除去または安全なレベルまで減少させる必要のある重要管理点を特定し，それらの科学的な分析に基づいた管理方法を実施・記録することで食品の安全性を高める方法のことである．

　また2019年の国民健康・栄養調査[1]によれば，睡眠の妨げになるものとして，60歳代以降の世代では「健康状態」を挙げる者が多いが，20〜50歳代では「仕事」を挙げる者が多く，世代によっても原因が異なっている．

6● 余暇や娯楽

　余暇や娯楽はストレスの解消や運動機能の維持・向上など，心身の健康維持に有用であるだけでなく，家族や交友関係を豊かにし，生活の質の向上や生きがいにもつながる人生の重要な要素である．

　2016年の社会生活基本調査[2]では，「学習・自己啓発」「ボランティア活動」「スポーツ」「趣味・娯楽」「旅行・行楽」のほぼすべてにおいて5年前に比べ行動者数が増えている．このうち「趣味・娯楽」の内容としては「映画館以外での映画鑑賞」「CD・スマートフォンなどによる音楽鑑賞」「映画館での映画鑑賞」「趣味としての読書」「テレビゲーム・パソコンゲーム」などが行動者率の高いものとして挙げられている．

　またレジャー・余暇生活に関する満足度を時系列でみると，「満足」とした者は2008年に54.9％であったが，徐々に増加傾向にあり2017年には62.8％となっている[4]．

B. 嗜好と依存症

1● 喫　煙

　たばこは日本においても古くから広く嗜まれてきたが，たばこに含まれているニコチンやタール，一酸化炭素などの物質による虚血性心疾患やがんによる死亡，慢性閉塞性肺疾患（COPD）の発症の増加など，健康への悪影響が報告されている[5,6]．

　国民健康・栄養調査[1]によれば，国内の男性の喫煙率は1989年の55.3％から2019年には27.1％に低下しており，女性の喫煙率は2004年に12.0％まで上昇したあと，2019年には7.6％とやや低下してきている（**図Ⅱ-3-4**）．また男性は40歳代，女性は50歳代の喫煙率が高い．

　たばこ税が段階的に増税され，価格が1箱600円前後に引き上げられ喫煙率の低下がみられた．とくに未成年からの喫煙は成人後の死亡率を高めることから，2008年から自動販売機での成人識別カードの導入など，未成年に対する販売の防止策の強化が図られている．また欧米諸国やオーストラリアでは若年層の購買意欲を引き下げるため価格上昇政策を採用し，1箱（20本入）1,000円以上する国もみられ，世界的にみれば日本のたばこは必ずしも高いとはいえない．

　また喫煙時に出る副流煙などを非喫煙者が吸い込む受動喫煙の健康への影響も懸念されている．日本では2005年の「たばこの規制に関する世界保健機関枠組条約」の発効後も，世界の標準となっていた屋内喫煙に対する対策が遅れていたが，2020年に改正された**健康増進法**において，受動喫煙の防止のために屋内での喫煙は原則禁止となり，とくに子供や患者への配慮が必要な医療機関，学校，官公庁などでは，敷地内での喫煙が禁止され，その他の人々が集まるスペースでも，喫煙専用室の設置を認めるなど，受動喫煙防止のための政策的な取り組みが進められた．

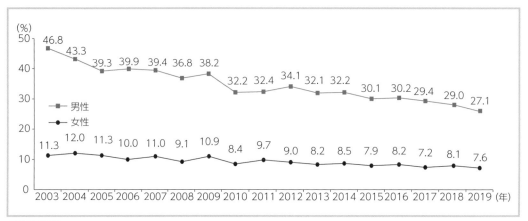

図Ⅱ-3-4　現在習慣的に喫煙している者の割合
［厚生労働省：国民健康・栄養調査のデータを基に作成］

　　喫煙に関しては予防的な活動と並行して，喫煙者の禁煙支援もまた重要であるが，喫煙者の多くはニコチン依存症であるため，自己の意思のみで禁煙を行うことは容易ではない．これまで用いられてきたニコチンガムやニコチンパッチだけでなく，内服治療も2006年に健康保険の適用となり，いわゆる「禁煙外来」において医療職のサポートが受けられるようになった．

2●飲　酒

　　2019年の国民健康・栄養調査[1]によれば，生活習慣病のリスクを高める量を飲酒している者（純アルコール摂取量/日が男性40g以上，女性20g以上）の割合は男性が14.9％，女性が9.1％であり，2010年からの推移でみると，女性において有意に増加してきている．また男女とも中年世代の割合が高い．

　　適量の飲酒が死亡率を引き下げることは一般にも知られているが，大量・頻回の飲酒がもたらす健康影響はきわめて深刻である．短期的には急性アルコール中毒があり，一気飲みの結果，呼吸停止し死亡した若者が毎年のように報告されている．

　　慢性的には，アルコール性肝炎・肝硬変や胃炎のほか，咽頭がんや食道がん，高血圧などとの関連も知られており，大量飲酒が死亡率を高めることが報告[7]されている．そのほかにも，アルコール依存症の外来患者数が9.6万人，入院患者数も2.6万人にものぼり[8]，対策をより充実させるため2013年にアルコール健康障害対策基本法が成立した．また飲酒運転による交通事故の発生も深刻な問題となっている．

　　このようなことから，心身への飲酒の影響に対する理解を深め，自身の健康だけでなく周囲にも負担をかけない飲酒が望ましいといえよう．

C.　情報社会と情報リテラシー，ヘルスリテラシー

　　1990年代から家庭用パーソナルコンピュータが普及し，同時にインターネットが広く利用されるようになり，ホームページの閲覧や電子メールの使用で世界中の人々との情報

のやり取りが可能になった．現在ではタッチパネルで，より簡単に操作できるスマートフォンやタブレット端末の普及により，幅広い世代でインターネットが活用されている．インターネットの使用時間は2012年に比べ2016年には約1.3倍に増加しており[9]，生活基盤の1つとなっている．

このように，誰もが情報発信できる時代となり，健康にかかわる情報についても，研究によってエビデンスが明確なものから，個人の体験談や感想まで幅広く接することができる一方で，虚偽の情報（フェイクニュース）や根拠に乏しい主張などのさまざまな情報にアクセスできるようになった．

こうしたなかで，収集された情報の量や質・価値を判断できる力（**情報リテラシー**）を高めていく必要性が高まっており，とくに医療・健康の分野において情報にアクセスし判断できる力を**ヘルスリテラシー**とよんでいる．ナットビーム（Nutbeam D）はこれを3つのレベルに分け，①機能的ヘルスリテラシー：健康に関するコミュニケーションができる能力，②相互作用的ヘルスリテラシー：周囲の支援的な人々とのコミュニケーションを通じての個人のスキルを発達させる能力，③批判的ヘルスリテラシー：情報を批判的に分析し，日常の出来事や状況をうまくコントロールするために活用する能力，としている[10]．単に健康に関して情報提供するだけでなく，さらに適切な保健行動・行動変容にいたる力を育むような関わりが保健医療職に求められている．

またソーシャル・ネットワーキング・サービス（social networking service：SNS）の普及も著しく，地域住民や患者どうしの交流，ピアサポートにも活用されたり，災害時の電話回線の不通時に支援物資の要不要の確認にも利用されたりするなど，私たちの健康支援にも使われている．

こうした有用性の一方で，SNS上の誹謗中傷や差別的書き込みによる精神的被害，ひいては自殺にいたるような事案の発生や，とくに若い世代でインターネットの利用時間が1日の半分を超え，睡眠不足を引き起こし健康障害にいたる状況も明らかになってきている．

D. ライフスタイルの多様性

ここまで日本の成人における生活習慣の変化と健康との関連について述べてきた．この数十年の間に平均余命や健康寿命が長くなり，従来より長くなった老後をどのように過ごすかを準備する時期としての成人期という側面が強くなっている．また若者の自己決定権を尊重し積極的な社会参加を促すために，2016年の公職選挙法改正による選挙権年齢の引き下げや，2022年の民法改正による成年年齢の引き下げ（2022年4月1日の時点で18歳以上の者が成年となる）など，成人の定義や人生のなかでの位置づけが変容を遂げている．

また，インターネットの活用や海外渡航なども一般的になり外国との距離が縮まっている．外国人との婚姻もめずらしくなくなり，労働者として日本で働く者やインバウンドとよばれる外国からの旅行者なども増え，文化的にも国際色が豊かな社会になってきている．また日本から外国に出て，企業で働く者や，世界の第一線で活躍するスポーツ選手なども増えてきた．

このように社会の多様性（ダイバーシティ）が高まるなかで，さまざまなライフスタイ

ルが認められるようになり，日本人の働き方にも変化が生まれている．1990年代初頭まで続いたバブル景気の崩壊後，経済の状況は低迷し，日本全体での給与の上昇は緩やかなまま[11]，若年層を中心に労働者の非正規雇用化が進み給与水準が下がるケースが増え，とくに若年層の貧困問題への適切な対応が必要となっている．

　非正規雇用には，正規雇用に比べ賃金格差がみられたり，雇用先の都合で契約終了となりやすいなど労働者の立場としては弱い面があるが，勤務時間や場所など労働者自身の都合が通りやすかったり，採用が得やすいなど，自分にあった働き方ができるメリットもある．しかし，「令和元年　就業形態の多様化に関する総合実態調査」[12]では，正社員として働ける会社がなかった者が12.8％おり，一部には正規雇用を希望しながらも実現していない状況がある．

　一方，正規雇用者を対象に副業を認めたり，週休3日制を一部導入する企業が出てきたりしており，正規雇用においても働き方は大きく変わりつつある．

　さらに2020年からの新型コロナウイルス感染症（COVID-19）の感染拡大により，感染予防の観点から在宅勤務が推進され，いわゆるエッセンシャルワーカーやサービス業などを除き，テレワークなどを活用した働き方も増え，それに伴い，郊外に転居するといった労働者もみられている．

　このように日本社会のなかでのさまざまな変化と人々の価値観が交わるなかで，単に生活習慣・生活様式の変化だけでなく，生き方という意味でのライフスタイルにも多様性が拡大してきているといえる．看護職としての私たちの生き方，そして成人期を生きる患者の理解の両面から，この多様性への感受性を豊かに備えておきたい．

■ 引用文献 ■

1) 厚生労働省：令和元年国民健康・栄養調査報告，2020，〔https://www.mhlw.go.jp/content/000710991.pdf〕（最終確認：2021年10月22日）
2) 総務省統計局：平成28年社会生活基本調査，2017，〔http://www.stat.go.jp/data/shakai/2016/kekka.html〕（最終確認：2021年9月30日）
3) 阿部桜子，片山千栄：食と健康．新・生き方としての健康科学（山崎喜比古監修，朝倉隆司編），p.29-44，有信堂，2017
4) 内閣府：国民生活に関する世論調査（平成29年6月），2017
5) 吉見逸郎：【たばこ対策の今】たばこは何をもたらすか，保健師ジャーナル，p.366-371，2011
6) Pham TM, Fujino Y, Ide R, et al：Mortality attributable to cigarette smoking in a cohort study in Japan. European Journal of Epidemiology **22**：599-605, 2007
7) Marugame T, Yamamoto S, Yoshimi I, et al：Patterns of alcohol drinking and all-cause mortality：result from a long-scale population-based cohort study in Japan. American Journal of Epidemiology **165**：1039-1046, 2007
8) 厚生労働省：アルコール健康障害にかかる参考資料，〔https://www.mhlw.go.jp/content/12205250/000562423.pdf〕（最終確認：2021年11月24日）
9) 総務省統計局情報通信政策研究所：平成29年情報通信メディアの利用時間と情報行動に関する調査報告書概要，〔http://www.soumu.go.jp/main_content/000564529.pdf〕（最終確認：2018年12月14日）
10) 福田　洋，江口泰正（編著）：ヘルスリテラシー―健康教育の新しいキーワード，大修館書店，2016
11) 国税庁長官官房企画課：民間給与実態統計調査（平成元年分），2020，〔https://www.nta.go.jp/publication/statistics/kokuzeicho/minkan2019/pdf/000.pdf〕（最終確認：2021年9月30日）
12) 厚生労働省：令和元年就業形態の多様化に関する総合実態調査，2021年2月21日，〔https://www.mhlw.go.jp/toukei/itiran/roudou/koyou/keitai/19/index.html〕（最終確認：2021年9月30日）

学習課題

1．日本の成人において栄養摂取や運動習慣と関連の深い健康問題を挙げよう．
2．日本人の食行動に変化が生じた原因について考えよう．
3．睡眠や余暇・娯楽が人間にとってどのような効果をもたらすか考えよう．
4．たばこや酒といった嗜好品の摂取を制限する適切な方法にはどのようなものがあるか考えよう．

セクシュアリティの多様性

この節で学ぶこと

1. セクシュアリティとセクシュアリティにかかわる概念を理解する.
2. 多様なセクシュアリティのあり方について理解する.
3. セクシュアル・マイノリティの人々がさらされている健康格差について理解する.

A. セクシュアリティとジェンダー

　WHOによると, **セクシュアリティ**とは「生涯を通じて人間であることの中心的側面をなし, 生物学的性 (sex), 性自認 (gender identity), 性役割 (gender roles), 性的指向 (sexual orientation), エロティシズム, 喜び, 親密さ, 生殖がそこに含まれる」[1,2] と定義されており, 非常に広い概念である. また性の権利宣言では, 「セクシュアリティは, 喜びとウェルビーイング (良好な状態・幸福・安寧・福祉) の源であり, 全体的な充足感と満足感に寄与するものである」[2] と述べており, セクシュアリティが人生において重要な要素であることがわかる. 以下に, セクシュアリティにかかわる用語について解説する.

1 ● セクシュアリティ, ジェンダーにかかわる言葉の定義

a. 性別 (sex) とジェンダー (gender)

　性別 (sex) とは, 生物学的特徴に基づいた性別をさす.

　ジェンダー (gender) とは, 生物学的に定義される性別 (sex) に対し, 社会文化的に構築された性別や性差をさす. 人は生まれると, おもに外性器の形態によって男女に分けられ, 日本においては戸籍上の性別として登録される (これを「出生時に指定された性別」とよぶ). そこから, 社会化される過程で社会文化的につくり上げられた「男らしさ」「女らしさ」, さらには「男性／女性は, こうあるべきで, このように行動すべきである」といった性役割の規範を学習することとなる. そして, ほとんどの国において男女間での格差すなわちジェンダー・ギャップが生じている.

b. 性自認 (gender identity)

　性自認 (gender identity) とは, 各人が深く感じている内面的で個人的な性別の経験のことである. 出生時に指定された性別と性自認が一致している人を**シスジェンダー**, 一致していない人を**トランスジェンダー**とよぶ.

c. 性表現 (gender expression)

　性表現 (gender expression) とは, 個人が外に向かって自分のジェンダーを表現する方法のことをさし, 話し方, 身振り, 服装などが含まれる. 出生時に指定された性別が男

性の人が女性向けの服を好んで着る場合に，性自認が女性であるとは限らず，性自認は男性でありつつ服装は女性用のものを好むということもあり，性表現と性自認は必ずしも一致しない．また，誰もが性表現を自由に行う権利を有している．

d. 性的指向（sexual orientation）

性的指向（sexual orientation）とは，人が身体的，恋愛的，感情的に他者に惹かれることをさす．性的指向は，**性的魅力**（sexual attraction），**性行動**（sexual behavior），**性的アイデンティティ**（sexual identity）の3つの要素で構成される．

2 ●『看護職の倫理綱領』におけるセクシュアリティ，ジェンダーの意味づけ

日本看護協会は，2021年3月に公表した「看護職の倫理綱領」（第Ⅵ章-1-B参照）において，「看護職は，人間の生命，人間としての尊厳及び権利を尊重する」，「すべての人々は，その国籍，人種，民族，宗教，信条，年齢，性別，性的指向，性自認，社会的地位，経済的地位，経済的状態，ライフスタイル，健康問題の性質によって制約を受けることなく，到達可能な最高水準の健康を享受するという権利を有している」[3]と述べている．1988年に同団体により作成された「看護師の倫理規定」には含まれていなかった性的指向という概念，さらに2003年に改訂された「看護者の倫理綱領」にも含まれていなかった性自認という概念が新たに加わっており，看護職に携わる人々が性の多様性について学ぶ必要があると認識されたといえる．

B. 日本におけるジェンダー・ギャップ

1 ● 日本のジェンダー・ギャップ指数

日本においては男女間のジェンダー・ギャップがいまだ大きく，解決すべき課題が残されている．世界経済フォーラムは，2021年にGlobal Gender Gap Report 2021のなかで，経済，政治，教育，健康の4つの分野のデータから作成されたジェンダー・ギャップ指数を公表した．日本の総合スコアは0.656（0が完全不平等，1が完全平等）であり，156ヵ国中120位であった．項目別にみてみると，健康は0.973（65位），教育は0.983（92位）であるのに対し，政治は0.061（147位），経済は0.604（117位）と大きく出遅れている．

2 ● 医療の現場におけるジェンダー・ギャップ

医療の現場においてもジェンダー・ギャップは存在している．厚生労働省の発表によると平成30年末時点で，届出医師数のうち女性は21.9%，就業看護師のうち女性は92.2%であり，職業による男女差は大きい．患者に近い距離でケアに携わる職業に従事しているのは，男性よりも女性が多いという傾向は世界的にも同様であり，CDCによると米国では医療従事者で新型コロナウイルスに感染した人のうち73%が女性であったと報告している[4]．さらに2018年には医学部不正入試問題が発覚し，複数の大学が男性や現役生を優遇し，女性や浪人生を差別していたことが明るみに出た．このようにジェンダーによって明らかな差別が生じている現状は，セクシュアリティのあり方がそのまま尊重される社会か

らはほど遠いといわざるを得ない．

　本節のメインテーマである多様なセクシュアリティの人々が暮らしやすい社会をつくっていくには，ジェンダーにかかわらず，子育て，就業，管理職への就任といったさまざまな機会が与えられるよう男女間のジェンダー・ギャップを縮小することに加え，後述するように男女二元論，異性愛主義に基づく社会構造を見直していくことが必要である．

C. 多様な性のあり方

1 ● LGBT とは

　近年 LGBT という言葉がよく聞かれるようになった．これはレズビアン（Lesbian），ゲイ（Gay），バイセクシュアル（Bisexual），トランスジェンダー（Transgender）の頭文字からつくられた言葉であり，これら4つに当てはまらないセクシュアル・マイノリティの人々も含む総称として使われることが多い．

a. レズビアン，ゲイ，バイセクシュアル

　レズビアン女性・ゲイ男性は自分と同じ性別・性自認の人に惹かれる人々をさし，バイセクシュアルの人々は自分と同じまたは異なる性別・性自認の人々どちらにも惹かれうる人々をさす．なお，レズビアン，ゲイの人々は同性愛者（Homosexual）と表現されることもあるが，医学的に同性愛を精神疾患として扱っていた反省すべき歴史があることから，この言葉は使われなくなってきている．

b. トランスジェンダー

　トランスジェンダーとは，性自認が出生時に指定された性別と一致しない人々をさす．トランスジェンダーの人のなかには，身体への違和感が強くホルモン療法や性別適合手術といった医学的な介入を必要とする人もいれば，必要としない人もいる．医学的な介入を行う際には診断が必要となるため，**性別違和**（DSM-5[*]），**性別不合**（ICD-11[*]）といった診断名があるが（以前は「**性同一性障害**」という診断名であったが，精神疾患や障害ではないという見解から診断名が変更となった），トランスジェンダーの人すべてがこういった診断を受けるために精神科を受診する必要はまったくない．医療的な介入が必要であってもなくても，ジェンダーで二分化された社会的な対応を変えること，すなわち学校や職場，医療機関などで制服，病室，更衣室，トイレ，浴室などでジェンダーにかかわらず利用できるものを設置したり，本人が望む性で生活できるようなサポートをすることが重要である．

c. さらに多様なセクシュアリティ

　自身のセクシュアリティを決めつけたくない人や探索中である Questioning（クエスチョニング）の人，他者に性愛の感情を抱かない Asexual（アセクシュアル，エイセクシュア

---

[*]DSM：米国精神医学会による「精神障害の診断・統計マニュアル（Diagnostic and Statistical Manual of Mental Disorder)」．2013年刊行のDSM-5が最新版（2021年11月現在）．
[*]ICD：世界保健機関（WHO）による「国際疾病分類（International Classification of Disease)」．2019年の世界保健総会で承認されたICD-11が最新版（2021年11月現在）．日本語への翻訳など，日本での適用に向けた準備が進められている．

ル）の人などもおり，セクシュアリティは非常に多様である．セクシュアル・マイノリティ当事者が主流文化から周辺化された性のあり方や人々を肯定的に表現するQueer（クィア）という言葉もある．多様性を強調するために，LGBTではなく，QuestioningやQueerのQを用いた**LGBTQ**といった表現をすることもある．

2 ● 多様なセクシュアリティを型にはめてとらえることの弊害

a. セクシュアリティは変化することもある

　性的指向は，Aで示したように性的魅力を誰に感じるか，どのような性行動をとるか，自身に対するどのような性的アイデンティティをもっているかという3つの要素で構成されており，さらにセクシュアリティは時間軸で変化することもある．たとえば，レズビアンというアイデンティティをもちながら，男性と性交渉する人もおり，アイデンティティと性行動とにギャップが生じることがある．さらに，以前は異性愛者というアイデンティティをもっていて男性と結婚し子どもを育てていたが，その後にレズビアンというアイデンティティを得るということもありうる．トランスジェンダーでレズビアン（性自認が女性で女性に惹かれる人）やゲイ（性自認が男性で男性に惹かれる人）という人もおり，性的指向と性自認とはそれぞれ分けて考える必要がある．

b. 本人のアイデンティティを尊重する

　セクシュアリティに関する言葉は診断のように他者が外からラベリングするために用いるのではなく，本人がどのようなアイデンティティをもっているかを尊重することが重要である．また，自身の性的指向や性自認を他者に告げることをカミングアウトすると表現するが，いつ誰にカミングアウトをするかは本人が決めることであり，本人の了承を得ずに本人が公表していない性的指向，性自認を第三者に暴露してはならない（これを「**アウティング**」という）．

c. 見えにくい存在であることを認識する

　日本でこれまでに行われた複数の調査結果を合わせると，回答者の約3〜9%がセクシュアル・マイノリティに該当したと報告されている．2020年にGallupが米国で行った調査では5.6%がLGBTであると回答しており，日本のデータと大きな乖離はない．このデータを40人のクラスに例えると，クラスの1〜3人がセクシュアル・マイノリティである可能性がある．もちろん患者だけではなく，家族，友人，学校のクラスメートや職場の同僚といった身近な人のなかにもセクシュアル・マイノリティの人はいるが，カミングアウトをしていない人も多く，セクシュアル・マイノリティの人々は見えにくい存在ともいえる．

　医療機関においてもセクシュアル・マイノリティの人が受診していることを対応するスタッフが認識していないことは多く，人のセクシュアリティを外から推測することはできないため，あらかじめどのようなセクシュアリティの人であっても受診しやすい環境づくりをしておくことが重要である．妻・夫という言葉を「パートナー」という中立的な表現に変えたり，性交渉歴を聞く必要がある際には相手を異性と決めつけないといった配慮が必要である．性の多様性に関する適切な知識をもっていたり，適切なサポートをできる職員が外からわかるようにする1つの方法として，LGBTの人々の権利運動の象徴である6色の虹のモチーフ（レインボーフラッグ）を身に着けることができる．

D. セクシュアリティと暮らし

1 ● 固定観念が当事者に与える影響

　　日本においてはさまざまな社会制度や慣習が男女二元論や異性愛主義に基づいており，シスジェンダーかつ異性愛者の枠組みに当てはまらないセクシュアル・マイノリティの人々は社会から疎外されやすく，その疎外が健康格差へとつながっている．セクシュアル・マイノリティであることは，日本の現状においては健康の社会的決定要因の1つといわざるを得ない．

　　たとえば，性別違和のある子どもにとっては，男女別の制服やトイレ・更衣室などが登校への障壁になる可能性がある．またLGBTの人々の約6割が学校生活でいじめ被害の経験があり，25.9％の人が学校教育で同性愛について異常なものとして習った・否定的な情報を得たと答えたとの調査報告がある[5]．このような環境のなかで，同性に恋愛感情を抱いたり，性別違和がある子どもたちは，生きづらさを感じるだけではなく，差別的な感情を内在化し自身に向けることもあり，自傷行為，うつ病，希死念慮などにつながるリスクがある．

2 ● 医療従事者として心得るべきこと

　　医療機関への受診の際にも障壁がある．たとえば，問診票の男女欄に丸をつけることができずに受診を避けたり，見た目と戸籍上の性別が異なるために何度も本人確認されたり，自認する性別と異なるジェンダーに特徴的な戸籍上の名前をよばれることに苦痛を感じて受診を中断するトランスジェンダーの人がいる．また，本来は，本人が希望する人は誰であっても面会したり病状説明に同席する権利があるはずだが，入院した際に同性パートナー（婚姻関係を結ぶことができないため法律上は家族関係がないことが多い）が面会や病状説明の同席を病院側から断られたというケースもある．

　　このような社会的背景があり，LGBTの人々は気分障害・不安障害・自傷行為・うつ病・希死念慮や，喫煙，飲酒，薬物使用といった物質依存のリスクが高いことが知られている．その他，身体的な健康リスクとして，ゲイ・バイセクシュル男性はHIVを含めた性感染症のリスクが高く，レズビアン・バイセクシュアル女性は肥満，乳がんのリスクが高く，子宮頸がん検診の受診率が低いと報告されている．

　　かつては，同性愛者を精神疾患として扱い，異性愛者に変えようとするconversion therapyが行われていたが，これには科学的な根拠がなく，抑うつや自殺企図といった有害事象がみられたという歴史を知っておくことは医療に携わるうえで大切である．

　　医療従事者にとって，人と接する際に相手の価値観やあり方を尊重し支持的な態度でかかわることは基本であり，このことはセクシュアリティに関しても当てはまる．たとえば患者に性的なパートナーが複数いたり，同性であったりすることに対し，たとえ個人的に肯定的な感情を抱けなかったとしても，医療従事者として相手のあり方を否定せずに尊重する姿勢でかかわることが大切である．

学習課題

1. 性的指向，性自認という概念を説明してみよう．
2. 身近にあるジェンダー・ギャップを見つけ，その背景にどのようなジェンダー規範があるかを考えてみよう．
3. トランスジェンダーの人が安心して受診できる医療機関にするために，あらかじめ準備できることを考えてみよう．

引用文献

1) WHO：Defining sexual health：Report of a technical consultation on sexual health，28-31 January 2002, Geneva，2006，〔https://www.who.int/reproductivehealth/publications/sexual_health/defining_sexual_health.pdf?ua=1〕（最終確認：2021年11月15日）
2) 東　優子，中尾美樹：世界性の健康学会「性の権利宣言」．社会問題研究**65**：59-62, 2015
3) 日本看護協会：看護職の倫理綱領，〔https://www.nurse.or.jp/nursing/practice/rinri/pdf/code_of_ethics.pdf〕（最終確認：2021年10月12日）
4) Team CC-R：Characteristics of health care personnel with COVID-19—United States, February 12-April 9, 2020. Morbidity and Mortality Weekly Report **69**(15)：477-481, 2020
5) 日高庸晴：LGBT当事者の意識調査「REACH Online 2016 for Sexual Minorities」，〔http://www.health-issue.jp/reach_online2016_report.pdf〕（最終確認：2021年10月12日）

5 環境問題の深刻化

この節で学ぶこと

1. 環境汚染と健康問題とのかかわりについて理解する.
2. 地球環境保全のための取り組みについて理解する.

A. 公害問題から地球環境問題へ

　1950年代後半からの高度経済成長は重化学工業のシェアを拡大させ,公害を大都市だけでなく,地方都市にまで拡散させた.日本の**公害問題**の原点ともいわれる水俣病は,工場排水中に含まれる有機水銀に汚染された魚介類を,人間や動物が食べることにより脳神経を侵され,手足の麻痺,言語障害,視力障害,歩行障害などの症状を発病するものであった.1955年には富山県神通川上流の工場から排出されるカドミウムが原因で起こるとされるイタイイタイ病の存在が初めて明らかにされた.

　高度経済成長はエネルギー消費量を飛躍的に拡大し,エネルギー源も石炭から石油に転化し,大気汚染も粉じんから硫黄酸化物に変わった.1955年頃から各地に石油コンビナートが建設され,煙突からの煤煙で喘息や悪臭被害が拡大した.四日市喘息をはじめとする大気汚染被害は,川崎,尼崎,北九州などに拡散し,大きな社会問題となった.

　こうした公害問題に対処するため,1965年の国会では公害問題が本格的に取り上げられ,1971年7月,環境行政を一元的に所管する環境庁が設置された(21世紀から環境省).環境庁はスタートとともに,工場からの排気や自動車の排ガスによる大気汚染防止対策のため,硫黄酸化物(SO_x)や一酸化炭素(CO),窒素酸化物(NO_x),炭化水素(HC),浮遊粒子状物質(SPM)などの規制に着手するとともに,自動車の排ガスについても,ディーゼル車の黒煙規制から始まって,ガソリン車・ディーゼル車の一酸化炭素(CO),炭化水素(HC),窒素酸化物(NO_x)規制を開始し,その後,浮遊粒子状物質(SPM)も対象に加えるなど逐次規制強化を行った.

　1960年代後半にはそれまで広く農薬として使われてきたドリン剤,DDT,BHCなどが人体に有害であることが明らかになり,カネミ油症事件を契機にPCBによる環境汚染が顕在化するなど,人々が日常的に使用し,廃棄している化学物質による環境汚染が問題になってきた.DDTやBHC,PCBなどについてはその後製造・使用禁止などの措置がとられたが,熱に強く化学的に安定した絶縁体として広く使われていたPCBの廃棄処理については技術的な課題もあって停滞していたものの,2001年制定されたPCB特別措置法(ポリ塩化ビフェニル廃棄物の適正な処理の推進に関する特別措置法)に基づき高濃度のPCB廃棄物については全国5ヵ所のPCB処理業者ごとに計画的処理完了期限が設けられ,保管

業者が自らか，あるいは処理業者に委託して処理を完了させることになっている．

　1980年代にはゴミ焼却炉の飛灰のなかにダイオキシン類が検出され，その強い毒性が明らかにされたことから，ダイオキシン類対策特別措置法特別措置法が制定され廃棄物焼却炉の構造基準の強化，大気，水質，土壌の環境基準の設定，汚染状況の調査，排出量の削減計画などの取り組みが進められた．2001年の排出量の9割削減目標は2005年にほぼ達成し，その後も引き続き削減計画が進められている．

　1996年に刊行された『Our Stolen Future（奪われし未来）』で内分泌撹乱作用をもつ化学物質が原因となって生殖機能異常を引き起こしている例が紹介され，いわゆる環境ホルモンとして注目を集めた．ダイオキシン類やPCBも含む環境ホルモン（内分泌撹乱化学物質）による人体や環境への影響については，長い経過を経るうえに複雑でまだ科学的に解明されていない点も多く，国際的連携を図りながら調査研究が進められている．

　こうした人の健康を損なうおそれがある化学物質による環境汚染を未然に防止するため，有害化学物質を指定し，環境への排出量を把握・管理するための法的措置もとられている．

　1992年リオデジャネイロで，約180ヵ国の代表の参加のもと，地球サミット（環境と開発に関する国連会議）が開催され，21世紀に向けて持続可能な開発を実現するための具体的な行動計画として「アジェンダ21」が採択された．このなかでは大気保全，森林，砂漠化，生物多様性，海洋保護，廃棄物対策などについての具体的プログラムが示されるなど地球規模の環境問題全般に対して国際的合意を得ようとする機運が盛り上がった．

　比較的限局された地域の公害対策から始まった環境行政は，急速な経済活動の進展に伴って次々に新たな環境汚染問題にみまわれ，そのつど法規制による排出削減や監視体制の強化，企業の自主的取り組み，高い技術開発などによって人々への環境影響を少なくする努力を積み重ねてきた．環境NGOなど一般市民の活動も見逃すことはできない．

　今日では地球温暖化をはじめ，酸性雨，オゾン層破壊，砂漠化など，地球規模の**環境問題**への関心が高まっており，科学的知見の集積とともにその対策が国際的に検討されるようになってきている．

B. 持続可能な開発目標（SDGs）の達成に向けて

　2015年9月の国連持続可能な開発サミットにおいて，「われわれの世界を改革する持続可能な開発のための2030アジェンダ」が採択された．このアジェンダにはすべての国連加盟国が2016年から2030年までの15年間に，誰ひとり取り残されることなく達成するべき17の目標とそれに付随する169のターゲットからなる「**持続可能な開発目標**（sustainable development goals：**SDGs**）」が掲げられている．SDGsは2001年に開発途上国の開発目標を定めたミレニアム開発目標（millenium development goals：MDGs）の後継の目標として採択されたもので，MDGsと違って先進国を含むすべての国に適用される．

　SDGsの17の目標は次のとおりで，地球規模の問題も大きく取り上げられている．

目標①　あらゆる場所のあらゆる形態の貧困を終わらせる
目標②　飢餓を終わらせ，食料安全保障及び栄養改善を実現し，持続可能な農業を促進する
目標③　あらゆる年齢のすべての人々の健康的な生活を確保し，福祉を促進する

目標④　すべての人に包摂的かつ公正な質の高い教育を確保し，生涯学習の機会を促進する

目標⑤　ジェンダー平等を達成し，すべての女性及び女児の能力強化を行う

目標⑥　すべての人々の水と衛生の利用可能性と持続可能な管理を確保する

目標⑦　すべての人々の，安価かつ信頼できる持続可能な近代的エネルギーへのアクセスを確保する

目標⑧　包摂的かつ持続可能な経済成長及びすべての人々の完全かつ生産的な雇用と働きがいのある人間らしい雇用（ディーセント・ワーク）を促進する

目標⑨　強靱（レジリエント）なインフラ構築，包摂的かつ持続可能な産業化の促進及びイノベーションの推進を図る

目標⑩　各国内及び各国間の不平等を是正する

目標⑪　包摂的で安全かつ強靱（レジリエント）で持続可能な都市及び人間居住を実現する

目標⑫　持続可能な生産消費形態を確保する

目標⑬　気候変動及びその影響を軽減するための緊急対策を講じる

目標⑭　持続可能な開発のために海洋・海洋資源を保全し，持続可能な形で利用する

目標⑮　陸域生態系の保護，回復，持続可能な利用の推進，持続可能な森林の経営，砂漠化への対処，ならびに土地の劣化の阻止・回復及び生物多様性の損失を阻止する

目標⑯　持続可能な開発のための平和で包摂的な社会を促進し，すべての人々に司法へのアクセスを提供し，あらゆるレベルにおいて効果的で説明責任のある包摂的な制度を構築する

目標⑰　持続可能な開発のための実施手段を強化し，グローバル・パートナーシップを活性化する

C. 日本の大気環境・水質環境・土壌環境の状況

　清潔で安全な大気や水，汚染されていない土壌は人間のみならず，すべての生物の生存にかかわる重要な要素である．大気・水質・土壌の環境汚染防止対策は，**環境基本法**などに基づき人の健康を保護するとともに生活環境を保全することを目的に，汚染物質を特定してそれぞれの**環境基準**を策定する一方，排出源には法的な規制を設けるという手法によって進められている．

1 ● 大気環境

　大気環境問題は人口や経済活動が都市に集中するにつれ，自動車への依存度の高まり，エネルギー消費の増加，地表面の人工化，緑地の減少などに起因する大気汚染や温暖化，熱循環の悪化（ヒートアイランド現象）の問題など都市における問題が大きい．

　大気汚染状況については二酸化硫黄（SO_2），一酸化炭素（CO），浮遊粒子状物質（SPM），二酸化窒素（NO_2），光化学オキシダント（O_x）について大気汚染に関する環境基準を定めるほか，ベンゼン，トリクロロエチレン，ダイオキシン類など有害大気汚染物質に関する環境基準を定め，全国に配置された一般環境大気測定局，自動車排出ガス測定局において常時監視を続けている．最近では環境基準の達成率も改善されてきているもの

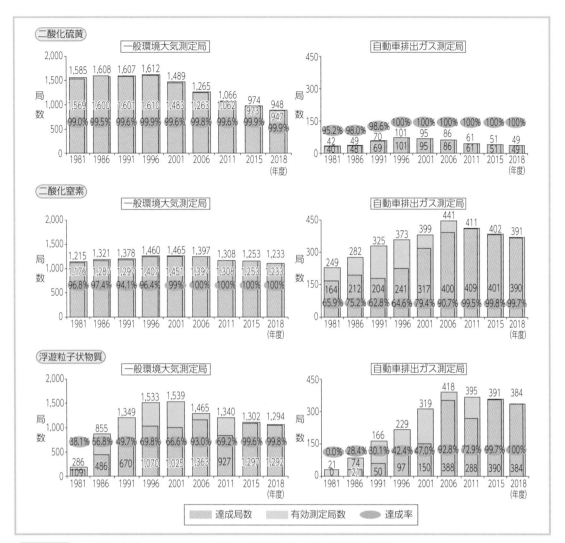

図Ⅱ-5-1　二酸化硫黄，二酸化窒素，浮遊粒子状物質の環境基準達成状況
［環境省：平成30年版　大気汚染物質（有害大気汚染物質等を除く）に係る常時監視測定結果のデータを基に作成］

の（**図Ⅱ-5-1**），光化学オキシダントの環境基準達成率はまだ低く，環境基準を超えたときに発令される光化学オキシダント注意報の延べ発令日数は99日（2019年）となっている．発生源対策としては工場の媒煙（ばいえん），揮発性有機化合物（VOC），粉じんなどの排出規制や自動車からの排出ガス規制，低公害車の普及・促進などが進められている．

2 ● 水質環境

　アジアモンスーン地域に位置している日本は降水量が多く，少雨年に地域的渇水にみまわれることはあるものの，比較的豊富な水量に恵まれているといえる．

　河川，湖沼，港湾，沿岸海域など公共の用に供される水域（公共用水域）と地下水については，カドミウム，全シアン，鉛，六価クロム，砒素（ひそ）など人の健康に悪影響を及ぼす汚染物質に関して一律の環境基準が決められているほか，生活環境保全のために，生物化学

的酸素要求量（BOD），化学的酸素要求量（COD），浮遊物質量（SS）などの環境基準が，河川，湖沼，海域ごとに決められている．水質汚濁についてはカドミウムやシアンなどの有害物質による汚染は全国的に問題のない状況にまで改善されてきているものの，湖沼のような閉鎖性水域におけるBOD，CODなど利水上の障害をもたらす有機汚濁に対してはまだ改善が進んでいない．

　炊事，洗濯，入浴など日常生活で排出される生活排水は，公共用水域の水質汚濁の主たる原因でもある．生活排水対策推進のために，下水道，合併浄化槽，農業集落排水施設，コミュニティ・プラントなど，地域の実態に合わせて生活排水処理施設の整備が進められているが，あわせて住民意識の啓発，汚濁防止に向けた実践活動が求められる．

3 ● 土壌環境

　工場跡地の再開発や廃棄物の不法投棄，ダイオキシンの飛散など，ときには地下水にまで影響を及ぼすような土壌汚染はこれまでもしばしば社会問題になってきた（**図Ⅱ-5-2**）．
　土壌汚染に関する環境基準には，土壌の水質を浄化し，地下水を涵養する機能を保全することを目的とした溶出基準と，食料を生産する機能を保全することを目的とした農用地

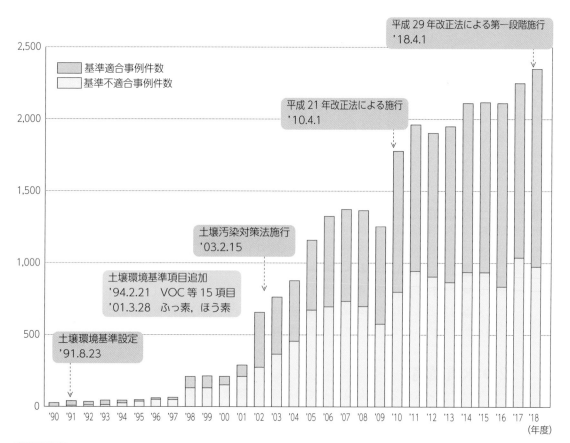

図Ⅱ-5-2　年度別の土壌汚染調査事例
［環境省水・大気環境局：平成30年度土壌汚染対策法の施行状況及び土壌汚染調査・対策事例等に関する調査結果，p.62，〔https://www.env.go.jp/water/report/r1-01/full.pdf〕（最終確認：2021年10月12日）より引用］

基準がある．またダイオキシン類についての環境基準も定められている．

　特定の有害物質（鉛，砒素など）に汚染の可能性がある土地については調査の結果，基準に適合しない場合は，地域を指定して土地の形質の変更制限や必要に応じて汚染の除去などの措置が行われる．こうした法的な規制が強化されたほか，自主的取り組みなども増え，市街地では環境基準や指定区域の指定基準に適合していない事例が増えている．

D. 地球温暖化と防止対策に向けた取り組み

　太陽からの放射エネルギーを受けて暖められた地球は，赤外線を放出することにより冷えていく．大気中の二酸化炭素やメタンなどはその赤外線を吸収し，再び地表に放出して大気を暖める．こうした温室のような効果をもたらす気体を**温室効果ガス**という．温室効果ガスのうちの約60％を占めている二酸化炭素は，人々が化石燃料を使うことによって大気中に放出される．産業革命以前は安定していた大気中の二酸化炭素濃度は，その後の人口増加に伴い，さらに人々が化石燃料によって豊かな生活を送るようになるに従い増え続けている．

1 ● 温室効果ガス削減への取り組み

　1988年に地球温暖化に関する科学的検討の場として設置された「気候変動に関する政府間パネル（IPCC*）」は，2013年9月の第5次評価報告書で，20世紀半ば以降に観測された**地球温暖化**（**図Ⅱ-5-3**）の主な要因は人間活動であった可能性がきわめて高いとし，1986〜2005年を基準とした，2016〜2035年の世界平均地上気温の変化は，0.3〜0.7℃の間である可能性が高く，世界平均地上気温の上昇に伴って，ほとんどの陸上で極端な高温の頻度が増加することがほぼ確実であると予測している．

　地球温暖化による影響としては，異常気象の多発，海面や海水温度の上昇などによる人間の生活・水資源・食料生産・生態系への直接の大きな被害のほか，媒介性生物の地理的領域の拡大や季節的拡大などによる媒介性伝染病（マラリア，デング熱，黄熱病など）への感染など，間接的な影響も懸念される．

　1997年12月には京都で「気候変動枠組条約」第3回締約国会議が開催され，先進国の温室効果ガス削減の数値目標を設定した「京都議定書」が採択された．これによって第一約束期間（2008〜2012年）に，日本は1990年比6％，EUは8％，米国は7％の削減目標が定められた．同条約は2005年に発効したが，最大の温室効果ガス排出国である米国が批准せず，今後排出増が見込まれる開発途上国においてはもともと削減目標が設定されていないなどの問題を抱えていた．日本は6％削減目標達成に向けて，産業，民生，運輸，エネルギー転換部門ごとに運用の改善，省エネ機器の導入，エネルギーの質の改善などの具体的な計画を策定し取り組んできたが，2011年に起きた東日本大震災後，原子力発電が

---

*IPCC（Intergovernmental Panel on Climate Change）：130を超える国々の研究者の参加の下，地球温暖化に関する科学的・技術的・社会経済的な評価を行う国連の組織．

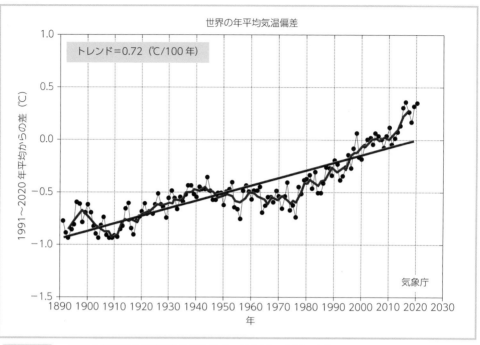

図Ⅱ-5-3　世界の年平均気温偏差の経年変化（1891〜2020年）
2020年の世界の平均気温（陸域における地表付近の気温と海面水温の平均）の基準値（1991〜2020年の30年平均値）からの偏差は＋0.34℃で，1891年の統計開始以降，2番目に高い値となった．世界の年平均気温は，さまざまな変動を繰り返しながら上昇しており，長期的には100年あたり0.72℃の割合で上昇している．また，最近の2014年から2020年までの値が上位7番目までを占めている．
〔気象庁：世界の年平均気温，〔https://www.data.jma.go.jp/cpdinfo/temp/an_wld.html〕（最終確認：2021年7月19日）より引用〕

停止し，火力発電の増加によって化石燃料消費量が増加するなど目標達成が懸念される事態となった．しかし金融危機の影響により2009年にかけて排出量が減少したことや，京都議定書では森林吸収源対策や海外での温室効果ガス削減活動によって得られた削減量を自国の排出分としてカウントできる（京都メカニズム）柔軟な措置が認められているため，環境省はこれらを加味すると京都議定書第一約束期間（2008〜2012年）の5年間平均は基準年比マイナス8.2％となって，目標である6％を達成できる見通しであるとの報告を国連気候変動枠組条約事務局に提出し承認されている．なおEU諸国は2011年までの排出実績ですでに8％の削減目標を達成しており，米国，カナダは基準年に比べて大幅に排出量が増加し，両国とも目標とは大きな差が出ている．カナダは当初京都議定書を批准したものの，2012年に脱退している．この間，新興国からの排出量が著しく増加しており，温暖化対策を進めるためにはすべての主要排出国が参加する公平かつ実効性のある枠組みをつくることが必要となっており，気候変動枠組条約締約国は2020年以降の新しい法的枠組みを2015年に策定することになった．

　2015年11月，パリにおいて開かれた第21回気候変動枠組条約締結国会議において京都議定書に代わる2020年以降の温室効果ガス排出削減等のための新たな国際枠組である「パリ協定」が採択された．パリ協定には途上国を含む196のすべての締約国が参加すること

となり，画期的なものとなった．合意された主な内容は①世界共通の長期目標として世界的な平均気温上昇を産業革命以前に比べ2℃より低く保つとともに，1.5℃以下に抑える努力を追及すること，②主要排出国を含むすべての締約国が削減目標を5年ごとに提出・更新すること，③すべての締約国が共通かつ柔軟な方法で実施状況を報告し，レビューを受けること，④すべての締約国は適応（気候変動の悪影響への対処）の長期目標を設定するとともに，適応計画プロセスや行動の実施に取り組み，適応報告書を提出し，定期的に更新すること，⑤先進国が資金提供を継続するだけでなく，途上国も自主的に資金を提供することなどである．協定は翌2016年11月に発効した．

　しかし2017年1月に就任した米国のトランプ大統領がパリ協定からの脱退を表明したことから世界中に衝撃を与えた．この脱退表明については米国国内からも批判の声があがっていたが，2021年1月に就任したバイデン大統領が早々にパリ協定復帰を表明し，締約国となったことで多くの国々から歓迎の声がよせられた．パリ協定は今後具体的な実施ルールにのっとり各国で目標達成に向けて実施・運用されることになる．日本では2020年9月に就任した菅内閣総理大臣が成長戦略の柱に「経済と環境の好循環」を掲げ，2050年までに温室効果ガスの排出をゼロにする方針を示した．その1年後に誕生した岸田内閣総理大臣は就任早々英国で開かれた第26回気候変動枠組条約締約国会議において，新たに策定された長期戦略のもと，同方針を実現していくことを明言している．実現には相当の試練が伴うとはいえ，新政権の方針を支持する関係者の声は大きくなっている．

2 ● エネルギー政策の見直し

　国内にエネルギー資源のない日本は石油・天然ガスなどの化石燃料の96％を海外に依存しており，原油価格の動向により国民生活が直接影響を受けるなどの問題をかかえている．日本のエネルギー政策としては，従来から石油依存度のさらなる低減，省エネの推進，新エネルギーの導入拡大，原子力発電の増強などの方向が示されてきた．しかし，2011年3月11日，三陸沖を襲ったマグニチュード9という東日本大震災は，大規模の津波被害をもたらし，福島第一原子力発電所を破壊し，放射能汚染が深刻な状況になった．放射線の人体への影響としては，直接大量に被曝することによって細胞死や細胞の機能不全にいたる確定的影響や，放射線による細胞の突然変異に基づくがんの発生や遺伝的影響など確率的影響が指摘されている．

　この事故を受けて原子力安全規制のあり方が見直され，これまでの原子力の技術開発・利用促進と原子力の安全規制の両面の役割を担っていた経済産業省から原子力の安全規制に関する行政を切り離し，環境省の外局として原子力規制委員会が創設された．

　またこれまで原子力発電に依存してきた日本のエネルギー政策も大きく見直されることになった．2014年4月閣議決定された新たなエネルギー基本計画のなかでは，原子力については一定量の電力を安定的に供給できるベースロード電源と位置づけつつも，その依存度を可能な限り低減させるとし，現在全国的に停止している原子力発電所については原子力規制委員会で安全性が認められた場合には再稼働を進めるとの方針が示された．ただエネルギー基本計画に基づいて策定された「長期エネルギー需給見通し」では2030年度に占める原子力発電を22〜20％，再生可能エネルギーを22〜24％，火力発電56％程度と見

込んだものの，その後の原子力発電所の停止などもあり，現実とは乖離したものとなっている．エネルギー基本計画は定期的に見直されており，2018年の見直しでは2030年に向けたエネルギーミックスへの確実な取り組みを進めるとともに，2050年に向けてパリ協定発効に伴う脱炭素化への挑戦を取り上げている．

E. 資源循環型社会の構築に向けて

　　地球温暖化防止に取り組むということは，大量生産・大量消費・大量廃棄という長年なじんできた経済社会のあり方や国民生活のライフスタイルを見直し，資源循環型社会・低炭素型社会に変えることでもある．そうした社会づくりをめざして2000年，循環型社会形成推進基本法が制定された．できるだけ廃棄物の発生を抑制する，不要になったもので再使用できるものは再使用し，そうでないものは資源の再利用にまわし，どうしてもゴミになったものは適切に処理するという，いわゆる「もったいない」精神に基づくもので，生産者・消費者にもよいものを大切に使い続ける，不要になったものの適正な循環的利用，適正な分別処理などの責務が課される．また2000年の前後，容器包装[*1]・家電[*2]・建設資材[*3]・食品[*4]・自動車[*5]に関する再商品化や分別処理に関するそれぞれの法律，ならびに改正廃棄物処理法[*6]・資源有効利用促進法[*7]・グリーン購入法[*8]が制定され，21世紀は循環型社会づくりの時代となった．その基本となる廃棄物の発生抑制（Reduce），再使用（Reuse），再利用（Recycle）は，2004年G8サミットで日本から国際的な循環型社会づくりのカギとして3Rイニシアティブという形で提唱され，各国から賛同を得た．その後も3Rの概念は国際的に広く共有されつつあり，日本においても循環型社会・低炭素社会づくりに向けた各主体の取り組みも始まっているが，いっそうの国民運動の展開が求められる．

F. 住宅の環境問題

　　高温多湿な環境に適応できずに熱中症になったとか，建材から放散する化学物質によって体調不良になるとか，住宅の環境問題が居住者の健康に影響を及ぼすことが知られている．とくに近年では在宅の高気密化が進み，使われている建材や内装材から放散する化学物質が発散する有毒ガスによって空気が汚染されることにより，さまざまな体調不良や健康障害が起きている．代表的な化学物質としてはホルムアルデヒド，アセトアルデヒド，トルエン，キシレンなどが挙げられる．その他にも家具や日用品から放散する化学物質，暖房器具からの燃焼ガス，カビやダニアレルゲンなどが原因で体調不良を起こすこともあり，こうした症状をシックハウス症候群とよんでいる．主な症状としては，全身の倦怠感，頭痛，のどや目の痛み，鼻炎，嘔吐，めまい，皮膚炎などが挙げられている．シックハウ

[*1]容器包装に係る分別収集及び再商品化の促進等に関する法律　[*2]特定家庭用機器再商品化法　[*3]建設工事に係る資材の再資源化等に関する法律　[*4]食品循環資源の再生利用等の促進に関する法律　[*5]使用済自動車の再資源化等に関する法律　[*6]廃棄物の処理及び清掃に関する法律　[*7]資源の有効な利用の促進に関する法律　[*8]国等による環境物品等の調達の推進等に関する法律

ス症候群は症状発生の仕組みも治療法もまだ解明されておらず，症状の発症に個人差も大きいという．

　なおホルムアルデヒドについては2003年の建築基準法改正により発散量に応じて建材に等級がつけられ，それ以外のものは使用できなくなるなど規制が厳しくなっている．

　また石綿（アスベスト）は，不燃性，耐熱性，耐腐食性に優れていることから長く建材として利用されてきた．2005年，石綿建材を製造するメーカーが，従業員や家族，工場の近隣の住民が肺がんや中皮腫を発症・死亡していたことを公表したことで，石綿健康被害問題が大きな社会問題となり，翌2006年には被害者救済のための特別法（石綿による健康被害の救済に関する法律）が制定された．石綿はその繊維がきわめて細いため，飛散している石綿を吸い込むことにより肺線維症（じん肺），悪性中皮腫になり，肺がんになることが知られている．1972年ILOやWHOが石綿のがんを誘発する性質を公式に認めたことをふまえ，日本でも1975年には石綿を吹き付ける作業が禁止され，現在では原則として製造等が禁止されている．ただ石綿を吸い込んでから発症するまでに長い潜伏期間があり，今後も石綿による健康被害は増加することが懸念されている．さらに石綿が使用された建築物等の解体作業については労働安全衛生法による労働者の曝露予防対策や大気汚染防止法による集塵対策の強化などが規定されている．なお建設現場の元従業員や遺族などが起こした石綿健康被害訴訟では国や事業主の責任を認める最高裁判決も出されている．

学習課題

1．空気・水・土壌の安全性はどのように守られているか調べよう．
2．日常生活のなかで取り組むことができる環境にやさしい行為を挙げよう．

6　死生観の変容

この節で学ぶこと

1．「死後」や「あの世」に代わる死生観の探求はどのように行われているか理解する．

　人は死ぬ．生き物も死ぬ．では，死ぬとどうなるのか．また，死ぬということを前提にしたとき，どう生きていけばよいのか．人はなぜ生きるのか．生きる意味は何なのか．

　かつて宗教や地域文化はこうした問いへの答えをもっていた．それを受け入れるのか．それにかわるどのような答えがあるのか．

　死生観はこうした問いへの，ある程度のまとまりをもったさまざまな答えである．宗教的，伝統的な世界観が過去のものと感じられるようになったときから，人々は自らの死生観を問うようになる．また，多様な宗教や文化のなかの死生観に関心をもつようになる．

A. 日本人の来世信仰

　現代日本では「来世」（死後の世界）の実在を信じると述べる人は少数派だ．では，それ以外どんな考え方があるのだろうか．宗教学者の岸本英夫は，1948年に「生死観四態」という論文を発表しているが，そこでは「限りなき生命，滅びざる生命の把握の仕方」が4つの類型に整理されている[1]．

　　①肉体的生命の存続を希望するもの

　　②死後における生命の永存を信ずるもの

　　③自己の生命を，それに代る限りなき生命に托するもの

　　④現実の生活の中に永遠の生命を感得するもの

　①は不老長寿を求める中国の神仙や，肉体での復活を信ずる古代エジプトやキリスト教やイスラームのある種の信仰形態をさす．②は肉体による生命の永続ではなく，霊魂の永続を求めるものだ．キリスト教・イスラームの天国，地獄の思想や仏教の浄土信仰，あるいは輪廻（りんね）の思想もここに含まれるとしている．③は死後も存続していく自己以外のもの，たとえば自分が作った作品とか，子どもや子孫とか，民族や国家とかと通して，自己の生命が生きつづけていくと考える場合だ．④は「生命を時間的に引き伸ばそうと努力する代りに，現在の刻一刻の生活の中に，永遠の生命を感得せんとするもの」をさす．

　④の例として，すぐれた作品の創造に打ち込んでいる画家の心境が例に挙げられている．「巨匠が，画面に没入して，一心不乱に画筆を運んでいる．……いささかの雑念もなく，澄み透った心境である．世界を忘れ，人間を忘れ，時間を忘れたかのような境地に没入する時，人間の心の底には，豊かな，深い特殊な体験がひらけて来る．永遠感とも，超絶感

とも，あるいはまた，絶対感ともいうべきものである．この輝かしい体験が心に遍満する時，時の一つ一つの刻みの中に永遠が感得される．現在の瞬間の中に，永遠が含まれている．画筆の運びの一筆々々が，時間を超えた永遠なる運びとなる」[2]

　この整理に従うと，「来世への信仰」と言えるような，伝統的宗教の生命永続の信仰は①と②の類型に入る．それに対して，③と④は「来世への信仰」とは言えないが，「生命永続の信仰」と言えるようなものだ．この③と④の類型は，たぶん現代の日本人にもだいぶ支持者が多いのではないかと思われる．

B.　日本における霊魂観の特殊性

　「死後の生命」という考え，死んでもそれきりではないという考えは古今東西に広くみられる．その多様性をとらえるには，「死後の世界」すなわち「他界」というものをどのくらいの距離感でとらえているか，また，そこで個人というものがどれくらい重視されているか，という観点が有効だろう．

　「魂」というと「○○さんの魂」というように，個々人のもののように思われがちだが，必ずしもそうとは限らない．とくに日本ではそれほど個性を重視しないで，漠然とした「向こうの世界」，またはある領域をとらえようとする表現がある．日本では「魂」が集合的に考えられる傾向があり，その「魂」が集まる「他界」も日常のすぐ近くにあると考える傾向があるようだ．

　キリスト教に言う「神のみもと」は，天の彼方の遠い世界のことだ．天国も地獄も，この世とはまったく違う世界だ．ところが日本人の「あの世」は，すぐそこにあると感じられていることが多い．だから霊魂もすぐにこちらへ来ることができるという感覚がある．日本にも地獄や極楽という遠い他界の観念はあるのだが，庶民感覚としては，死者はすぐ近くにいるというほうがなじみ深いものだ．

　お墓参りに行くと，祖先の霊魂はそこにある（来ている）ように感じる．亡くなった祖父や祖母が，夢枕に立ったという話もよく聞く．このように日本では「あの世」との行き来が頻繁に行われていると感じられている．死者と生者は隣り合わせにいて，いつでも交流できるという感覚だ．しかもあの世で私たちと交流する霊魂は，必ずしも個人名のついた霊魂ではない．むしろ「祖先」という，だんだんと個性がなくなって1つになり，集合体としての先祖になるという観念だ．

　文化人類学者の波平恵美子は，要するに1つの大きな「いのちのプール」のようなものがあって，人はそこから出てきて，ある時間を過ごし，またそこに帰っていく，というような考え方なのだととらえている[3]．「いのちのプール」は，言ってみれば「母なる大地」であり「故郷」であり，「いのちの源」だ．故郷の自然，そこに生きて暮らした祖先たちの霊魂，そういうものの総体がいのちの源であり，生きとし生けるもののすべてが融け合い，生まれ変わりの循環がずっと続いてきて今にいたっている，そういう感じ方をしているのだ．

　こうしたものの考え方をアニミズムとよんでいる．「すべてを見通している唯一の神」とか「宇宙全体を貫いている法（ダルマ）」というような理念的存在を信じるのではなく，

身近な霊を信じるものだ．文明が進むにつれてアニミズム的な感覚は消されていき，次第に背景に退いていくのが世界の趨勢だと理解されてきた．仏教にもそういう影響がいくらか認められるのだが，日本にはとくに神道というような文字文明・都市文明以前から続いているような世界観もあって，アニミズム的な感性がずっと保たれてきた．

C.　現代人にもアニミズムの感覚はある？

　個性のある霊魂を信じる文化圏では，あの世との交流も「個人的」なやりとりとなるから，理性が優位に立つことになる．ところが「いのちのプール」となると，生命とも力とも自然とも区別がつけがたくあまり合理的ではないが，感性的には大変に豊かなものになる．神話や芸術の世界に近いと言ってもいい．そんなアニミズム的な豊かさが，宮沢賢治の作品世界に反映されたり，近年では宮崎駿監督のアニメーション作品の重要なモチーフとなって出てきたりしている．

　そうした「宗教以前」の何かは，東南アジアやインド，中国，アフリカにも色濃く残っているし，北米のネイティブ・アメリカン，中南米のインディオにもある．もちろん近代的な教育を受けて，近代的な組織のなかで生きる現代人，とりわけ大都市に暮らして，さまざまなメディアから全世界の情報を時々刻々と受け取っているような人々にとっては，昔ながらの宗教文化や民俗文化は，ずいぶん疎遠になってきている．ある種の断絶も起こっていて，「死んだらそれきり」とか，「この世がすべて」という考え方も広がってきている．宗教や伝統文化をそのまま受け入れているわけではないが，個々人がそれぞれに「この世を超えた何か」にかかわろうとするとき，それを「スピリチュアリティ（霊性）」とよぶ．

　けれどもそれは同時に「死」ということ自体を，私たちの生活から断絶させることでもある．死はますます遠い「謎」になり，死への恐怖を強めることにもなる．他人の死にしろ自分の死にしろ，死としっかり向き合うことができない．現代社会ではそういう人も増えてきていると言われている．生活のなかから死を締め出した結果だが，これは世界的な現象のようだ．

　芸術作品をはじめとして，映画やテレビドラマ，アニメーションといった娯楽作品などにはアニミズム的な感覚が充満していて，日常的に享受し，楽しんではいるけれども，真剣な話としては口にしにくいし，親しい友人にも，親子の間でも話しづらい．けれどもそういうアニミズム的な感覚は，じつは現代人のなかにも根強くあり，「輪廻転生」ということをすんなり信じやすくなっている気配もある．

　1948年生まれの私自身の記憶を振り返ってみても，学校教育では科学的な合理性や論理性を重んじ，どちらかというと唯物論的なものの見方を学んできたが，一方では，お盆になると先祖が帰ってくるというような非論理的なことも，当たり前に受け入れている．そんな二重性があった．現代人には，教育されて頭のなかに入っている知識と，体で生きて振る舞っている日常の生活と，その間にギャップがある場合が少なくない．

D. 時代によって変わる「あの世」との付き合い方

　お墓参りに行くとか，お正月には初詣に出かけるとか，家のなかに仏壇があれば旅行の
お土産を仏前にちょっと上げてみるとか，それらは相互につながりあっている．東日本大
震災でも，津波で流された写真を大切にしようとする人々の姿が印象的だった．ボラン
ティアの方々も，ガレキのなかから写真を探し出してきては，それを1つひとつきれいに
洗って体育館の壁面に吊り下げて，もち主を探していた避難所もあった．故人が写った写
真は，それによって故人とのコミュニケーションができる「メディア」となる．それがあ
るかないかで大いに違いがある．

　2007年になって「千の風になって」（新井　満 訳詞）という歌が大いに流行った．「私
のお墓の前で泣かないでください．そこに私はいません．（中略）千の風になってあの大
きな空を吹きわたっています」と始まるものだ．あたかも亡くなった人が語りかけてくる
ような歌だ．この歌が伝えているのは，死者とともにいるという感覚をもち続け，「絆」
が続いているという感覚だ．人は死んでも無になってしまうのではなく，絆が続いている．
これは米国の学者が，日本人と西洋人の死生観の違いとして注目したところだ．絆は英語
でbondだが，日本人は「continuing bond（続く絆）」を大切にしている，というのだ．

　米国は民主主義における万民の平等を保証し，万事契約に基づいて運営される国だから，
建前上死んで意志を示さなくなればbondそのものがなくなる．そういう考え方が当たり
前の国だ．とはいえ「千の風になって」の原曲は米国人の作詞だから，庶民の間にはcon-
tinuing bond の感覚も共有されていて，死者と対話するメンタリティも残っている．日
本ではこれを文化のしくみとしてがっちりと組み込んで，儀礼としての秩序が構築されて
いたということだ．そこに日本文化の大きな特色があるといえるだろう．

　しかし，日本でも家族・親族や地域社会の絆が次第に薄くなっていく傾向がある．その
分，個々人がそれぞれに死生観を培っていく傾向が強まっている．新たな死生観の探求が
広く行われるようになっており，スピリチュアリティが関心を集める要因の1つとなって
いる．

E. 「むき出しの死」を超える人と人の絆

　死んでそれっきりと思うのはあまりにもつらくて納得できないから，個々人はそれなり
の工夫を始めている．何とか自分なりの死生観をもつことで，死の恐怖や，死によっても
たらされる断絶感に対処しようとしている．

　映画「おくりびと」では，死は人が必ず潜っていく門にたとえられているが，食道がん
によって自らの死と直面した作家，高見　順は，死に向かうプロセスを旅，土に還る旅だ
と表現している[4]．また，宗教学者として独自の観点から死と生を論じてきた岸本も，が
んであることを告知され「別れのとき」をめぐる切実な思考を展開している[5]．死を前に
した高見と岸本の表現が大きな反響をよんだのは1960年代のことだ．

　岸本は1964年，高見は1965年に相次いでこの世を去ったが，それぞれの立場で「むき
出しの死」に向き合いながら，何とかその死を自分なりに納得して受け止めようとして，

その詳細な記録を残した．岸本は合理性を尊ぶ学者らしく，死後の生を認めるということをきっぱりと拒否している．知性への信頼や「迷信」をきらう考え方がそうさせるのだ．それゆえ「むき出しの死」の暗闇はより深さを増し，岸本が「真黒な暗闇」と表現するほどの恐怖となっていく．岸本は「生命飢餓状態」という言葉も用いている．最後に岸本は，死が暗闇であることを覚悟し，これに素手で立ち向かうことで，生を絶対的に肯定する視点を獲得していく．そして，死という「大きな，全体的な別れの時」は，自分がこの世を離れて永遠の休息に入るに過ぎないことだと気づいたという．

　いかに死と向き合い，死と和解できるか．現代人としてのわれわれもまた，ずっとその工夫をし続けている．自然葬（遺体を焼いた後の灰を地上や海にまく葬送）をはじめとする，新しい葬送の方法を模索するのも，その1つの表われだ．自然葬の場合は同時に仲間をつくる．会誌を発行したり会合をもったりして，新しい絆をつくっていく．従来のように一族で同じ墓に入るというようなコミュニティのあり方には馴染まなくても，自分たちでつくった新しいコミュニティのなかでなら，死も生も前向きに考えることができる．そんな新しい絆も育ち始めている．

学習課題

1．現代日本における死生観の変容について考えよう．

■ 引用文献 ■
1）　岸本英夫：死を見つめる心，p.101，講談社，1973
2）　岸本英夫：死を見つめる心，p.113，講談社，1973
3）　波平恵美子：いのちの文化人類学，p.44-45，新潮社，1996
4）　高見　順：死の淵より，p.18-21，講談社，1964
5）　岸本英夫：死を見つめる心，p.87，講談社，1973

成人期にある人の健康

学習目標

1. 成人期にある人の健康を理解するために, 健康の定義やとらえ方, 日本の健康の動向について理解する.
2. 日本の保健・医療・福祉に対する政策を理解する.
3. 成人期にある人の健康に影響を与える要因と, 主な健康障害について理解する.

1 健康とは

この節で学ぶこと

1. 社会文化的背景や健康政策とともに歴史的変遷を経ている健康の定義について理解する.

「健康」は,「老い」や「病」「死」と並んで古くから人々の関心事となってきた. とくに看護において「健康」という概念は, 密接なかかわりがある. ヘンダーソン[1] は, "Basic Principles of Nursing Care"（看護の基本となるもの）のなかで「看護婦の独自の機能は, 病人であれ健康人であれ各人が, 健康あるいは健康回復（あるいは平和な死）の一助となるような生活行動を行うのを援助することである」と述べている. このように, 看護の機能は人間の健康に働きかけることであり, 看護者は人々にとって「健康」における先導者であるといえる. ここでは, 看護あるいは看護学における「健康」概念の位置づけや, 健康の定義, 健康概念の進展, 成人における健康について概説する.

A. 看護における「健康」概念の位置づけ

国際看護師協会（International Council of Nurses：ICN）の看護師の倫理綱領[2] では, 看護師には4つの基本的責任があり,「健康増進」「疾病の予防」「健康の回復」「苦痛の緩和」をすることであると前文で謳われている. すなわち, 看護師は, 人間の健康に関与することを職業としており, 人々がより健康になり, 病気を未然に防ぐことができるよう導いたり, 病気になったときには苦痛の緩和に努め, 病気からの回復を促進したりする役割を担っている.

また, ドナルドソンとクローリー[3] は, 看護学は環境と絶え間なく相互作用している個々の人間と健康に焦点をあてていると述べ, 看護学の中心概念は人間, 環境, 健康, および看護であるとした. このように,「健康」は看護実践においても, 看護学という学問領域においても重要な概念として取り扱われている.

以上のことから, 看護において「健康」は中心概念として位置づけられており,「健康」をどのようにとらえるかは, 看護実践のあり方や看護教育, 看護研究の方向性を大きく左右する. したがって, 健康の概念について理解を深めることが必要である.

B. WHO憲章の健康の定義

「健康」は一般的に疾病に対峙する概念として「病気の欠如としての健康」という生物

医学モデルからとらえられてきた[4]. しかし, 第二次世界大戦を機に, 荒廃と貧困にさらされた世界の平和を取り戻すためには健康を取り戻すことであると考えられ, 世界保健機関 (World Health Organization：WHO) が設立された. そして, 1946年に健康憲章 (Magna Carta of the WHO) が公表され, その前文のなかで次のような健康の定義[5]がなされた.

Health is a state of complete physical, mental and social well-being and not merely the absence of disease or infirmity.
健康とは, 病気でないとか, 弱っていないということではなく, 肉体的にも, 精神的にも, そして社会的にも, すべてが満たされた状態にあることである.（日本WHO協会訳）

この健康の定義は, これまでの生物医学モデルから脱却し, 社会モデルの要約として位置づけられた. そして, 身体面のみならず, 精神・社会面まで網羅されており, 人間の存在全体を意識し, 多面的に, 全体論でとらえられている[4], と健康の全体的な見方や考え方を示したとして評価された. しかし, この定義は, 単に病気でなければよいということではなく, 肉体的にも, 精神的にも, 社会的にもすべてが良好な状態でなければ健康とはいわないということを意味しており, 理想的すぎる, 疾病や障害をもった人に健康はないのかなどと批判された[6].

また, 現代社会においては, 医療技術の進歩や慢性疾患の増加, 平均寿命の延伸, 人々の生活や人生に対する価値観の変化などにより, 病気や障害とともに生きる時代へと変化している. そして, 病気や障害をもちながらいかに生活の質を高め自己実現をしていくかが大きな課題となっていることから, 必ずしも現代社会に即応した定義となっていないのが実状である.

C. WHO憲章以降の「健康」概念の進展

1 ● アルマ・アタ宣言

1978年9月, 旧ソ連邦のカザフ共和国の首都 (当時) アルマ・アタに, WHOとユニセフの主導で140ヵ国以上の代表が集い, 国際会議が開催された[7]. この会議で, "Health for All by the year 2000"「西暦2000年までにすべての人に健康を」[8]という目標を定め, 世界戦略としてプライマリヘルスケアの理念が打ち出された. これが歴史的に有名なアルマ・アタ宣言である. この宣言は, 乳児死亡率や感染症死亡率, 疾病罹患率の高い開発途上国を対象に先進国と開発途上国における健康水準に格差が存在することを容認できない, としたものである. この宣言のなかで,「健康とは, 身体的, 精神的, 社会的に完全に良好な状態であり単に疾病のない状態や病弱でないことではない. 健康は基本的人権の1つであり, 可能な限り高度な健康水準を達成することはもっとも重要な世界全体の目標である. その実現には保健分野のみでなく, ほかの多くの社会経済分野からの働きかけが必要である.」[8]とされており,「健康」は人間にとっての基本的人権の1つとして位置づけられた. また,「可能な限り高度な健康水準を達成すること」は世界共通の目標とされ, 健康には水準があることが明示された. そして, プライマリヘルスケアは,「地域社会にお

ける主要な健康問題を対象とする．それは，健康増進，予防，治療，社会復帰のサービス
を適宜提供することであり，主要な保健問題とその予防・対策に関する教育，食料供給の
促進と適切な栄養，安全な水の十分な供給と基本的な衛生措置，家族計画を含む母子保健，
主要な感染症の予防接種，風土病の予防と対策，日常的な疾患と外傷の適切な処置，必要
な医薬品の供給を含む」[8] とされており，健康において予防の概念が導入された．

2 ● オタワ憲章

　1986年，カナダのオタワにおいて第1回世界ヘルスプロモーション会議が開催され，そ
の成果がオタワ憲章としてまとめられた[9]．アルマ・アタ宣言は開発途上国を対象として
いたが，オタワ憲章は先進国のニーズに焦点をあてつつ，ほかのすべての地域における関
連事項も考慮に入れて，プライマリヘルスケアを基盤に "Health for All by the year 2000
and beyond"「2000年までに，またそれ以降も，すべての人に健康を」[10] を実現するため
の活動が示された．この憲章のなかで，「ヘルスプロモーションとは，人々が自らの健康
をうまくコントロールし，改善していけるようになるプロセスである．身体的・精神的・
社会的 well-being の状態に達するためには，個人や集団が，望みを明確にし，それを実
現し，ニーズを満たし，環境を変え，それにうまく対処していくことができなければなら
ない．したがって，健康とは，毎日の生活のための資源とみなされるものであって，生き
ることの目的ではない．健康とは，身体的能力だけでなく，社会的・個人的な資源という
点を重視した前向きな概念である．それゆえに，ヘルスプロモーションとは，ただ保健医
療部門にゆだねられる責務というよりは，健康的なライフスタイルをさらに越えて，
well-being にまで及ぶものである．」[10] と定義されている．この憲章のなかでは，「健康」
を生きる目的ではなく資源としてとらえ，その資源を活用して生きていくことの意義を示
した．そして，健康の改善には基本的な条件があるとし，「平和」「住居」「教育」「食料」
「収入」「安定した生態系」「持続可能な資源」「社会正義と公平」が掲げられている．

3 ● WHO の健康憲章改正について

　アルマ・アタ宣言やオタワ憲章を経て，1998年に WHO 執行理事会で新しい健康の定義
が提案された．そこで提案された定義[5] は下記のとおりである．

　Health is a <u>dynamic</u> state of complete physical, mental, <u>spiritual</u> and social
well-being and not merely the absence of disease or infirmity.

　以前の定義と異なる部分は，下線部であり，「dynamic」と「spiritual」が追加された．
「dynamic」は，静的に固定した状態でなく，健康と疾病は別個のものでもなく連続した
ものであるという意味が付加された．また，「spiritual」は，人間の尊厳や生活の質を考
えるために必要で本質的なものであるという観点から付加された．この提案は，WHO 執
行理事会で総会提案とすることが賛成多数で採択され，そのことが大きく報道された．し
かし，その後の WHO 総会では，現行の健康の定義は適切に機能しており審議の緊急性が
低いなどの理由で，審議入りしないまま採択も見送りとなり，現在でも1946年の健康の
定義のままとなっている．

D. 成人の健康とは

　WHO憲章の1946年以降の健康の定義や概念の変遷を概観したが，看護のなかでは健康の概念はどのようにとらえられているのだろうか．バーンとトンプソン（Byrne & Thompson）[11] は，健康を「絶えず変動する現象としての健康」「生物・心理・社会的要素の統合としての健康」「連続体としての健康と病気」の視点からとらえている．絶えず変動する健康とは，どのようなことだろうか．多くの人間は，常に一定の状態で過ごすことはほとんどない．たとえば，テスト勉強で睡眠時間が不足すると，眠かったり，頭痛がしたり，集中力が低下したりする．しかし，休養をとって数日もすれば，症状は消失してもとの状態に戻る．また，ストレスフルな出来事があると，不安や心配が募り，精神的に不安定になるが，その出来事が解決されれば心穏やかな状態に戻る．このように，健康は絶えず変動する現象としてとらえることができる．

　また，生物・心理・社会的要素の統合としての健康とは，人間は全体的存在であるため，身体的，心理的，社会的な側面を区分できるものではなく，これらの側面が相互に影響しあった結果であるということを意味している．たとえば，ある会社員が胃潰瘍で胃痛や出血で苦しんでいる場合，胃粘膜の破綻による胃痛や出血という身体面のみで健康をとらえるのではなく，その背後にある心理・社会的側面からもとらえることが重要である．もしかしたら，その会社員は，人間関係がうまくいかないストレスや仕事の業績不振の悩みを抱えていることが胃潰瘍の原因になっているかもしれない．したがって，健康を人間の身体的，心理的，社会的側面を包括するものとして考えることが重要である．

　さらに，「連続体としての健康と病気」とは，健康と病気とを明確に区別できるものでなはく，連続線上でとらえることが重要であるということを意味している．そして，健康の連続体の両極には，身体的，心理的，社会的側面がうまく機能している「最適」な状態と，それらの機能が喪失した「死」とがあり，この連続体の上を絶えず変動している．この点については，アントノフスキーも「人は“健康と健康破綻を両極とする連続体”の上にいる」[12] と述べている．このように，健康を連続体とみることによって，たとえがんという重篤な病気に罹患したとしても，その人が身体的，心理的，社会的にうまく機能していれば健康水準は高いといえる．したがって，個人にとって高い水準の健康とは，絶えず変化する環境のなかで，自己の可能性を最大限に発揮することをめざして統合的に機能しうる状態であるといえる．

　人間は，誕生とともに，変化する環境と絶えず相互作用しながら，成長・発達，発育を経て心身ともに成熟し，青年期以降は年齢を重ねながら徐々に老化し，身体機能の衰えとともに最後は死にいたるという一連のプロセスをたどる存在である．とくに成人（生産年齢）は15～64歳と広範囲の年代にわたるため，成長・発達，成熟，衰退と身体的にも精神的にも社会的にもその変化が大きい．そのため，成人の健康には，受験，就職，結婚，妊娠・出産，育児，退職などのライフイベントのみならず生活習慣，労働環境，人間関係などさまざまな要因が影響しやすく，健康障害や病気がもたらされやすい．このように成人の発達課題も考慮して，成人の健康をとらえることが重要である．

学習課題

1．看護における健康の位置づけを説明しよう．
2．健康とは何か自分の言葉で説明しよう．
3．成人の健康にはどのようなことが影響するか説明しよう．

■ 引用文献 ■

1) ヴァージニア・ヘンダーソン：看護の基本となるもの改訂版（湯槇ます，小玉香津子訳），p.11，日本看護協会出版会，1973
2) 日本看護協会：ICN看護師の倫理綱領（2012年版），〔https://www.nurse.or.jp/home/publication/pdf/rinri/icn-codejapanese.pdf〕（最終確認：2021年11月25日）
3) Donaldson SK, Crowley DM：The discipline of nursing. Nursing Outlook **26**（2）：113-120, 1978
4) Mildred Blaxter：健康とは何か―新しい健康観を求めて―第2版（渡辺義嗣訳），p.14-15，共立出版，2011
5) 日本WHO協会：健康の定義について，〔https://www.japan-who.or.jp/commodity/kenko.html〕（最終確認：2019年2月8日）
6) 山崎喜比古，朝倉隆司：生き方としての健康科学，第5版，p.3，有信堂，2011
7) 国際保健医療学会：国際保健用語集，アルマ・アタ宣言，〔https://seesaawiki.jp/w/jaih/〕（最終確認：2019年2月8日）
8) WHO：Declaration of Alma-Ata，〔https://www.who.int/publications/almaata_declaration_en.pdf〕（最終確認：2019年2月8日）
9) 国際保健医療学会：国際保健用語集，オタワ憲章，〔https://seesaawiki.jp/w/jaih/〕（最終確認：2019年2月8日）
10) World Health Organization：The Ottawa Charter for Health Promotion，〔https://www.who.int/healthpromotion/conferences/previous/ottawa/en/〕（最終確認：2019年2月8日）
11) Byrne LM，Thompson FL：看護の研究・実践のための基本概念第2版（小島操子ほか訳），p.81-93，医学書院，1984
12) アーロン・アントノフスキー：健康の謎を解く　ストレス対処と健康保持のメカニズム（山崎喜比古，吉井清子監訳），p.6，有信堂，2001

2　成人にとっての病気の体験とは

この節で学ぶこと

1. 成人期にある人にとっての病気の体験とは何か，病気の定義を含め理解する.

A. 病気とは何か

　前節で述べたように，健康と病気は明確に区切ることのできない，連続体としての概念である．前節ではこの連続体の両極の一端である「健康」な状態，すなわち身体的，心理的，社会的に満たされた状態にある成人について解説した．それでは連続体のもう一端である，健康が破綻した状態である**病気**とは何か.

　健康ではない状態について，日本語では病気，疾患，疾病，病いとさまざまに表現される．辞書的には，疾患，疾病はともに病気という語と同義として表記されることが多い．さらに細かくみると，疾患は消化器疾患，呼吸器疾患などのように障害された身体機能と合わせて表記することで病気の種類を示し，疾病は三大疾病，疾病分類など，疫学・統計学分類などで使用されることが多い．これらの意味を包含する“病気”という語は，生体が何らかの原因により器質的，機能的障害を生じ，それにより苦痛や不快を感じることで，日常生活に支障をきたす状態を意味する．この苦痛や不快感により日常生活に支障をきたす状態は，身体的，生理的な機能障害とは異なる，個人の体験である．パトリシア・ベナー（Benner P）は，**disease**（**疾患**）と区別して**illness**（**病気，病い**）を「能力の喪失や機能不全をめぐる人間独自の体験（human experience）」と表現したが[1]，まさにこのillnessのもつ意味と合致するだろう.

　アーサー・クラインマン（Kleinman A）は医療人類学の見地から，疾患（disease）を「生物学的な構造や機能における一つの変化」であり「治療者の視点からみた問題」とした．一方，病い（illness）とは「病者やその家族メンバーやあるいはより広い社会的ネットワークの人々がどのように症状や能力低下（disability）を認識し，それと共に生活し，それらに反応するのかということを示すもの」とし，病いと疾患を明確に区別している[2]．パマラ・ラーセン（Larsen P）も，疾患（disease）は病態生理学的な状態（condition）であるとし，他方，病い（illness）は疾患の体験であり，患者，家族，医療者がどのように疾患を認識し，疾患と共に生き，どのように反応するかを示すものであるとしている[3]．さらに池田[4]はアラン・ヤング（Young A）[5]の示す，疾病[*]（disease），病い（illness），

---

[*]「disease」の訳語として本稿では「疾患」を用いているが，ここでは池田の表現に合わせ「疾病」としている.

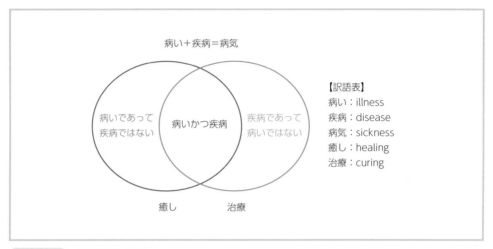

図Ⅲ-2-1　病気の3分類

[池田光穂, 奥野克己(編):医療人類学のレッスン, p.37, 学陽書房, 2007 より引用]

病気（sickness）の概念図をもとに，病い，疾患，病気と癒し，治療の関係性を**図Ⅲ-2-1**のように図式化した．

B. 成人にとっての病気の体験

1 ● 疾患 (disease),病い (illness) の両面からとらえる成人の病気 (sickness)

　これまで述べたように，病気には疾患と病いの2つの側面があり，それぞれの要素を合わせたもので，その人の病気が形づくられている．したがって，同じ疾患に罹患しても，個人の健康状態に対する認識，それまでの病気の体験，さらには個人の発達段階やそのときの心理・社会的状況により個人の体験する「病い」が異なり，その結果「病気」としてとらえられる現象も多様なものとなる．一般的な上気道感染症に罹患した場合を例に，具体的に考えてみよう．

　青年期にある20歳の学生であれば，翌日の授業やサークル活動，友人との約束を優先して自己流の対症療法を行いながらいつもどおりの活動を行い，症状が改善されれば「病気」の存在はそれ以上意識に上らないかもしれない．他方，50歳代前半の会社員が同じ症状を呈すると，早期に休養をとり仕事や家庭への影響を最小限に抑える努力をする，もしくは体のつらさを感じながらも仕事は休めず，不十分な対症療法を続けることで長期化，重症化にいたるかもしれない．このように，壮年期の人にとり，病気は単に自身の健康問題にとどまらず，自分が属する集団への影響の観点でとらえられるものとなる．また，回復したとしても，自身の健康の衰えを感じたり，この先より深刻な疾患に罹患することへの不安も同時に体験するかもしれない．

2 ● 慢性疾患の体験

　疾患そのものの特性によっても，個々の病気の体験は大きく異なる．コービンとストラ

ウス（Corbin and Strauss）は，慢性疾患の行路（course）を「**病みの軌跡**（illness trajectory」として，前軌跡期から臨死期にいたる8つの局面（trajectory phase）を含むモデルで表した[6]．慢性呼吸不全，慢性心不全，慢性腎不全，膠原病など，発症から死まで比較的長期の経過をたどる慢性疾患患者は増悪を繰り返し，疾患に伴うさまざまな症状や制限を日々体験しながら生活している．それは，消えることのない病気の存在をときに小さく，ときに大きく意識する暮らしである．このような特性から，慢性疾患は「病い」の特性をより強くもたらす病気といえるだろう．一方，今尾[7]は，病気や障害の「受容」という言葉が，「病気や障害をもつ当人ではなく，治療やリハビリテーションにかかわる専門家の間でより受け入れられたパラダイム」であり，「病気や障害への積極的な同化という側面を強調するもの」としている．そのため，慢性疾患患者に「さまざまな時点」で生じる「多様で多重の喪失」に着目し，思春期から中年期の慢性疾患患者の心理過程を，喪失体験からの回復過程として，モーニング・ワーク（mourning work）*の観点でとらえている．このように慢性疾患の病いの体験も，どの視座からとらえるかで，解釈の方向性が大きく異なる．

3 ● 急性疾患の体験

　急性疾患は，感染症や急性呼吸不全，急性心筋梗塞などが示すとおり，急激な発症により心身に大きな侵襲を与えるが，比較的短期間に治療が奏効することによる回復，あるいは生命の危機状態，さらには死など何らかの結末を迎えることが多い．そのため発症直後から，生命の危機状態からの回復をめざした医療処置が施されることが多い．疾患・疾病（disease）の特性がより強い病気ともいえるが，身体の回復過程と心理的回復過程が一致しないとき，あるいは何らかの慢性的病態を併発したり身体機能の変化や障害を伴うとき，病いとしての特性も表すこととなる．

学習課題

1．「病気」「疾患」「病い」の違いを説明してみよう．
2．成人期にある人の病気の体験を，具体的な事例をもとに説明してみよう．

■ 引用文献

1）パトリシア・ベナー，ジュディス・ルーベル：現象学的人間論と看護（難波卓志訳），p.10, 医学書院, 1999
2）アーサー・クラインマン：病の語り―慢性の病をめぐる臨床人類学（江口重幸ほか訳），p.4-6, 誠信書房, 1996
3）Larsen P：Lubkin's Chronic Illness- Impact and Intervention, 10th ed, p.4-5, Jones & Bartlett Learning, 2019
4）池田光穂，奥野克巳（編）：医療人類学のレッスン，p37, 学陽書房, 2007
5）Young A：The Anthropologies of illness and sicknes. Annual Review of Anthropology 11：257-285, 1982
6）ピエール・ウグ（編）：慢性疾患の病みの軌跡―コービンとストラウスによる看護モデル（黒江ゆり子ほか訳），p.1-31, 医学書院, 1995
7）今尾真弓：慢性疾患患者のモーニング・ワークのプロセス，p.25-26, ナカニシヤ出版, 2016
8）今尾真弓：慢性疾患患者のモーニング・ワークのプロセス，p.ⅱ, 17-18, ナカニシヤ出版, 2016

---

*今尾はその著書のなかでモーニング・ワークを，対象喪失後の情緒反応のみならず心理過程に着目して，喪うという経験に伴う痛みや悲しみを引き受ける心の作業として，この語を用いている[8]．

3　成人保健と今日の健康動向

この節で学ぶこと

1. 日本の人口構成および平均寿命について理解する.
2. 日本の疾病の概況について理解する.

　成人期にある人を看護するためには，人々がどのような健康状態であり，どのような病気にかかりやすいのかについて理解することが重要である．ここでは，日本の人口構成や平均寿命，成人期にある人の健康状態や罹患（りかん）している疾患，死亡原因となっている疾患について概説する．

A. 人口構成

　日本の**総人口**は，1億2,622万7,000人（2020年10月1日現在）であり，男性6,136万人，女性6,488万7,000人である．**表Ⅲ-3-1**の人口の推移をみると，1年間の人口増減率は，戦中・戦後の混乱期の異常な低下と上昇を経たあと，1950年は1.75％，1960年には0.84％と

表Ⅲ-3-1　日本の人口の推移

年	総人口[*1] （千人）	人口増減率[*2] （%）	人口密度[*3] （1 km^2 あたり）	人口性比 （女 100 対男）
1950	83,200	1.75	226	96.3
1955	89,276	1.17	242	96.6
1960	93,419	0.84	253	96.5
1965	98,275	1.13	266	96.4
1970	103,720	1.15	280	96.4
1975	111,940	1.24	301	96.9
1980	117,060	0.78	314	96.9
1985	121,049	0.62	325	96.7
1990	123,611	0.33	332	96.5
1995	125,570	0.24	337	96.2
2000	126,926	0.20	340	95.8
2005	127,768	−0.01	343	95.3
2010	128,057	0.02	343	94.8
2015	127,095	−0.11	341	94.8
2020[※]	126,227	――	338	94.6

資料　総務省統計局「各年国勢調査報告」，※は人口速報集計
[*1] 各年10月1日現在人口（1970年までは沖縄県を含まない）
[*2] 人口増減率は，前年10月から当年9月までの増減数を前年人口で除したもの.
[*3] 人口密度は国勢調査（総務省統計局）による.
［厚生労働統計協会：国民衛生の動向2021/2022, p.50, 2021 より引用］

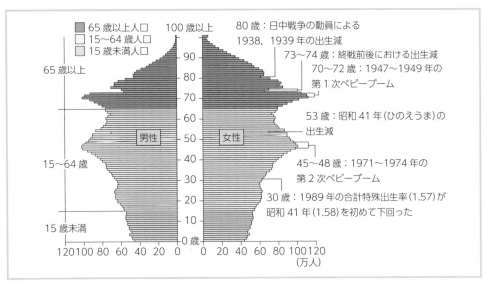

図Ⅲ-3-1　日本の人口ピラミッド（2019年）
資料　総務省統計局「人口推計（2019年10月1日現在）」
［厚生労働統計協会：国民衛生の動向2021/2022, p.50, 2021より引用］

なった．その後1.13％に上昇し，戦後の第1次ベビーブーム期に生まれた女性が出生力の高い年齢に入った1971〜1974年に出生率が上昇（第2次ベビーブーム）したため人口増減率も1.2％前後まで上がった．この第2次ベビーブームを境に人口増減率は低下の一途をたどり2005年には戦後初めての人口減少となった．その後は横ばい状態であったが，2011年以降は減少傾向が続いている．

　日本の年齢別人口は，**図Ⅲ-3-1**に示した**人口ピラミッド**をみると70〜72歳と45〜48歳を中心とした膨らみをもつ壺型をしており，これは**少子化**の影響を反映した形となっている．人口ピラミッドとは，性別・年齢別に示した人口構成グラフのことをいい，各時代の社会情勢を背景とする出生・死亡の状況を反映した様子を示す．**図Ⅲ-3-2**は，日本の将来推計人口（2019年推計）中位推計を基に作成した人口ピラミッドであるが，総人口は2025年が1億2,254万人，2065年が8,808万人と減少し，その一方で65歳以上の老年人口の占める割合は2025年が約30％，2065年が約39％と急増して今後ますます**高齢化**することが予想され，深刻化している．

　労働力人口（15歳以上人口のうち，就業者と完全失業者の合計）は，2020年平均は前年よりも減少し6,868万人であり，15歳以上人口に占める労働力人口の割合（労働力人口比率）は62.0％である．一方，就業者数をみると，2020年平均は前年に比べて48万人減少して，6,676万人となっている．

B.　平均寿命と健康寿命

　日本人の**平均寿命**は，「2019年簡易生命表」によると男性は81.41年，女性は87.45年であり，日本は世界有数の長寿国の1つである（**表Ⅲ-3-2**）．平均寿命は，人口統計では0

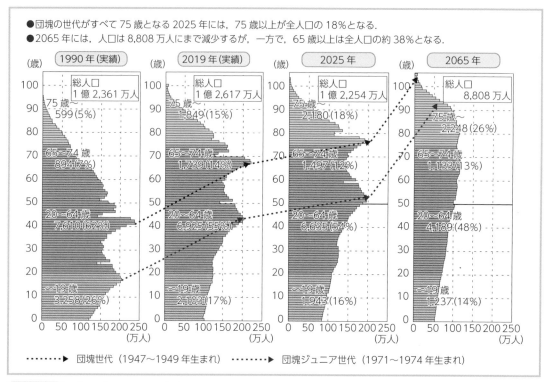

図Ⅲ-3-2　人口ピラミッドの変化

資料　総務省「国勢調査（年齢不詳をあん分した人口）」および「人口推計」，国立社会保障・人口問題研究所「日本の将来推計人口（平成29年推計）：出生中位・死亡中位推計」

〔厚生労働省：社会保障改革関連資料，社会保障制度を取り巻く環境と現在の制度，〔https://www.mhlw.go.jp/content/000826230.pdf〕（最終確認：2021年10月13日）より引用〕

表Ⅲ-3-2　平均寿命の国際比較

	男　性	女　性	作成期間（年）
日　　　　本	81.41	87.45	2019
アイスランド	81.0	84.1	2018
スウェーデン	81.34	84.73	2019
ス　イ　ス	81.7	85.4	2018
英　　　　国	79.25	82.93	2016 ～ 2018
フ ラ ン ス	79.7	85.6	2019
ド　イ　ツ	78.48	83.27	2016 ～ 2018
米　　　　国	76.1	81.1	2017

当該政府からの資料によるもの.
〔厚生労働統計協会：国民衛生の動向 2021/2022, p.84, 2021 より引用〕

歳の平均余命（ある年齢の人が何年生きられるかという期待値）のことをいい，健康状態を表す指標の1つとされている．日本は人生50年と言われていた時代から，世界においてトップレベルの長寿国となった．この背景には，戦後の高度経済成長がもたらした衛生状態の改善，医療水準や生活水準の向上に伴う乳幼児死亡率や感染症（結核，伝染病など）の死亡率の低下，そして中高年層の悪性新生物，心疾患，脳血管疾患の死亡率の改善など

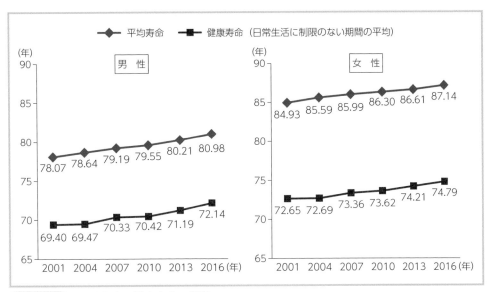

図Ⅲ-3-3　平均寿命と健康寿命の推移

資料　平均寿命については，2010年につき厚生労働省政策統括官付参事官付人口動態・保健社会統計室「完全生命
　　　表」，他の年につき「簡易生命表」，健康寿命については厚生労働省政策統括官付参事官付人口動態・保健社
　　　会統計室「簡易生命表」，「人口動態統計」，厚生労働省政策統括官付参事官付世帯統計室「国民生活基礎調
　　　査」，総務省統計局「人口推計」より算出.
［厚生労働省：令和2年版厚生労働白書，p.17，〔https://www.mhlw.go.jp/content/000735866.pdf〕（最終確認：2021年10
月13日）より引用〕

が要因として考えられている.

　しかし，平均寿命が長い日本人は真に健康であるといってよいのであろうか. 健康上の
問題で日常生活が制限されることなく生活できる期間を**健康寿命**とよび，平均寿命のみな
らず健康寿命も重視されている. 2016年の平均寿命と健康寿命の差を比較すると，男性
では平均寿命よりも健康寿命が8.84年，女性では12.35年短い（**図Ⅲ-3-3**）. このことは，
男性は残りの人生の約9年間，女性は約12年間，病気や障害などの健康問題により制限さ
れた日常生活を送っていることを示している. これまでの推移をみると，健康寿命の延び
とともに平均寿命も延びており，その差があまり縮小していないことがわかる. このよう
な現状をふまえ，2019年に厚生労働省では，「2040年を展望した社会保障・働き方改革本
部」において健康寿命延伸プランを策定した.

C. 疾病の概況

1 ● 健康状態

　国民の健康状態は，「病気やけがなどの自覚症状（有訴者）」「通院状況」「日常生活への
影響」を独立の指標として用い，それぞれの組み合わせによって把握している.

　2019年の**有訴者率**（病気やけがなどで自覚症状のある者すなわち有訴者の人口千人に
対する割合）は302.5であり，**図Ⅲ-3-4**をみると男性よりも女性のほうが高く，また年齢
が高くなるほど上昇している. 症状別にみると，男性は「腰痛」「肩こり」「鼻がつまる・

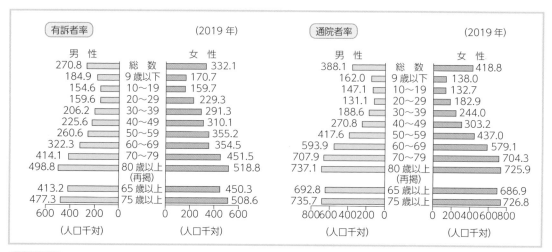

図Ⅲ-3-4　性・年齢階級別にみた有訴者率と通院者率（人口千対）
資料　厚生労働省「国民生活基礎調査」
注　総数には年齢不詳を含む.
［厚生労働統計協会：国民衛生の動向2021/2022, p.86, 2021より引用］

鼻汁が出る」の順に多く，女性は「肩こり」「腰痛」「手足の関節が痛む」の順である．**通院者率**（傷病で通院している者の人口千人に対する割合）は，404.0であり，有訴者率と同じように年齢が高くなるほど上昇し（**図Ⅲ-3-4**），傷病別にみると，男性は「高血圧症」「糖尿病」「歯の病気」の順に多く，女性は「高血圧症」「脂質異常症」「眼の病気」の順となっている．

　日常生活での悩みやストレスは，12歳以上の者（入院者は除く）では「ある」が47.9%，「ない」が50.6%であり，性別では男性43.0%，女性52.4%と女性のほうが高い．また，年齢別では，男女ともに30〜50歳代が高く，社会においても家庭においても役割の大きい年代と重なっていることがわかる．

2● 受療状況

　2017年の**受療率**（推計患者数を人口10万対で表した数字）は，入院では1,036，外来では5,675である．これは，ある調査日において人口の約1.0%の者が入院しており，約5.7%の者が外来受診をしていることを示している．また，**図Ⅲ-3-5**をみると，入院および外来ともに年齢が高くなるに従って受療率が高くなっている．さらに性別では，入院および外来は，女性のほうが男性よりも高い．**表Ⅲ-3-3**の傷病分類別では，入院の受療率は「精神および行動の障害」199，「循環器系の疾患」180，「新生物」112の順に高く，外来は「消化器系の疾患」1,021，「循環器系の疾患」702，「筋骨格系および結合組織の疾患」692の順となっている．

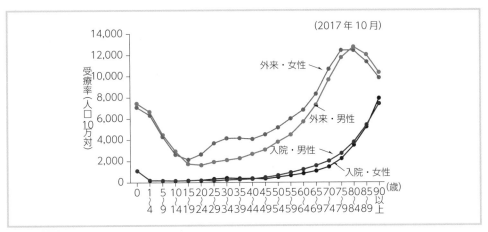

（2017年10月）

図Ⅲ-3-5　性・年齢階級別にみた受療率（人口10万対）

資料　厚生労働省「患者調査」

［厚生労働統計協会：国民衛生の動向2021/2022, p.89, 2021より引用］

3 ● 入院期間

　国民医療費の高騰に伴い**平均在院日数**の短縮化が求められているなか，日本の平均在院日数は**図Ⅲ-3-6**に示したように徐々に減少しており，2019年では27.3日となっている．

　また，病床の種類別でみると，**図Ⅲ-3-7**に示したように2011年に比べて2017年は病院30.6，一般診療所12.9日と2014年と比べると，ともに減少している．主な傷病別にみた退院患者の在院期間別構成割合では，**図Ⅲ-3-8**に示したように2014年では2週間以内に退院している者が約7割である．なかでも2週間以内に退院している割合が多い疾患は，白内障，喘息，虚血性心疾患の順である．その一方で，在院期間1ヵ月以上の割合が60%を超えている疾患は，統合失調症や気分障害などの精神疾患である．

4 ● 死亡の動向と健康問題

　死亡数は，2020年概数では137万2,648人であり，人口千人に対する粗死亡率（以下，死亡率）は11.1で，前年の11.2より若干上昇した．**表Ⅲ-3-4**の死因別死亡状況をみると，**悪性新生物**（がん）が37万8,356人ともっとも多く，次いで**心疾患**が20万5,518人，**老衰**が13万2,435人，**脳血管疾患**が10万2,956人の順であり，老衰が3位となっている．2011年に3位であった肺炎は2017年より死因分類が「ICD-10（2013年版準拠）」に変更になった影響を受けて5位となった．

　死亡率の推移をみると，**図Ⅲ-3-9**に示したように，1950年以降に結核による死亡が急激に減少し，それに代わって脳血管疾患や悪性新生物，心疾患が増加して死因構造が大きく変化した．このように戦後以降，死因の中心が感染症から，悪性新生物，心疾患，脳血管疾患などの生活習慣病に取って代わり，現在では生活習慣病が主な健康問題となっている．2008年から生活習慣病対策の推進が必要であるとのことから特定健康診査・特定保健指導の実施が義務づけられた．この生活習慣病は，日本のみならず先進諸国の共通の健康問題となっている．

表Ⅲ-3-3　　傷病分類別にみた受療率（人口10万対）　　　　　　　　　　　　　　　（2017年10月）

			入　院			外　来		
			総　数	男　性	女　性	総　数	男　性	女　性
	総　　　数		1,036	972	1,096	5,675	4,953	6,360
Ⅰ	感染症および寄生虫症		16	16	16	134	126	141
	結　核	（再掲）	2	3	2	1	1	1
	ウイルス肝炎	（再掲）	1	1	1	14	14	14
Ⅱ	新　生　物		112	130	95	197	189	204
	悪性新生物		100	119	81	145	158	132
	胃の悪性新生物	（再掲）	10	14	6	16	22	9
	結腸および直腸の悪性新生物	（再掲）	15	17	13	23	28	19
	肝および肝内胆管の悪性新生物	（再掲）	5	7	3	4	6	3
	気管，気管支および肺の悪性新生物	（再掲）	14	20	9	13	17	10
	乳房の悪性新生物	（再掲）	4	0	9	22	1	42
Ⅲ	血液および造血器の疾患ならびに免疫機構の障害		5	4	5	17	9	24
Ⅳ	内分泌，栄養および代謝疾患		26	23	29	350	309	388
	糖　尿　病	（再掲）	15	15	15	177	203	152
	高　脂　血　症	（再掲）	0	0	0	117	70	161
Ⅴ	精神および行動の障害		199	197	201	206	194	217
	血管性および詳細不明の認知症	（再掲）	22	17	26	9	6	12
	統合失調症，統合失調症型障害および妄想性障害	（再掲）	121	121	121	49	53	46
	気分［感情］障害（躁うつ病を含む）	（再掲）	24	18	29	71	60	81
Ⅵ	神経系の疾患		100	86	113	130	108	151
	アルツハイマー病	（再掲）	39	26	51	37	19	54
Ⅶ	眼および付属器の疾患		9	8	10	283	217	345
Ⅷ	耳および乳様突起の疾患		2	2	2	78	66	90
Ⅸ	循環器系の疾患		180	169	192	702	644	756
	高血圧性疾患	（再掲）	4	3	6	511	439	578
	心疾患（高血圧性のものを除く）	（再掲）	50	48	53	106	117	95
	脳血管疾患	（再掲）	115	106	124	68	71	65
Ⅹ	呼吸器系の疾患		76	83	69	497	479	514
	肺　　　炎	（再掲）	28	30	27	6	7	5
	慢性閉塞性肺疾患	（再掲）	6	8	5	14	19	9
	喘　　　息	（再掲）	3	2	3	96	90	101
Ⅺ	消化器系の疾患		52	57	47	1,021	890	1,144
	う　　　蝕	（再掲）	0	0	0	219	194	242
	歯肉炎および歯周疾患	（再掲）	0	0	0	370	308	429
	肝　疾　患	（再掲）	6	6	5	21	23	20
Ⅻ	皮膚および皮下組織の疾患		9	8	10	240	215	263
ⅩⅢ	筋骨格系および結合組織の疾患		56	43	69	692	522	853
ⅩⅣ	腎尿路生殖器系の疾患		40	39	41	254	242	265
	慢性腎不全（再掲）		19	21	17	113	150	78
ⅩⅤ	妊娠，分娩および産じょく		14	・	28	12	・	23
ⅩⅥ	周産期に発生した病態		6	6	5	2	3	2
ⅩⅦ	先天奇形，変形および染色体異常		4	5	4	11	11	11
ⅩⅧ	症状，徴候および異常臨床所見・異常検査所見で他に分類されないもの		11	9	14	62	52	72
ⅩⅨ	損傷，中毒およびその他の外因の影響		109	82	134	236	233	238
	骨　　　折	（再掲）	77	45	108	78	65	90
ⅩⅩ	健康状態に影響を及ぼす要因および保健サービスの利用		10	6	12	553	443	656

資料　厚生労働省「患者調査」
［厚生労働統計協会：国民衛生の動向2021/2022, p.89, 2021 より引用］

　　　さらに15歳以上64歳以下の成人期の死亡原因をみると，**表Ⅲ-3-5**に示したように悪性新生物，心疾患，脳血管疾患が上位を占めている．

　　　また，**自殺**が，15～39歳では第1位，40～49歳では第2位となっており，深刻な社会問

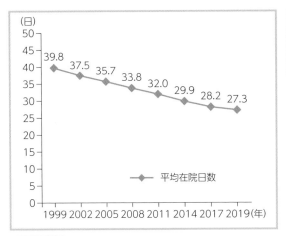

図Ⅲ-3-6　全病床の平均在院日数

［厚生労働省：病院報告「病床の種類別にみた平均在院日数」のデータを基に作成］

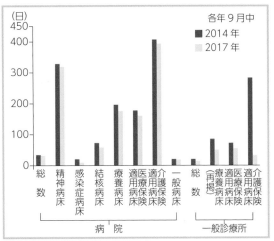

図Ⅲ-3-7　病床種類別にみた退院患者の平均在院日数

資料　厚生労働省「患者調査」

［厚生労働統計協会：国民衛生の動向2021/2022, p.90, 2021 より引用］

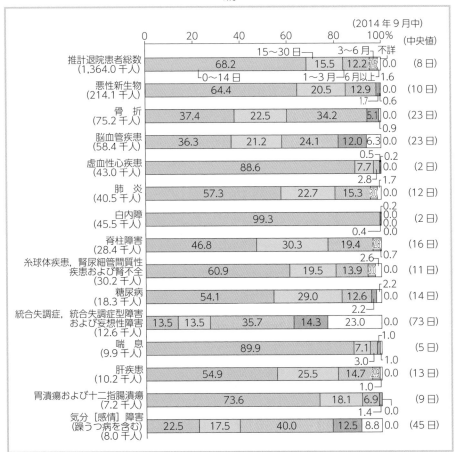

図Ⅲ-3-8　主な傷病別にみた退院患者の在院期間別構成割合

資料　厚生労働省「患者調査」

［厚生労働省：平成28年 我が国の保健統計，〔https://www.mhlw.go.jp/toukei/ist/dl/130-28_1.pdf〕（最終確認：2021年3月23日）より引用］

表Ⅲ-3-4　死因順位別死亡数・死亡率（人口 10 万対）

| | 2020 年* | | | 2019 年 | |
	死亡数	死亡率		死亡数	死亡率
全　死　因	1,372,648	1,113.7		1,381,093	1,116.2
悪性新生物〈腫瘍〉	(1)　378,356	307.0	(1)	376,425	304.2
心　疾　患	(2)　205,518	166.7	(2)	207,714	167.9
老　　　衰	(3)　132,435	107.5	(3)	121,863	98.5
脳 血 管 疾 患	(4)　102,956	83.5	(4)	106,552	86.1
肺　　　炎	(5)　78,445	63.6	(5)	95,518	77.2
誤 嚥 性 肺 炎	(6)　42,746	34.7	(6)	40,385	32.6
不 慮 の 事 故	(7)　38,069	30.9	(7)	39,184	31.7
腎　不　全	(8)　26,946	21.9	(8)	26,644	21.5
アルツハイマー病	(9)　20,852	16.9	(10)	20,730	16.8
血管性および詳細不明の認知症	(10)　20,811	16.9	(9)	21,394	17.3

資料　厚生労働省「人口動態統計」（＊は概数である）
注　1）死因分類は，ICD-10（2013年版）準拠（平成29年適用）による．
　　2）（　）内の数字は死因順位を示す．
　　3）男の9位は「自殺」で死亡数は13,576，死亡率は22.7．10位は「慢性閉塞性肺疾患（COPD）」で死亡数は13,466，死亡率は22.5である．
　　4）「結核」は死亡数が1,909，死亡率は1.5である．
　　5）「熱中症」は死亡数が1,515，死亡率は1.2である．
　　6）「新型コロナウイルス感染症」は死亡数が3,466，死亡率は2.8である．
［厚生労働統計協会：国民衛生の動向2021/2022, p.65, 2021 より引用］

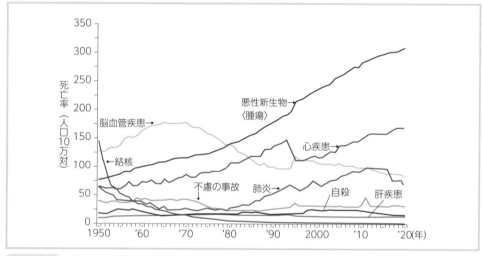

図Ⅲ-3-9　主要死因別にみた死亡率（人口 10 万対）の推移

資料　厚生労働省「人口動態統計」（2020年は概数である）
注　死因分類はICD-10（2013年版）準拠（平成29年適用）による．
　　なお，平成6年まではICD-9による．
［厚生労働統計協会：国民衛生の動向2021/2022, p.65, 2021 より引用］

題となっている．**図Ⅲ-3-10**に示したように1998年以降は年間約3万人もの人が自ら命を絶ち，先進7ヵ国（米国，英国，ドイツ，日本，フランス，イタリア，カナダ）のなかでは自殺率がもっとも高い．このような状況から2006年に**自殺対策基本法**が成立し，その翌年には「自殺総合対策大綱」が策定され，そのなかでは「自殺に追い込まれる人がいな

表Ⅲ-3-5　死因順位第5位までの死亡数・死亡率（人口10万対）　　（2020年）

	第1位		第2位		第3位		第4位		第5位	
	死　因	死亡数 死亡率	死　因	死亡数 死亡率	死　因	死亡数 死亡率	死　因	死亡数 死亡率	死　因	死亡数 死亡率
15〜19歳	自　殺	639 11.4	不慮の事故	230 4.1	悪性新生物 〈腫　瘍〉	111 2.0	心 疾 患	46 0.8	先天奇形, 変形および 染色体異常	23 0.4
20〜24歳	自　殺	1,242 20.8	不慮の事故	285 4.8	悪性新生物 〈腫　瘍〉	152 2.5	心 疾 患	83 1.4	先天奇形, 変形および 染色体異常	27 0.5
25〜29歳	自　殺	1,172 19.9	悪性新生物 〈腫　瘍〉	235 4.0	不慮の事故	215 3.7	心 疾 患	135 2.3	脳血管疾患	52 0.9
30〜34歳	自　殺	1,190 19.0	悪性新生物 〈腫　瘍〉	495 7.9	不慮の事故	249 4.0	心 疾 患	205 3.3	脳血管疾患	92 1.5
35〜39歳	自　殺	1,320 18.4	悪性新生物 〈腫　瘍〉	1,012 14.1	心 疾 患	369 5.1	不慮の事故	277 3.9	脳血管疾患	267 3.7
40〜44歳	悪性新生物 〈腫　瘍〉	2,140 26.1	自　殺	1,575 19.2	心 疾 患	854 10.4	脳血管疾患	657 8.0	肝 疾 患	435 5.3
45〜49歳	悪性新生物 〈腫　瘍〉	4,551 47.2	自　殺	1,842 19.1	心 疾 患	1,727 17.9	脳血管疾患	1,314 13.6	肝 疾 患	826 8.6
50〜54歳	悪性新生物 〈腫　瘍〉	7,262 85.1	心 疾 患	2,572 30.1	自　殺	1,740 20.4	脳血管疾患	1,736 20.3	肝 疾 患	1,093 12.8
55〜59歳	悪性新生物 〈腫　瘍〉	11,456 147.1	心 疾 患	3,583 46.0	脳血管疾患	2,003 25.7	自　殺	1,574 20.2	肝 疾 患	1,345 17.3
60〜64歳	悪性新生物 〈腫　瘍〉	18,253 248.4	心 疾 患	4,978 67.7	脳血管疾患	2,782 37.9	肝 疾 患	1,539 20.9	自　殺	1,386 18.9

資料　厚生労働省「人口動態統計」
［厚生労働統計協会：国民衛生の動向2021/2022, p.405, 2021 より引用］

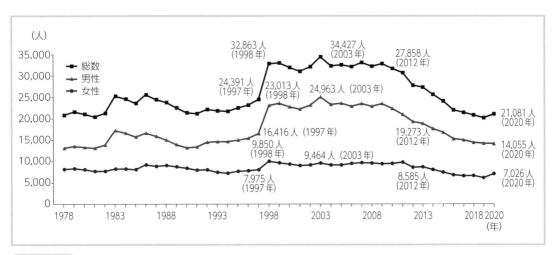

図Ⅲ-3-10　自殺者数の年次推移
資料　警察庁自殺統計原票データより厚生労働省作成
［警察庁：令和2年中における自殺の状況, p.2,〔https://www.npa.go.jp/safetylife/seianki/jisatsu/R03/R02_jisatsuno_joukyou.pdf〕
（最終確認：2021年3月23日）より引用］

い社会」をめざしていることが謳われている．この対策による成果が徐々に現れ始め，2012年から3万人を下まわり，2019年における自殺者の総数は20,169人と減少傾向であったが，2020年は21,081人と若干増えた．性別では男性が女性に比べて圧倒的に多く，年

表Ⅲ-3-6　2020年中における年齢別自殺者数

	～19歳	20～29	30～39	40～49	50～59	60～69	70～79	80歳～	不　詳	総　計
人　数	777	2,521	2,610	3,568	3,425	2,795	3,026	2,305	54	21,081
構成比	3.7%	12%	12.4%	16.9%	16.2%	13.3%	14.4%	10.9%	0.3%	100.0%

〔警察庁：令和2年中における自殺の状況, p.22,〔https://www.npa.go.jp/safetylife/seianki/jisatsu/R03/R02_jisatsuno_joukyou.pdf〕（最終確認：2021年3月23日）より引用〕

表Ⅲ-3-7　原因・動機別自殺者数

	総　数	原因・動機特定者	原因・動機不特定者
2020年（構成比）	21,081（100.0%）	15,127（71.8%）	5,954（28.2%）
2019年（構成比）	20,169（100.0%）	14,922（74%）	5,247（26%）
増減数（構成比）	+912 —	+205 （−2.2）	+707 （2.2）
増減率（%）	4.5	1.4	13.5

	原因・動機特定者の原因・動機別						
	家庭問題	健康問題	経済・生活問題	勤務問題	男女問題	学校問題	その他
2020年	3,128	10,195	3,216	1,918	799	405	1,221
2019年	3,039	9,861	3,395	1,949	726	355	1,056
増減数	89	334	−179	−31	73	50	165
増減率(%)	2.9	3.4	−5.3	−1.6	10.1	14.1	15.6

注　1）自殺の多くは多様かつ複合的な原因および背景を有しており，さまざまな要因が連鎖するなかで起きている.
　　2）遺書等の自殺を裏づける資料により明らかに推定できる原因・動機を自殺者1人につき3つまで計上可能としているため，原因・動機特定者の原因・動機別の和と原因・動機特定者数（2019年は14,922人，2020年は15,127人）とは一致しない.

〔警察庁：令和2年中における自殺の状況, p.23,〔https://www.npa.go.jp/safetylife/seianki/jisatsu/R03/R02_jisatsuno_joukyou.pdf〕（最終確認：2021年3月23日）より引用〕

齢別では表Ⅲ-3-6に示したように40歳代と50歳代が16%台と多い. 自殺の原因・動機として表Ⅲ-3-7をみると, 「健康問題」が総数の約50%, 次いで「経済・生活問題」と「家庭問題」が約15%であり, これらが多くを占めている. とくに「健康問題」に関する詳細をみると表Ⅲ-3-8に示したように「うつ病」がもっとも多く, 次いで「身体の病気」「その他の精神疾患」の順である. 「経済・生活問題」では「生活苦」「負債」「事業不振」などが多い. 「家庭問題」では「夫婦関係の不和」「親子関係の不和」「家族の死亡」の順に多い. 自殺の多くは多様かつ複合的な原因や背景を有しており, さまざまな要因が連鎖するなかで起きていることが指摘されている. たとえば, 「経済・生活問題」や「家庭問題」など, 他の問題が深刻化するなかで, これらと連鎖してうつ病等の「健康問題」が生じるなど, 自殺は1つの原因のみならずさまざまな要因が複雑に絡み合っている. そのため, うつ病の早期発見, 早期治療をはじめとする心の健康問題に対する働きかけのみならず, 心の問題に複雑に絡み合っている社会的要因を含めたさまざまな問題に対しての働きかけが必要である[1].

表Ⅲ-3-8　2020年中における主な原因・動機別自殺者数

原因・動機別	のべ人数	原因・動機別	のべ人数
家庭の問題	**3,128**	**経済・生活問題**	**3,216**
親子関係の不和	443	倒産	17
夫婦関係の不和	798	事業不振	287
その他家族関係の不和	308	失業	266
家族の死亡	425	就職失敗	187
家族の将来悲観	398	生活苦	986
家族からのしつけ・叱責	141	負債（多重債務）	603
子育ての悩み	130	負債（連帯保証債務）	8
被虐待	2	負債（その他）	525
介護・看病疲れ	169	借金の取り立て苦	55
その他	314	自殺による保険金支給	27
		その他	255
健康問題	**10,195**	**勤務問題**	**1,918**
病気の悩み（身体の病気）	3,090	仕事の失敗	312
病気の悩み・影響（うつ病）	4,045	職場の人間関係	522
病気の悩み・影響（統合失調症）	868	職場環境の変化	273
病気の悩み・影響（アルコール依存症）	165	仕事疲れ	510
病気の悩み・影響（薬物乱用）	38	その他	301
病気の悩み・影響（その他の精神疾患）	1,454		
身体障害の悩み	253		
その他	282		
男女問題	**799**	**学校問題**	**405**
結婚をめぐる悩み	48	入試に関する悩み	37
失恋	247	その他進路に関する悩み	137
不倫の悩み	180	学業不振	129
その他交際をめぐる悩み	249	教師との人間関係	5
その他	75	いじめ	7
		その他学友との不和	46
		その他	44
その他	**1,221**		
犯罪発覚等	205		
犯罪被害	13		
後追い	102		
孤独感	435		
近隣関係	46		
その他	420		

〔警察庁：令和2年中における自殺の状況，付録1，〔https://www.npa.go.jp/safetylife/seianki/jisatsu/R03/R02_jisatsuno_joukyou.pdf〕（最終確認：2021年3月23日）より引用〕

学習課題

1．日本人の平均寿命が延びた理由を説明しよう．
2．日本人の死因を第1位から第3位まで挙げよう．
3．日本で問題となっている健康問題を挙げよう．

‖引用文献‖

1）厚生労働省：自殺対策の10年とこれから．平成28年版自殺対策白書，p.59-73, 2016，〔https://www.mhlw.go.jp/wp/hakusyo/jisatsu/16/index.html〕（最終確認：2021年3月23日）

4 保健・医療・福祉政策と今日の健康課題

この節で学ぶこと

1. 国が行うヘルスプロモーション活動の概要を理解する.
2. 地域包括ケアシステムの概要を理解する.
3. 国が行うがん対策の概要を理解する.
4. 認知症の現状と対策の概要を理解する.

　人はさまざまな共同体のなかで互いに影響し合いながら生活している. この地球の日本という国に生まれ, ある地域に居住し, そして学校や職場に属していく. 地方自治体, 学校, 職場などといったコミュニティにおいては, そこに属した多様な人々が, 話し合いをし, ルールをつくることに合意をし, 出資をしたり労働を提供したりするというしくみのなかで機能しながら, よりよい生活や活動を行っていこうと努力している.

　では, 皆がよりよい健康な状態で生活を営んでいくために, どのような社会のしくみが存在しているのであろうか. 社会のしくみは, 共同体として生活している私たちに強く影響を及ぼしており, また, 社会のしくみをとおして, よりよく生活していく方法を自分たちで獲得していくという意味でも影響を受けることとなる.

　ここでは, その健康な生活に影響を及ぼすと考えられる社会のしくみについて, 世界的視点, 国家的視点, 地域的視点から概観する.

A. ヘルスプロモーションとは

1 ● ヘルスプロモーションの歴史

　ヘルスプロモーションは, 人々が自らの健康とその決定要因をコントロールし, 改善するプロセスであると定義されている. この考え方は, WHO憲章の健康の定義（第Ⅲ章-1-B参照）に基づき, 第二次世界大戦後, 国際連合の世界人権宣言が採択されるなどの動きのなかで, 米国の健康政策を中心に拡大されていった.

　米国においては, 1960年代には低所得者や高齢者を対象とした公的医療保険制度が創設され, 多くの国民にとって医療が身近なものとなった. しかし1970年代には, オイルショックによる経済的ダメージを受け, 公的医療費の節約を余儀なくされ, かわって台頭してきた考え方が, 予防重視の健康政策であった. そこでは医療サービスだけが人々の健康に寄与するのではなく, 環境要因や生活スタイルも含めて広く健康づくりに関与するといった, 公衆衛生, 健康教育の推進が重視された. つまり, 疾病に罹患した人に対する三次予防にばかり力を注ぐのではなく, 疾病にかからないようにする一次予防, あるいは,

疾病の早期発見を図る二次予防の重要性を説き，そのための社会システム構築にも力を注ぐべきという考え方の普及である．

①**一次予防**：疾病を未然に予防するための行為．生活習慣や生活環境の改善，健康教育，予防接種，事故防止などがある

②**二次予防**：重症化する可能性のある疾病を早期に発見し，治療，処置，保健指導などの対策を行い，疾病や傷害の重症化を予防すること

③**三次予防**：治療の過程において保健指導やリハビリテーションなどによる機能回復を図るなど，重症化した疾患から社会復帰を支援し，再発を予防すること

その後，こうした予防の考えに基づいて取り組まれた数多くの研究成果をふまえ，1986年にカナダのオタワで開催された国際会議において提唱されたオタワ憲章へとつながるのである．

オタワ憲章では，健康のための条件を，平和，居住，教育，食料，収入，安定した生態系，社会的正義と公正が必要であるとし，これらを望ましいものへ変えていくために，政治的，経済的，社会的，文化的，環境的，行動科学的，生物学的な要因を改変するよう唱導していくことをめざすとしている．オタワ憲章として採択されたこの考え方は，各国の事情に応じて形を変えて，世界各国に広がり進化を遂げ，健康な人づくり，健康な街づくりに貢献してきているのである．

2● 日本のヘルスプロモーション

日本がヘルスプロモーションの理念に基づいて実施している施策の1つとして「健康日本21」がある．

健康日本21

厚生労働省は，2000年より第三次国民健康づくり対策として「**健康日本21（21世紀における国民健康づくり運動）**」を策定し，推進している．すべての国民が健やかで心豊かに生活できる活力のある社会とするため，壮年期死亡の減少，健康寿命の延伸および生活の質（QOL）の向上を実現することを目的として，9つの分野について具体的な目標を掲げ，各自治体での取り組みを推奨している．

健康日本21で取り上げられている9分野

①栄養・食生活	④たばこ	⑦糖尿病
②身体活動・運動	⑤アルコール	⑧循環器病
③休養・こころの健康づくり	⑥歯の健康	⑨がん

▶ 健康増進法

2002年には，健康日本21などの国民の健康づくりや疾病予防をさらに積極的に推進するために**健康増進法**が新たに成立し，翌2003年5月に施行されるにいたった．健康増進法の施行により，国の統計調査である国民栄養調査の従来の内容に加え，生活習慣の状況に関する調査項目が追加されたほか，多数の者が利用する施設の管理者に対し受動喫煙の防止措置を講ずる努力義務が課せられた．つまり国民生活に影響する制度の創設により，一

表Ⅲ-4-1　健康日本 21 に関連した主な政策の流れ

2000 年 12 月	・「健康日本 21 推進国民会議」開催（広く各界関係者が参加することにより，国民的な健康づくり運動を効果的に推進する）
2001 年 3 月	・「健康日本 21 推進全国連絡協議会」設立 ・「健康日本 21 全国大会」開催（全国の健康づくりに関係する団体などが参加し，情報交換などを行うとともに，幅広い参加者へ健康づくりに関する情報の発信を行い，健康日本 21 の輪を広げていく）
2004 年 5 月 2004 年 10 月	・「健康フロンティア戦略」策定（「生活習慣病予防対策の推進」と「介護予防の推進」を柱とし，国民 1 人ひとりが生涯にわたり元気で活動的に生活できる「明るく活力ある社会」の構築のため，国民の健康寿命を伸ばす） ・「日本人の食事摂取基準（2005 年版）」策定
2005 年 4 月 2005 年 6 月 2005 年 7 月	・「メタボリックシンドローム（内臓脂肪症候群）」の日本人向け診断基準とりまとめ ・「食事バランスガイド（図Ⅱ-3-1 参照）」を厚生労働省・農林水産省が作成・公表（何をどれだけ食べたらよいかを示し，普及啓発する） ・「食育基本法」施行（国民が生涯にわたって健全な心身を培い，豊かな人間性を育むための食育を総合的，計画的に推進する） ・「健康づくりのための食環境整備に関する検討会報告書」とりまとめ
2006 年 3 月 2006 年 7 月	・「食育推進基本計画」策定 ・「健康づくりのための運動指針 2006」策定（厚生労働省が国民の生活習慣病予防のために策定し，身体活動量・運動量および体力の基準値を示した．たとえば運動の強さを「メッツ」という単位で表し，普通歩行［3 メッツ］を 1 時間行えば，掛け算［3×1］をして 3 エクササイズの運動になるという考えで，週に 23 エクササイズを行うことを目標値とした）
2007 年 4 月	・「新健康フロンティア戦略」策定（「健康日本 21」を推進するために内閣官房長官が主宰しとりまとめた戦略．「子どもの健康力」「女性の健康力」「メタボリックシンドローム克服力」「がん克服力」「こころの健康力」「介護予防力」「歯の健康力」「食の選択力」「スポーツ力」について戦略目標が立てられた） ・「健康日本 21 中間評価報告書」とりまとめ
2008 年 4 月	・特定健診・特定保健指導開始
2009 年 5 月	・「日本人の食事摂取基準（2010 年版）」策定
2011 年 2 月	・「スマート・ライフ・プロジェクト」開始
2012 年 7 月	・「健康日本 21（第二次）」策定
2013 年 3 月	・「健康づくりのための身体活動基準 2013」策定
2014 年 3 月	・「日本人の食事摂取基準（2015 年版）」策定
2018 年 7 月 2018 年 9 月	・健康増進法改正（受動喫煙対策） ・「健康日本 21（第二次）中間評価報告書とりまとめ」

次予防を図ろうという試みである．

　厚生科学審議会地域保健健康増進栄養部会が 2007 年にとりまとめた健康日本 21 中間評価報告書をみると，健康日本 21 に取り組むための組織づくり，組織を円滑に動かすための新たな政策の展開，目標の達成状況，今後の課題について概観することができる．健康日本 21 に関連した国の政策の流れを**表Ⅲ-4-1**にまとめた．

　健康日本 21 は，2011 年度から最終評価を行い，2013 年度以降は，新しく健康日本 21（第二次）が実施されている．2012 年に出された健康日本 21 最終評価によると，80 項目に及ぶ全指標のうち，「目標値に達した」項目は 10，「目標値に達していないが改善傾向にある」項目は 25 とされた．前者には，「メタボリックシンドロームを認知している国民の割合が増加した」「高齢者で外出について積極的態度をもつ人が増加した」「80 歳で 20 歯以上，

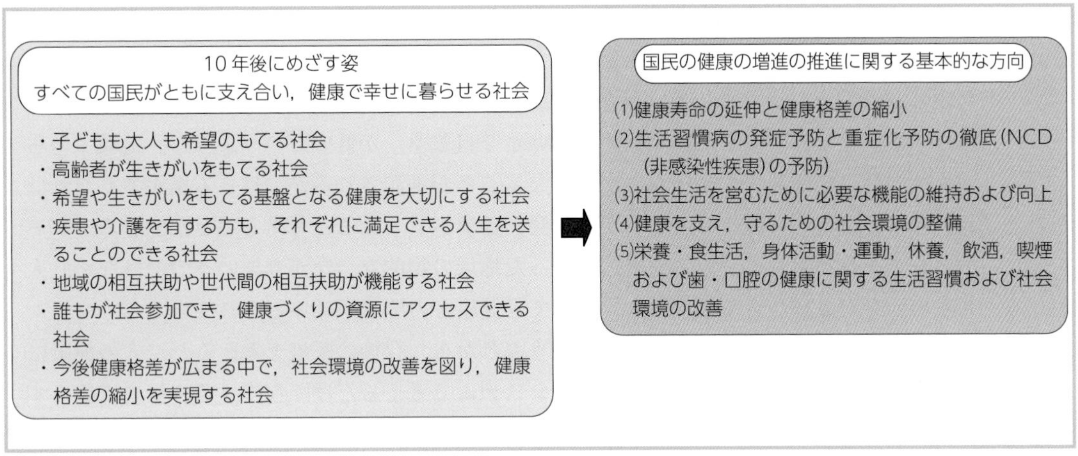

図Ⅲ-4-1　健康日本21（第二次）でのめざす姿と基本的な方向性

60歳で24歯以上の自分の歯を有する人が増えた」などの項目が挙げられた．一方「悪化している」項目は9であり，主なものとして「日常生活における歩数の増加」「糖尿病合併症の減少」が挙げられた．

　こうした結果を受け，第二次の健康日本21では10年後にめざす姿を定め，5つの基本的な方向性が示された（**図Ⅲ-4-1**）．

　健康日本21（第二次）では，「**健康格差の縮小**」が取り上げられた．これはWHO（世界保健機関）が2005年に設置した「健康の社会的決定要因に関する委員会」が示す，健康の公平性の達成に向けた世界的な運動を前進させる施策につながる．この考え方は，人の健康は医学的知見から影響要因を洗い出す視点のみならず，人々が暮らす地域特性や世帯特性によっても強い関連があるとした知見を活用して，地域住民の健康を向上させようという考え方である．つまり，糖尿病の原因を，個人の過食と運動不足という要因に着目して栄養指導や運動指導を行うだけでなく，糖質の高い食品を選んでしまいがちな食に関する社会構造を考えることや，時間や費用をかけなければ有効な運動ができにくい社会構造を考えることで，糖尿病の発症を抑えることにも着目することが必要だといった考え方である．これまでの研究成果によると，たとえば，「所得」と「うつ病発症率」や「高齢者の歯の本数」，あるいは「自宅と公園までの距離」と「運動量」，「趣味やスポーツを目的とした集まり」とその地域における「自殺率」など，社会的な要因と健康との間には関連があるという知見が得られている[1]．このように考えると，貧困対策を行うことや地域に公園をつくること，そして独居高齢者などが集うことができる場をたくさん設けて参加を促すことなどが，疾病予防につながることになる．

　このように，個人の行動変容を期待した保健指導だけに頼るのではなく，こうした多様な社会的要因を切り口にしたまちづくりを行うことで，住民の健康指標が改善することをめざすのが「健康格差の縮小」という項目であり，健康日本21（第二次）では「日常生活に制限なく活動できる期間」と「自分が健康だと自覚している期間」を指標にして目標値が設定され，各地域の特徴を生かした施策の実施が期待されている．

　また，健康に影響する社会的要因として注目されているもう1つの概念にソーシャル・

キャピタルがある．その定義は，個人のネットワークに着目したもの，集団の凝集性に着目したものなど多様であるが，概して述べるなら，人と人とのつながりから生じる資源が健康にも影響を与えるという「社会関係資本」を意味している[2]．先に示したような「趣味やスポーツを目的とした集まり」が多いと「自殺率」が低いというように，地域で暮らす人々の間に信頼関係や結びつきが強くなることが推測されるが，集まる場が多くなれば，人々とのつながりも深まり，それが「社会関係資本」となると考えることができる．ソーシャル・キャピタルは，電気や水道といった地域の物的なつながりをいうのではなく，人と人のつながりについて扱う概念であって，健康との関連が深いとされている．

　これらの概念が重要視されているということから，今後の医療を考えると，人の健康に関与する専門職は，個人の疾病を個人のシステムで考えるだけでなく，その社会で暮らすその人の健康を改善するにはどうしたらよいかと広い視野でアセスメントし，アクションを起こしていくことが求められていることがわかる．地域まるごとの影響にも目を向けで看護するとはどういうことなのかを皆で考える時期に来ているのではないだろうか．

B. 地域包括ケア

1 ● 介護保険制度の導入と見直し

　2000年に創設された**介護保険制度**は，法律の条文中（**表Ⅲ-4-2**）に表現されているように，**①介護を必要とする人を社会全体で支える**，という理念，**②高齢期に介護が必要な状態になることを予防する努力を国民に求める**，という方針をもった制度設計となっている．

　このうち②に関しては，介護保険制度上は「介護予防事業」といった位置づけで高齢者の要介護状態の進展を予防するサービスが提供されている．しかし成人看護学の観点からみた，ここでの国民の努力とは，成人期から，あるいはさらにさかのぼり成長発達期から，自らの健康増進に向けた生活調整力や，健康を害したときに適切な医療を受ける，健康回復への療養行動をとるなどのセルフケア能力を高める努力のことをさしていると考えるべきである．

　一方，①の理念は，第一義的には，介護にかかるコストを社会全体で支える，すなわち，保険制度を通じて国民皆で介護にかかるコストを負担し介護サービスを質・量ともに整備するという意味であるが，一方で，要介護状態となってもその人らしく暮らすことができる社会をつくるという意味も含まれていると考えてよい．

　こうした理念を具現化させるために介護保険法は3年ごとに見直しがされてきている．2011年の第4期改正では，高齢者が地域で自立した生活を営めるよう，医療，介護，予防，住まい，生活支援サービスが切れ目なく提供される**地域包括ケアシステム**の実現に向けた取り組みを進めることを狙いとした改正が行われた[3]．

　2017年には「共生型サービス」が誕生し，障害者福祉制度と介護保険制度の垣根なくサービスが受けられる改正が行われた．さらに2020年改正法[4]では，「地域共生社会の実現」をキーワードに，さらに制度や分野の枠を越え地域を基盤とした支え支えられる関係の循環をめざした包摂的な社会の実現をめざしている[5]．

表Ⅲ-4-2　介護保険法の条文（抜粋）

第一章　総則
（目的）
第一条　この法律は，加齢に伴って生ずる心身の変化に起因する疾病等により要介護状態となり，入浴，排せつ，食事等の介護，機能訓練並びに看護及び療養上の管理その他の医療を要する者等について，これらの者が尊厳を保持し，その有する能力に応じ自律した日常生活を営むことができるよう，必要な保健医療サービスおよび福祉サービスに係る給付を行うため，国民の共同連帯の理念に基づき介護保険制度を設け，その行う保険給付等に関して必要な事項を定め，もって国民の保健医療の向上及び福祉の増進を図ることを目的とする．

（国民の努力及び義務）
第四条　国民は，自ら要介護状態となることを予防するため，加齢に伴って生じる心身の変化を自覚して常に健康の保持増進に努めるとともに，要介護状態となった場合においても，進んでリハビリテーションその他適切な保健医療サービスおよび福祉サービスを利用することにより，その有する能力の維持向上に努めるものとする．
2　国民は，共同連帯の理念に基づき，介護保険事業に要する費用を公平に負担するものとする．

2 ● 地域包括ケアシステムの構築

　戦後の第1次ベビーブームに生まれた「団塊世代」が75歳に達する2025年は，同時に65歳以上人口が3,600万人（30％）を超えることが予測され，これに伴い介護費用の増大が試算されている．また，団塊世代は，これまでより多様な価値観と権利意識をもつとされ，高齢者のニーズの多様化が予想されている．さらに高齢化の進展状況として，都市部では人口が横ばいで75歳以上人口が急増する一方で，町村部では人口も75歳以上人口も減少するといったように，地域差が生じることが予測されている[6]．

　さらに2035年には，団塊世代の子世代が65歳に達し始め，保健医療のニーズは増加・多様化し必要となる資源も増大することが予想される[7]．

　こうした背景から，個々人の尊厳を守りつつ，高齢者の多様なニーズや地域の特性に対応した制度を構築することが必要性となり，おおむね30分以内に駆けつけられる圏域で，医療・介護などのさまざまなサービスが適切に提供されるような地域の体制すなわち地域包括ケアシステムの構築が提唱された．

　法的には，2013年成立の「持続可能な社会保障制度の確立を図るための改革の推進に関する法律」，そして2014年成立の「地域における医療及び介護の総合的な確保を推進するための関係法律の整備等に関する法律」に地域包括ケアシステムが明記され，国の政策として位置づけられた．

　地域包括ケアシステムは，「地域の実情に応じて，高齢者が，可能な限り，住み慣れた地域でその有する能力に応じ自立した日常生活を営むことができるよう，医療，介護，介護予防（要介護状態若しくは要支援状態となることの予防又は要介護状態若しくは要支援状態の軽減若しくは悪化の防止をいう．），住まい及び自立した日常生活の支援が包括的に確保される体制をいう」と定義されている．システムの概要を**図Ⅲ-4-2**に示す．

　このシステムの理念として，高齢者の尊厳の保持と自立生活の支援が挙げられている[8]．高齢者が自らの意思に基づいて，住まいや必要な支援，看取りの場所を選択することができるように，それを実現させる体制の構築と情報提供・意思決定支援が求められる．

　地域包括ケアシステムを構成する要素は植木鉢の図として示されている（**図Ⅲ-4-3**）．「本人の選択と本人・家族の心構え」は，その人らしく暮らすことのすべての基盤に位置づけられるとして，植木鉢の受け皿として表現されている．「すまいとすまい方」は，高齢者が自らの意思で「すまい」を選択し，希望にかなった「すまい方」を確保したうえで，必要に応じた「支援やサービス」を受けることとして，植木鉢で表現されている．「介護予防・生活支援」は，民間業者やNPO，ボランティア，地域住民など多様な主体によって提供されるようになることで，「医療・看護」「介護・リハビリテーション」「保健・福祉」という専門職が提供するサービスが効率的に提供されるとして，土と葉で表現されている．

　2015年に厚生労働省が発表した「誰もが支え合う地域の構築に向けた福祉サービスの実現―新たな時代に対応した福祉の提供ビジョン」では，高齢者だけでなく，児童，障害者なども含めた全世代・全対象者型地域包括支援が不可欠とされ，分野を問わない包括的な相談支援の必要性が指摘されている[9]．

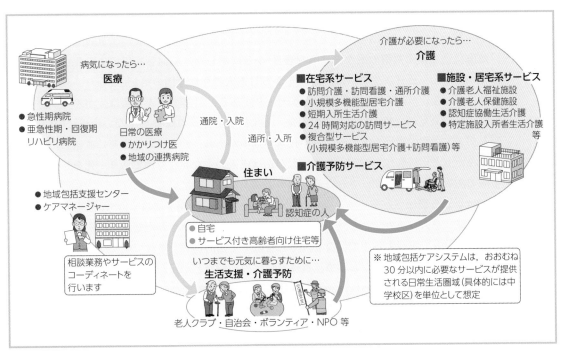

図Ⅲ-4-2　地域包括ケアシステムの概要

[厚生労働省：政策について―地域包括ケアシステム〔https://www.mhlw.go.jp/stf/seisakunitsuite/bunya/hukushi_kaigo/kaigo_koureisha/chiiki-houkatsu/index.html〕（最終確認：2021年3月22日）より引用]

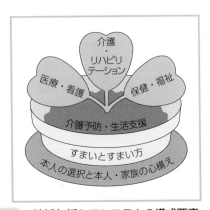

図Ⅲ-4-3　地域包括ケアシステムの構成要素

[三菱UFJリサーチ＆コンサルティング：地域包括ケアシステム構築に向けた制度及びサービスのあり方に関する研究事業報告書，地域包括ケア研究会報告書―2040年に向けた挑戦，p.48，2017より引用]

C. がん対策

　　政府による**がん対策**の主なあゆみを**表Ⅲ-4-3**に示した．脳血管疾患による死亡の減少に伴い，がん（悪性新生物）は，1981年から日本人の死亡原因の第1位となり，現在は死亡する者の3分の1ががんであるというデータがある．日本のがん対策は，がんの病態の解明，早期発見のための検査方法の開発，効果的で身体への侵襲の少ない治療法の開発，がんゲノム医療の進展など，目覚しい技術の進歩があり，がんはいまや死に直結した疾患ではないと考えられているが，それでもがんは成人の主な死亡原因であり，死を想起させる病であることは否めず，さらなる対策の充実が指摘されている．

　　2004年から開始されている「第3次対がん10ヵ年総合戦略」では，「がん罹患率と死亡率の激減」をスローガンとし，これまでの研究成果から蓄積された知識と技術を限られた医療機関のみで実践するのではなく，それを広く全国的に普及させていく（均てん化）という考え方が強調され，がん診療連携拠点病院の整備などが行われた．この活動をさらに積極的に推進していくために，2005年8月には「がん対策推進アクションプラン2005」が策定され，「がん対策基本戦略の策定と推進」「がん情報提供ネットワーク構築の推進」「外部有識者による検討の枠組みの創設」という3つのアクションの柱が立てられ，これらの考え方が，**がん対策基本法**の成立に生かされた．

　　がん対策推進基本計画は，第1期（2007年〜），第2期（2012年〜），第3期（2017年〜）と立案されてきた．それぞれの計画の内容と評価については厚生労働省のホームページに公開されているが，概要を示せば以下のようになる．

　　がん対策基本法施行後のもっとも大きな施策として，がん診療連携拠点病院の整備を挙げることができる．がんの標準治療の普及のために，がん治療に関する情報が日本全国で活用され，どこでも標準的ながん医療を提供することができるよう，国立がん研究センターを頂点にして病院が組織化された．2021年4月1日現在，全国でがん診療連携拠点病院405ヵ所が指定されている．それらには，相談支援センターの設置が義務づけられており，多様な役割を発揮している（**表Ⅲ-4-4**）．

表Ⅲ-4-3　日本の主ながん対策の流れ

年	がん対策	年	がん対策
1962	国立がんセンター設置	2006.4	がん対策推進室の設置（厚生労働省健康局）
1963	厚生省がん研究助成金	2006.6	「がん対策基本法」成立
1981	がん（悪性新生物）が死亡原因の第1位となる	2007.4	「がん対策基本法」施行
1983	「老人保健法」施行（がん検診を実施）	2007.6	第1期 がん対策推進基本計画の策定（閣議決定）
1984	「対がん10ヵ年総合戦略」（〜1993年）	2009.7	がん検診50%推進本部の設置（厚生労働省）
1994	「がん克服新10ヵ年戦略」（〜2003年）	2012.6	第2期 がん対策推進基本計画
1998	がん検診について一般財源化（地方交付税措置）		（閣議決定）
2004	「第3次対がん10ヵ年総合戦略」（〜2013年）	2013.12	がん登録等の推進に関する法律の成立
2005.4	「がん医療水準均てん化の推進に関する検討会」報告書	2014	がん研究10か年戦略の策定（〜2023年度）
2005.5	がん対策推進本部の設置（厚生労働省）	2016	がん対策基本法一部改正
2005.8	「がん対策推進アクションプラン2005」公表	2017.10	第3期 がん対策推進基本計画

表Ⅲ-4-4　がん相談支援センターの主な業務

- がんの病態，標準的治療法などの一般的な情報の提供
- 地域の医療機関，診療従事者に関する情報収集，情報提供
- セカンドオピニオンの提示が可能な医師の紹介
- がん患者の療養上の相談
- 就労に関する相談
- 医療関係者と患者会などが共同で運営するサポートグループ活動や患者サロンの定期開催などの患者活動に対する支援

第1　全体目標

「がん患者を含めた国民が，がんを知り，がんの克服をめざす.
①科学的根拠に基づくがん予防・がん検診の充実，②患者本位のがん医療の実現，③尊厳をもって安心して暮らせる社会の構築

第2　分野別施策

1. がん予防

(1) がんの1次予防
(2) がんの早期発見，
　　がん検診（2次予防）

2. がん医療の充実

(1) がんゲノム医療
(2) がんの手術療法，放射線療法，薬物療法，免疫療法
(3) チーム医療
(4) がんのリハビリテーション
(5) 支持療法
(6) 希少がん，難治性がん
　　（それぞれのがんの特性に応じた対策）
(7) 小児がん，AYA（※）世代のがん，高齢者のがん
　　（※）adolescent and young adult：思春期と若年成人
(8) 病理診断
(9) がん登録
(10) 医薬品・医療機器の早期開発・承認等に向けた
　　　取り組み

3. がんとの共生

(1) がんと診断されたときからの緩和ケア
(2) 相談支援，情報提供
(3) 社会連携に基づくがん対策・がん患者支援
(4) がん患者などの就労を含めた社会的な問題
(5) ライフステージに応じたがん対策

4. これらを支える基盤の整備

(1) がん研究
(2) 人材育成
(3) がん教育，普及啓発

第3　がん対策を総合的かつ計画的に推進するために必要な事項

1. 関係者などの連携協力のさらなる強化
2. 都道府県による計画の策定
3. がん患者を含めた国民の努力
4. 患者団体等との強力
5. 必要な財政措置の実施と予算の効率化・重点化
6. 目標の達成状況の把握
7. 基本計画の見直し

図Ⅲ-4-4　第3期がん対策推進基本計画

注：第4期は2023年度から
［厚生労働省：がん対策推進基本計画の概要（第3期）.〔https://www.mhlw.go.jp/file/06-Seisakujouhou-10900000-Kenkoukyoku/0000196974.pdf〕（最終確認：2021年12月28日）より引用］

　また，第1期には，2つの大型研究が展開された. 1つは「乳がん検診における超音波検査の有効性を検証するための比較試験」（J-START），もう1つは「緩和ケアプログラムによる地域介入研究」（OPTIMプロジェクト：outreach palliative care trial of integrated regional model）である. 後者については，がん終末期医療の実践や病院と在宅医療をつ

なぐ退院支援の実際，症状緩和に必要な技術とコミュニケーションなど，実践的な教材を
ホームページにて現在も多数提供している（http://gankanwa.umin.jp/）.

　　がん対策推進基本計画を通じて多様な施策が展開され，がん診療にあたる医師の確保と
質の向上，がん登録を通したデータベースの作成，新しい課題として就労支援の課題にも
取り組むようになってきている.

　　2017年に策定された第3期がん対策推進基本計画の概要を**図Ⅲ-4-4**に示した．第3期で
は，がんに罹患する患者を減らす，すなわちがんを予防する施策のさらなる充実が取り上
げられたこと，また，がん対策基本法の理念としてがん患者が安心して暮らすことのでき
る社会を構築することが謳われたことを受け，「がんとの共生」についても言及されたこ
とが特徴である．これは，がんを予防し克服するだけではなく，がんとともに生きること
を支える社会をつくることが，がん対策の大きな柱とされたのは新たな取り組みとして注
目される．また，小児と高齢者に加え，AYA（adolescent and young adult：思春期と若
年成人）世代も含めた全世代にわたるがん患者それぞれの特徴に応じた支援，がんに影響
する社会的要因を含めた対策についても言及されたことも特徴的であった．このように最
新のがん対策は，幅広い視野で，地域包括ケアも意識しながら，医療と介護の連携やまち
づくりも含め総合的に展開されることが計画されているといえよう.

D. 認知症対策

1 ● 65歳以上の高齢者における認知症の現状

　65歳以上の認知症高齢者数と有病率の将来推計では，2012年は認知症高齢者数が462万人と，65歳以上の高齢者の約7人に1人であったが，2025年には約5人に1人になるとの推計がある[10]．また，2013年の東京都の調査では，要支援・要介護高齢者に占める日常生活自立度Ⅱ（表Ⅲ-4-5）以上の認知症高齢者は55.0%であり，半数以上が日常生活において誰かの注意が必要とされるレベル以上であることがわかっている[11]．

2 ● 認知症対策（新オレンジプラン）

　こうした状況にかんがみ，2015年に**認知症施策推進総合戦略**，通称，**新オレンジプラン**が出された．これは，2013年に発表された**認知症施策推進5ヵ年計画**，通称，**オレンジプラン**を引き継いだものである．「認知症と生きる人の意思が尊重され，できる限り住み慣れた地域における良好な環境のなかで，自分らしく暮らし続けることができる社会の実現」を目標とし，表Ⅲ-4-6に示した7つの柱が立てられている．新とついているものは，新オレンジプランで新たに加わった施策である．

3 ● 若年性認知症の現状と対策

a. 若年性認知症の現状

　若年性認知症とは，65歳未満で発症した認知症のことである．厚生労働省が2006～2008年度の3年間において実施した調査[12]によると，18～64歳人口における人口10万人あたりの若年性認知症者数は，47.6人であり，全国における若年性認知症者数は，3.78万

表Ⅲ-4-5　認知症高齢者の日常生活自立度の判定基準

Ⅰ	Ⅱ		Ⅲ		Ⅳ	M
何らかの認知症を有するが，日常生活は家庭内および社会的にほぼ自立している	日常生活に支障をきたすような症状，行動や意思疎通の困難さが多少みられても，誰かが注意していれば自立できる		日常生活に支障をきたすような症状，行動や意思疎通の困難さがみられ，介護を必要とする		日常生活に支障をきたすような症状，行動や意思疎通の困難さが頻繁にみられ，常に介護を必要とする（ランクⅢと同じ）	著しい精神症状や問題行動あるいは重篤な身体疾患がみられ，専門医療を必要とする（せん妄，妄想，興奮，自傷・他害などの精神症状に起因する問題行動が継続する状態など）
	Ⅱa	Ⅱb	Ⅲa	Ⅲb		
	家庭外でⅡの状態がみられる（たびたび道に迷うとか，買い物や事務，金銭管理などそれまでできたことにミスが目立つなど）	家庭内でもⅡの状態がみられる（服薬管理ができない，電話の応対や訪問者との対応等一人で留守番ができないなど）	日中を中心としてⅢの状態がみられる（着替え，食事，排便，排尿が上手にできない，時間がかかる．やたらに物を口に入れる，物を拾い集める，徘徊，失禁，大声，奇声をあげる，火の不始末，不潔行為，性的異常行為など）	夜間を中心としてⅢの状態がみられる（ランクⅢaと同じ）		

[厚生労働省：老健局老人保健課長通知(老老発第0331001号)，2009年3月31日を参考に作成]

表Ⅲ-4-6　認知症施策推進総合戦略（新オレンジプラン）

Ⅰ　認知症への理解を深めるための普及・啓発の推進

①認知症の人の視点に立って認知症への社会の理解を深めるキャンペーンの実施
　⑲・全国的なキャンペーン
②認知症サポーターの養成と活動の支援
　　・認知症サポーターの活躍の場をつくる
　⑲・認知症サポーターの再学習の機会の設置
③学校教育等における認知症の人を含む高齢者への理解の推進
　　・学校での高齢者への理解を深める教育の推進
　　・小・中学校での認知症サポーター養成講座の開催
　　・大学等で学生がボランティアで認知症高齢者等とかかわる取り組みの推進

Ⅱ　認知症の容態に応じた適時・適切な医療・介護等の提供

①本人主体の医療・介護等の徹底
②発症予防の推進
③早期診断・早期対応のための体制整備
　　・かかりつけ医の認知症対応力向上，認知症サポート医の養成など
　⑲・歯科医師・薬剤師の認知症対応力向上
　　・認知症疾患医療センター等の整備
　　・認知症初期集中支援チームの設置
④行動・心理症状（BPSD）や身体合併症等への適切な対応
　　・循環型のしくみ構築によるもっともふさわしい場所での適切なサービス提供
　　・行動・心理症状（BPSD）への適切な対応
　　・身体合併症などに対応する一般病院の医療従事者の認知症対応力向上
　⑲・看護職員の認知症対応力向上
　　・認知症リハビリテーションの推進
⑤認知症の人の生活を支える介護の提供
　　・介護サービス基盤の整備
　　・認知症介護の実践者→実践リーダー→指導者の研修の充実
　⑲・新任介護職員等向けの認知症介護基礎研修（仮称）の実施
⑥人生の最終段階を支える医療・介護等の連携
⑦医療・介護等の有機的な連携の推進
　　・認知症ケアパスの積極的活用
　　・医療・介護関係者等の間の情報共有の推進
　　・認知症地域支援推進員の配置，認知症ライフサポート研修の積極的活用
　　・地域包括支援センターと認知症疾患医療センターとの連携の推進

Ⅲ　若年性認知症施策の強化

　　・若年性認知症の人やその家族に支援のハンドブックを配布
　　・都道府県の相談窓口に支援関係者ネットワークの調整役を配置
　　・居場所づくり，就労・社会参加の支援

Ⅳ　認知症の人の介護者への支援

①認知症の人の介護者の負担軽減
　　・認知症初期集中支援チーム等による早期診断・早期対応
　　・認知症カフェ等の設置
②介護者たる家族等への支援
　　・家族向けの認知症介護教室等の普及促進
③介護者の負担軽減や仕事と介護の両立
　　・介護ロボット，歩行支援機器等の開発支援
　　・仕事と介護が両立できる職場環境の整備

（つづく）

新 V　認知症の人を含む高齢者にやさしい地域づくりの推進

　①生活の支援（ソフト面）
　　　・家事支援，配色，買い物弱者への宅配の提供等
　　　・高齢者サロン等の設置の推進
　　　・高齢者が利用しやすい商品の開発支援
　　　・新しい介護食品（スマイルケア食）を手軽に活用できる環境整備
　②生活しやすい環境の整備（ハード面）
　　　・多様な高齢者向け住まいの確保
　　　・高齢者の生活支援を行う施設の住宅団地等への併設の促進
　　　・バリアフリー化の推進
　　　・公共交通の充実
　③就労・社会参加支援
　　　・就労，地域活動，ボランティア活動等の社会参加の促進
　　　・若年性認知症の人の就労継続支援（障害福祉サービス）
　④安全確保
　　　・地域での見守り体制の整備
　　　・高齢運転者の交通安全の確保
　　　・詐欺などの消費者被害の防止
　　　・成年後見制度や法テラスの活用促進
　　　・高齢者の虐待防止

新 VI　認知症の予防法，診断法，治療法，リハビリテーションモデル，介護モデル等の研究開発およびその成果の普及の推進

　　・高品質・高効率なコホートを全国に展開するための研究等を推進
　　・認知症の人が容易に研究に参加登録できるようなしくみの構築
　　・ロボット技術やICT技術を活用した機器等の開発支援・普及促進
　　・ビッグデータを活用した地域全体で認知症予防に取り組むスキームの開発

VII　認知症の人やその家族の視点の重視

新①認知症の人の視点に立って認知症への社会の理解を深めるキャンペーンの実施（再掲）
新②初期段階の認知症の人のニーズ把握や生きがい支援
新③認知症施策の企画・立案や評価への認知症の人やその家族の参画

人と推計されている．このうち，2.8万人は，55～64歳が占めている．同調査によると家族介護者の約6割が抑うつ状態にあると判断され，また，約7割の者が発症後収入が減ったと回答しており，経済的困難や家族介護者の介護負担，精神的負担が大きいことが示唆されている．

b. 若年性認知症の対策

　厚生労働省は，若年性認知症対策の推進について2009年3月に各都道府県知事あてに通知を出している（**表Ⅲ-4-7**）．認知症施策推進総合戦略（新オレンジプラン）においては，「都道府県ごとに，若年性認知症の人やその家族からの相談窓口を設置し，若年性認知症の人の自立支援に関わる関係者のネットワークの調整役割を担う者を配置することで，若年性認知症の人の視点に立った対策を進めること」とされており，**若年性認知症支援コーディネーター**の配置を進め施策強化を図っている[13]．

表Ⅲ-4-7　若年性認知症対策の推進に関する通知の概略

1　各行政部局，サービス事業者その他の関係団体等の有機的な連携の下，1人ひとりの状態に応じた多様なサービスの総合的な提供に努めること
　　(1)　認知症疾患医療センターにおける確定診断や自立支援医療による健康保険の自己負担軽減等の医療的な支援
　　(2)　精神障害者保健福祉手帳の取得による支援
　　(3)　障害基礎年金等による経済的な支援
　　(4)　就労移行支援事業や就労継続支援事業等の日中活動等障害福祉サービスによる支援
　　(5)　障害者雇用施策による支援
　　(6)　40歳以上の若年性認知症者に対する介護保険サービスによる支援
2　相談体制や関係者の連携体制の強化，介護保険施設等の若年性認知症者の受け入れ促進を積極的に図ること
　　(1)　若年性認知症コールセンターの設置
　　(2)　地域包括支援センターに配置された認知症連携担当者の適切な支援施策の活用支援
　　(3)　都道府県等で若年性認知症自立支援ネットワークの構築
　　(4)　若年性認知症ケア・モデル事業の実施
　　(5)　介護報酬改定で「若年性認知症利用者受け入れ加算」を創設

［厚生労働省：職業安定局高齢・障害者雇用対策部長，社会・援護局障害保健福祉部長，老健局長連名通知，2009年3月19日より引用］

学習課題

1．なぜ，地域包括ケアシステムが提唱されたのか説明しよう．
2．地域包括ケアシステムの定義と構成要素を説明しよう．
3．高齢者が孤立しないよう，地域住民どうしが支えあうための「集いの場」が増えている．高齢者がみんなと過ごす場があることが，生活能力の維持につながると考えられているからである．自分が住んでいる地域にどのような「集いの場」があるか，調べてみよう．
4．禁煙はがんの一次予防に欠かせない．がん対策の1つとしてどのように禁煙対策がなされているのか調べてみよう．
5．認知症施策推進総合戦略（新オレンジプラン）の7つの柱を挙げよう．

引用文献

1) 近藤克則：健康格差社会—何が心と健康を蝕むのか，医学書院，2005
2) 相田潤，近藤克則：ソーシャル・キャピタルと健康格差，医療と社会23(1)：57-74，2014
3) 介護サービスの基盤強化のための介護保険法等の一部を改正する法律（平成23年法律第72号）
4) 地域共生社会の実現のための社会福祉法等の一部を改正する法律（令和2年法律第52号）
5) 社会保険研究所：地域共生社会の実現のための介護保険制度改正点の解説，令和3年4月版，p.2-3，社会保険研究所，2021
6) 地域包括ケア研究会：地域包括ケア研究会報告書—今後の検討のための論点整理—平成20年度老人保健健康増進等事業，2008
7) 厚生労働省「保健医療2035」策定懇談会：保健医療2035提言書，2015
8) 三菱UFJリサーチ＆コンサルティング〈地域包括ケア研究会〉：地域包括ケアシステムを構築するための制度論等に関する調査研究事業報告書—概要版—，2014
9) 厚生労働省新たな福祉サービスのシステム等のあり方検討プロジェクトチーム：誰もが支えあう地域の構築に向けた福祉サービスの実現—新たな時代に対応した福祉の提供ビジョン，2015
10) 内閣府：平成29年版高齢社会白書（概要版），p.16-17，〔https://www8.cao.go.jp/kourei/whitepaper/w-2017/gaiyou/29pdf_indexg.html〕（最終確認：2021年10月11日）
11) 東京都福祉保健局第3回東京都高齢者保健福祉計画策定委員会：認知症高齢者数の推計（平成37年（2025年））について，〔https://www.fukushihoken.metro.tokyo.lg.jp/kourei/shisaku/koureisyakeikaku/06keikaku2729/06sakutei/3sakutei.files/03-09-2.pdf〕（最終確認：2021年10月27日）
12) 厚生労働省：若年性認知症の実態等に関する調査結果の概要及び厚生労働省の若年性認知症対策について，〔https://www.mhlw.go.jp/houdou/2009/03/h0319-2.html〕（最終確認：2021年10月27日）
13) 仁至会認知症介護研究・研修大府センター：若年性認知症支援コーディネーター配置のための手引書，〔https://y-ninchisyotel.net/wp-content/uploads/oh_27_cordetebiki_all.pdf〕（最終確認：2021年10月27日）

5 生活習慣と健康

この節で学ぶこと

1. 生活習慣と健康の関連について理解する.
2. 生活習慣病について理解する.

A. 生活習慣が健康に与える影響

「ライフスタイル」[1]は，ドイツの社会学者のマックス・ウェーバーにより最初に概念化された用語である．マックス・ウェーバーは，人が社会的な生産階級あるいは生活のレベルなど経済的な背景に応じていくつかの階層に分類され，階層ごとにそれぞれの特徴のある生活様式をもっているということを発見し，ライフスタイルと名付けた．現在のライフスタイルは，生活習慣を表し，個人の生き方，健康に対する考え方，指向性，人生観など含んで表現する用語として使われている．生活習慣とは，「生活を営むうえでの行動の傾向，癖などが持続・定着して形成された行動様式」であり，食事や嗜好品の摂取，排泄，清潔，活動，休息，睡眠などの生物学的なものと，社会的な活動や他者との付き合いにみられる心理・社会的なものが含まれる[2].

　この生活習慣は，健康に大きな影響を及ぼすことがわかっており，適切な健康習慣の人は不適切な人に比べて，加齢の進行がきわめて遅く，寿命に影響することが明らかにされている．この生活習慣と健康に関する代表的な研究として，米国のブレスローらが行った健康習慣と健康に関する調査が歴史的に有名である．ブレスローら[3]は，いろいろな健康習慣のなかから**表Ⅲ-5-1**に示したように7つの健康習慣と身体的健康度への影響を調べた．その結果，7つの健康習慣を実践している人は実践していない同年代の人に比べて，高い健康度を維持していたことを明らかにした．

　わが国でも同様の調査結果が得られており，森本ら[4]は**表Ⅲ-5-1**に示す「8つの健康習慣」を点数化して7点以上をライフスタイル良好，4点以下であれば逆に不良と判定し，ある集団の健康診断のデータをもとに調査を行った．その結果，**図Ⅲ-5-1**に示したようにライフスタイル良好な40歳代の健康度（健康年齢）は20歳代のライフスタイル不良なグループと同一であり，さらにライフスタイル不良グループは，糖尿病，消化性潰瘍，循環器疾患などに多く罹患し，45歳以上の死亡率でもライフスタイル良好グループより数倍高い数値を示していることを明らかにした．つまり，生活習慣は，健康に大きな影響をもたらし，不適切な生活習慣の積み重ねが病気の発症につながり，その一方で適切な生活習慣は病気の予防となる．

　病気の発症や進行には，**図Ⅲ-5-2**に示したように病原体や有害物質などの外部環境要

表Ⅲ-5-1　健康のための生活習慣

レスター・ブレスローらの7つの生活習慣	森本兼曩らの8つの健康習慣	
1. 適正な睡眠時間（7〜8時間）をとる 2. 喫煙しない 3. 適正体重を維持する 4. 過度な飲酒をしない 5. 定期的にかなり激しいスポーツをする 6. 朝食を毎日食べる 7. 間食しない	1. 喫煙をしない 2. 過度の飲酒をしない 3. 毎日朝食を食べる 4. 毎日平均7〜8時間眠る 5. 毎日平均9時間以下の労働にとどめる 6. 身体運動スポーツを定期的に行う 7. 栄養バランスを考えて食事する 8. 自覚的なストレス量が多くない	
	8つのうち守っている健康習慣数	ライフスタイル
	0〜4	不良
	5〜6	中庸
	7〜8	良好

［森本兼曩：ストレス危機の予防医学―ライフスタイルの視点から, p.33, 46, 日本放送出版協会, 2001 を参考に作成］

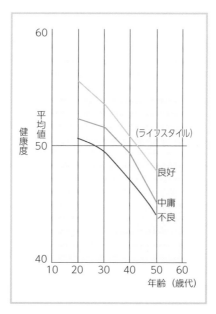

**図Ⅲ-5-1　健康度グラフ（1989年,
森本調べ）**

［森本兼曩（監）：遺伝子が人生を変える―8つの
生活習慣と染色体の驚異の関係, p.62, PHP研究
所, 2001 より引用］

因と，遺伝子異常や加齢などの遺伝的素因，食習慣や運動習慣などの生活習慣が深く関連
している．そして，この生活習慣に関連して発症する病気を生活習慣病（life-style relat-
ed disease）とよんでいる．たとえば，米国で分析された病気の主な原因をみると，**図Ⅲ-
5-3**に示したように心筋梗塞ではライフスタイル要因が60％，がんでは40％，脳卒中は
50％を超えており，ライフスタイルの影響が大きいことがわかる．このように生活習慣は，
健康を支えるいちばんの要因となっており，個人の努力によって改善することが可能であ

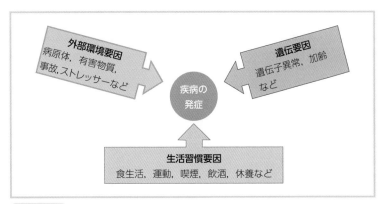

図Ⅲ-5-2　疾病の発症要因

［社会保険出版社：生活習慣病のしおり2021, p.2, 社会保険出版社, 2021より許諾を得て改変し転載］

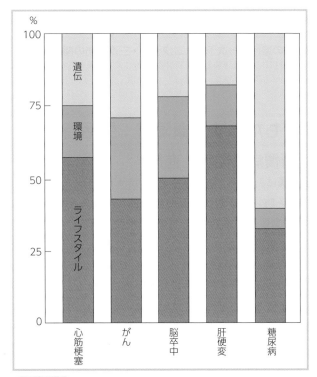

図Ⅲ-5-3　生活習慣病の要因（CDC, 1988年）

［森本兼曩（監）：遺伝子が人生を変える―8つの生活習慣と染色体の驚異の関係, p.19, PHP研究所, 2001より引用］

る．しかし，幼少期から家庭を中心とした環境のなかで習慣化されたものであり，また個人の健康観や生き方などにかかわるため，生活習慣を変更することは容易なことではない．

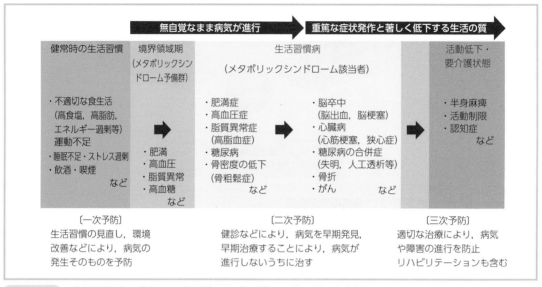

図Ⅲ-5-4　生活習慣病の進行と一次予防・二次予防・三次予防の関係
〔社会保険出版社：生活習慣病のしおり2021, p.7, 社会保険出版社, 2021より許諾を得て改変し転載〕

B. 生活習慣がもたらす健康障害：生活習慣病

1 ● 生活習慣病の発症と進行

　　生活習慣病は，二次予防に重点をおいていた「成人病」対策に加え，生活習慣の改善を
めざす一次予防対策を強化するために新しく導入された概念である．1996年の公衆衛生
審議会で，「食習慣，運動習慣，休養，喫煙，飲酒などの生活習慣が，その発症・進行に
関与する疾患群」[5] と定義されている．すなわち，生活習慣の改善により病気の発症や進
行を予防したり，遅らせたりすることができる疾患である．しかし，**図Ⅲ-5-4**に示した
ように不適切な食生活や運動不足などが積み重なると，肥満や高血圧，脂質異常，高血糖
などの状態が引き起こされ，これが重複すると脳卒中や心筋梗塞の発症の危険性が高くな
ることが明らかにされている．この重複した状態を**メタボリックシンドローム**（内臓脂肪
症候群）予備群とされている．さらに，この状態が進むと，肥満症，高血圧症，脂質異常
症，糖尿病などの生活習慣病が発症し，メタボリックシンドローム該当者（強く疑われる
者）となる．メタボリックシンドロームの診断基準は，**表Ⅲ-5-2**に示したとおりである．
そして，メタボリックシンドローム該当者は，さらに脳梗塞，心筋梗塞，糖尿病の合併症
である失明や慢性腎不全などほかの重篤な疾患に罹患しやすくなる．

　　このように不適切な生活習慣の積み重ねにより，無自覚のまま病気が進行し，重篤な状
態へと進むと考えられている．

表Ⅲ-5-2　メタボリックシンドロームの診断基準

内臓脂肪（腹腔内脂肪）蓄積	
ウエスト周囲径	男性≧85 cm 女性≧90 cm
（内臓脂肪面積　男女とも≧100 cm^{2}に相当）	
上記に加え以下のうち2項目以上	
高トリグリセライド血症 　　　かつ／または 低HDLコレステロール血症	≧150 mg/dl <40 mg/dl 　　男女とも
収縮期血圧 　　　かつ／または 拡張期血圧	≧130 mmHg ≧85 mmHg
空腹時高血糖	≧110 mg/dl

・CTスキャンなどで内臓脂肪量測定を行うことが望ましい.
・ウエスト径は立位, 軽呼吸時, 臍レベルで測定する. 脂肪蓄積が著明で臍が下方に偏位している場合は肋骨下縁と前上腸骨棘の中点の高さで測定する.
・メタボリックシンドロームと診断された場合, 糖負荷試験が薦められるが診断には必須ではない.
・高トリグリセライド血症, 低HDLコレステロール血症, 高血圧, 糖尿病に対する薬剤治療を受けている場合は, それぞれの項目に含める.
・糖尿病, 高コレステロール血症の存在はメタボリックシンドロームの診断から除外されない.
[メタボリックシンドローム診断基準検討委員会：メタボリックシンドロームの定義と診断基準. 日本内科学会雑誌 94(4)：797, 2005より許諾を得て転載]

主な生活習慣病
食習慣：インスリン非依存性糖尿病, 肥満, 家族性のものを除く脂質異常症, 高尿酸血症, 先天性のものを除く循環器疾患, 家族性のものを除く大腸がん, 歯周病など
運動習慣：インスリン非依存性糖尿病, 肥満, 家族性のものを除く脂質異常症, 高血圧症など
喫　煙：肺扁平上皮がん, 先天性のものを除く循環器疾患, 慢性気管支炎, 肺気腫, 歯周病など
飲　酒：アルコール性肝疾患など

2●日本における生活習慣病の概況

　日本では, 生活習慣病の増加に伴い2008年4月から**メタボリックシンドローム**予備群および該当者の減少をめざし, **特定健康診査**および**特定保健指導**を保険者に義務化するようになった. 2019年の国民健康・栄養調査によるとメタボリックシンドローム該当者と予備群と考えられる者は, **図Ⅲ-5-5**に示したように40～74歳でみると男性では2人に1人, 女性では5人に1人であり, 年齢が高くなるほど多くなっている.

　生活習慣病について2017年の総患者数をみると, 高血圧症がもっとも多く993.7万人, 次いで糖尿病が328.9万人, 脂質異常症が220.5万人, 悪性新生物（がん）が178.2万人, 心疾患（高血圧性のものを除く）が173.2万人, 脳血管疾患が111.5万人であり, 合計すると約2,006万人となっている[6]. それぞれの疾患について詳細をみてみよう.

　①**脂質異常症**は, 脳血管疾患や虚血性心疾患を引き起こす要因となっているが, ほとん

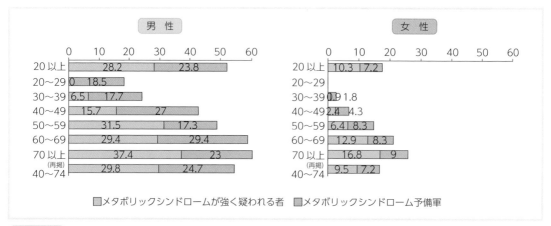

図Ⅲ-5-5　メタボリックシンドロームの状況（20 歳以上）
資料：厚生労働省「国民健康・栄養調査（令和元年）」
［社会保険出版社：生活習慣病のしおり 2021, p.40, 社会保険出版社, 2021 より許諾を得て転載］

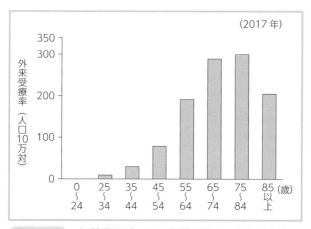

図Ⅲ-5-6　年齢階級別にみた脂質異常症の外来受療率
資料　厚生労働省「患者調査」
［厚生労働統計協会：国民衛生の動向 2021/2022, p.94, 2021 より引用］

ど自覚症状がなく健康診断などで発見されることが多い．2017 年の年齢階級別の受療率をみると，**図Ⅲ-5-6** に示すように脂質異常症は 40 歳代後半から急激に高くなっており，若年からの生活習慣の影響が壮年期の健康状態に現れていると考えられる．したがって，若年からの生活習慣の改善に対する支援が必要である．

　②**糖尿病**は，生活習慣と無関係に発症する 1 型糖尿病と生活習慣が関連している 2 型糖尿病があり，多くは 2 型糖尿病である．そして，糖尿病は，日本の主な死因である脳血管疾患や虚血性心疾患の危険因子となっており，糖尿病性腎症，糖尿病性網膜症，糖尿病性神経障害など重篤な合併症をも引き起こす．2016 年の国民健康・栄養調査[7] によると，糖尿病が強く疑われる者[*1] が約 1,000 万人，糖尿病の可能性が否定できない者[*2] を合わせると約 2,000 万人と多いが，2007 年以降減少している（**図Ⅲ-5-7**）．さらに，糖尿病が強く疑われる者のうち，2018 年の時点で治療を受けている者は男性 74.1%，女性 64.0%，治

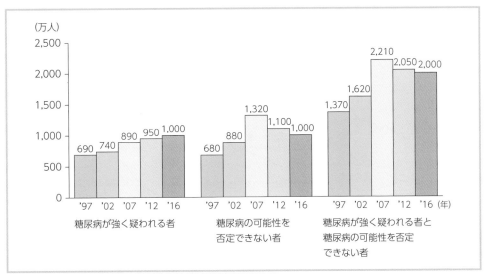

図Ⅲ-5-7　糖尿病が強く疑われる者および糖尿病の可能性を否定できない者の推計人数（20歳以上，男女計）
［厚生労働省：平成28年国民健康・栄養調査結果の概要，〔https://www.mhlw.go.jp/stf/houdou/0000177189.html〕（最終確認：2021年8月27日）より引用］

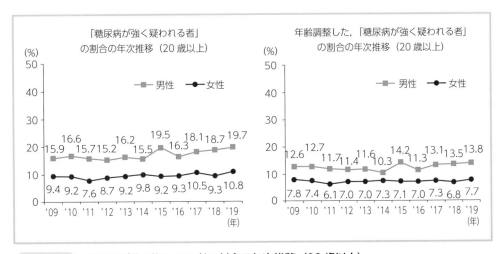

図Ⅲ-5-8　糖尿病が強く疑われる者の割合の年次推移（20歳以上）
［厚生労働省：令和元年国民健康・栄養調査報告，p.49，〔https://www.mhlw.go.jp/content/000710991.pdf〕（最終確認：2021年8月27日）より引用］

療を受けていない者は男性25.9%，女性36.0%と女性のほうが治療を受けていない者が多い．また，図Ⅲ-5-8をみると男女ともに年々糖尿病が強く疑われる者が若干増えており，

---

*1 「糖尿病が強く疑われる者」とは，ヘモグロビンA1cの測定値がある者のうち，ヘモグロビンA1c（NGSP）値が6.5%以上（2007年まではヘモグロビンA1c（JDS）値が6.1%以上）または，生活習慣調査票の問6「これまでに医療機関や健診で糖尿病といわれたことがありますか」に「1あり」と回答し，問6-1「糖尿病の治療を受けたことがありますか」に「1過去から現在にかけて継続的に受けている」および「2過去に中断したことがあるが，現在は受けている」と回答した者．
*2 「糖尿病の可能性を否定できない者」とは，ヘモグロビンA1cの測定値がある者のうち，ヘモグロビンA1c（NGSP）値が6.0%以上，6.5%未満（2007年まではヘモグロビンA1c（JDS）値が5.6%以上，6.1%未満）で，「糖尿病が強く疑われる者」以外の者．

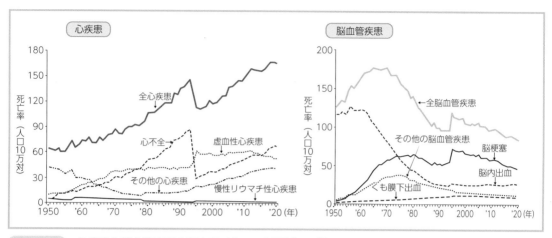

図Ⅲ-5-9　心疾患と脳血管疾患の死亡率（人口10万対）の推移

資料　厚生労働省「人口動態統計」

注　1）「その他の心疾患」は，「全心疾患」から「虚血性心疾患」「心不全」「慢性リウマチ性心疾患」を除いたものである.
　　2）全脳血管疾患は，脳内出血と脳梗塞とその他の脳血管疾患の合計である.
　　3）くも膜下出血は，その他の脳血管疾患の再掲である.
　　4）2020年は概数である.

［厚生労働統計協会：国民衛生の動向2021/2022, p.68, 2021より引用］

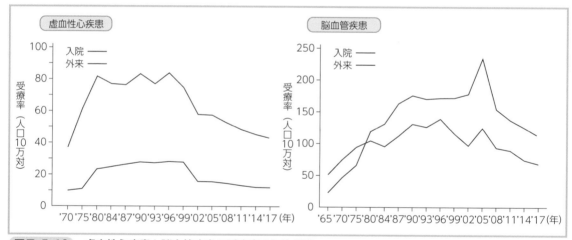

図Ⅲ-5-10　虚血性心疾患と脳血管疾患の受療率の年次推移

資料　厚生労働省「患者調査」

［社会保険出版社：生活習慣病のしおり2021, p.43, 45, 社会保険出版社, 2021より許諾を得て転載］

壮年期の重大な健康問題であるとともに，生活習慣の改善および治療につながるような支援が必要である.

　③**虚血性心疾患**は，狭心症や心筋梗塞を含み，**図Ⅲ-5-9**に示すように死亡率はほぼ横ばいで推移していたが近年やや低下している. 一方，**図Ⅲ-5-10**の虚血性心疾患の受療率をみると1999年以降徐々に減少し，横ばい状態である. 虚血性心疾患も一次予防を中心とした対策が必要であり，とくに急性心筋梗塞は発症後医療機関に到着するまでの対応が生命予後を大きく左右するといわれている. このことから，一般市民に対する一次救命処

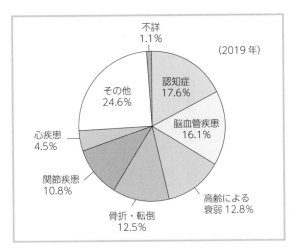

図Ⅲ-5-11　介護が必要となった原因
資料　厚生労働省「国民生活基礎調査」
[厚生労働統計協会：国民衛生の動向2021/2022,
p.95，2021より引用]

置の普及活動が行われ，自動体外式除細動器（AED）の使用が認められるようになり，救命率向上のためにさまざまな取り組みが行われている．

　④**脳血管疾患**は，脳出血やくも膜下出血，脳梗塞を含み，1951年から約30年間は死亡原因の第1位を占めていたが，現在では第4位となっている．**図Ⅲ-5-9**の死亡率の推移をみると1965年頃から脳内出血による死亡率が減少する一方で脳梗塞が徐々に増えた．しかし，現在では減少傾向ではあるものの脳梗塞がもっとも多い．そして，脳血管疾患の死亡率が減少してきたが，**図Ⅲ-5-10**に示した脳血管疾患の受療率は2000年から2005年は急増した．その後，2005年以降は入院および外来ともに受療率が減少している．また，脳血管疾患は，**図Ⅲ-5-11**に示したように介護が必要となった原因の16.1%を占めており，一次予防とともに疾患発症後の急性期医療やリハビリテーションなどの三次予防の充実が必要である．

　⑤**悪性新生物**は，1981年以降増加の一途をたどっており，2019年の死亡数は37万6,392人となっている．主な部位についてみると，第1位が肺がん，第2位が大腸がん（結腸がんと直腸がんの合計），第3位が胃がんである．年齢調整死亡率の部位別では，**図Ⅲ-5-12**に示したように男性は第1位が肺がん，第2位が大腸がん，第3位が胃がん，女性は第1位が乳がん，第2位が大腸がん，第3位が肺がんである．死亡率の年次推移をみると，従来多かった胃がん，食道がん，肝臓がんが減少し，それに代わって肺がん，大腸がん，前立腺がんなどが増加しているが，近年は横ばい状態である．一方，膵臓がんは男女ともに増加している．また，2017年のがん罹患数は，97万7,393例であり，部位別では第1位が大腸がん，第2位が胃がん，第3位が肺がんとなっている．とくに男性では前立腺がんが胃がんを上回り1位となっている．女性は変わらず乳がんが1位を占めている．性別の年齢調整罹患率は，**図Ⅲ-5-13**に示したように男性では第1位が胃がん，第2位が前立腺がん，第3位が大腸がんであるのに対して，女性では第1位が乳がん，第2位が大腸がん，第3位が胃がんとなっている．罹患率の年次推移をみると，男性の前立腺がん，女性の大腸がん，乳がん，子宮がんおよび卵巣がんで増加傾向がみられる．

　生活習慣病は，全死亡数の約50%を占め，それにかかる医療費は，2017年度では全体

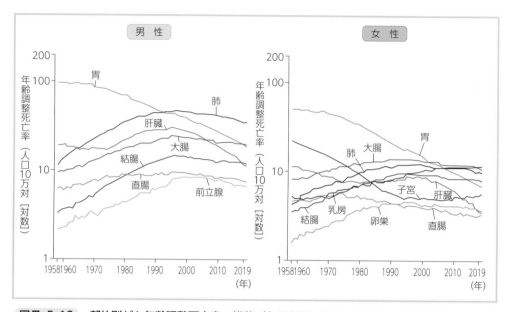

図Ⅲ-5-12　部位別がん年齢調整死亡率の推移（主要部位・対数）[1958〜2019年]
[国立がん研究センターがん対策情報センターがん情報サービス：がんの統計'21, p.43,〔https://ganjoho.jp/public/qa_links/report/statistics/pdf/cancer_statistics_2021.pdf〕（最終確認：2021年12月26日）より引用]

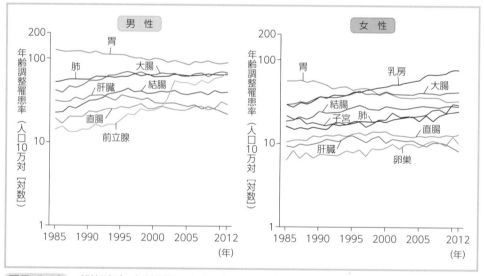

図Ⅲ-5-13　部位別がん年齢調整罹患率の推移（主要部位・対数）[1985〜2012年]
注　乳房の1975〜2002年は上皮内がんを含む.
[国立がん研究センターがん対策情報センターがん情報サービス：がんの統計'19,〔https://ganjoho.jp/data/reg_stat/statistics/brochure/2019/cancer_statistics_2019_fig_J.pdf〕（最終確認：2021年4月10日）より引用]

の国民医療費約43.7兆円の約30%にのぼる．したがって，日本における深刻な社会問題となっていることから，一次予防や二次予防を強化する「健康日本21（第二次）」生活習慣病対策，「第3期がん対策推進基本計画」などさまざまな対応策が講じられている．

学習課題

1. 生活習慣病の定義を説明しよう.
2. 生活習慣病の進行とそれを予防する方法について説明しよう.

■ 引用文献 ■
1) 森本兼曩（監）：遺伝子が人生を変える—8つの生活習慣と染色体の驚異の関係, p.180-181, PHP研究所, 2001
2) 見藤隆子, 児玉香津子, 菱沼典子（総編集）：看護学事典, 第2版, 日本看護協会出版会, p.532, 2011
3) Belloc NB, Breslow L：Relationship of physical health status and health practices. Preventive Medicine 1（3）：409-421, 1972
4) 森本兼曩（監）：遺伝子が人生を変える—8つの生活習慣と染色体の驚異の関係, p.42-73, PHP研究所, 2001
5) 社会保険出版社：生活習慣病のしおり2021—データで見る生活習慣病, p.80-85, 社会保険出版社, 2021
6) 厚生労働省大臣官房統計情報部：平成29年（2017）患者調査の概況,〔https://www.mhlw.go.jp/toukei/saikin/hw/kanja/17/dl/05.pdf〕（最終確認：2021年4月10日）
7) 厚生労働省：平成28年国民健康・栄養調査報告結果の概要,〔https://www.mhlw.go.jp/bunya/kenkou/eiyou/dl/h28-houkoku-03.pdf〕（最終確認：2019年2月8日）

6　職業・労働と健康

この節で学ぶこと

1. 職業が心身の健康に与える影響について理解する.
2. 労働者の健康にかかわる主な法律について理解する.
3. 職業・労働に起因する健康障害や疾病, その要因と予防について理解する.
4. 近年の労働者のおかれている状況について理解する.

A.　職業・労働が健康に与える影響

　成人にとって仕事はやりがいや達成感, 自己実現などを経験する機会となる. 一方, 仕事が原因で心身の健康障害にいたることがある. 職業に起因する健康障害には, 職業性疾病, 作業関連疾患などがある. これらにはさまざまな疾患があり, 疾患の要因, 発症にいたるまでの時間的な流れについても多様である. たとえば, 事故などの負傷, 有機溶剤による急性中毒のように急速に発症するものもあれば, じん肺のように初期にはほとんど自覚症状がなく, 特定の職業に長期間従事し続けることで, しだいに症状が重くなっていく疾病もある.

　働く人々の精神的側面に目を向けると, 2020年の労働安全衛生調査[1]によれば, 「現在の仕事や職業生活に関することで, 強いストレスとなっていると感じる事柄がある」とする労働者の割合は54.2％となっている. その内容は割合の高い順に「仕事の質・量」56.7％, 「仕事の失敗, 責任の発生等」35.0％, 「対人関係（セクハラ・パワハラを含む）」27.0％となっている. 就業者においてメンタルヘルスに不調を感じたことが「ある」者の割合は, 32.8％となっており, 産業別にみると「医療・福祉」40.2％[*1], 「教育・学習支援業」36.9％, 「学術研究, 専門・技術サービス」などで割合が高い. また長時間労働をしている者でメンタルヘルスの不調を感じた割合が高い傾向となっている[2].

　仕事上のストレスは健康障害と関連することも指摘されている. 就労上のストレスとなる要因には, **図Ⅲ-6-1**のようなものがある. 就労上のストレッサーによりストレス反応が長期間継続されると, 健康障害として狭心症などの循環器疾患, うつ病などの精神疾患, 腰痛などの筋骨格系疾患, 行動の面では仕事上の事故が起こりやすくなることが報告されている[3].

[*1]看護師のメンタルヘルスに影響を与える要因は, 勤務する職場, 経験する出来事によりさまざまである. たとえば, 救急医療に従事する看護師の仕事上のストレッサーは, 「急患が重なること」「重症患者の看護における困難さ」などが指摘されている[4]. また, 病棟看護師を対象とした調査によれば, 「最近1ヵ月の休日数の少なさ」「判断の難しい仕事」「患者の死に直面する」などのストレッサーが, 看護師の精神的不調と関連性があることが示唆されている[5].

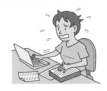
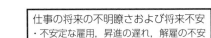
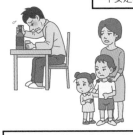
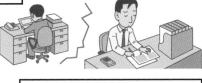
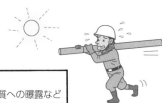

量的および質的な作業負担
・量的負担(作業の多さ),質的負担
　(作業の複雑さや困難性)
・作業負担が量的および質的に過小

役割ストレス
・仕事上の責任や期待が不明確(役割不明確)
・矛盾する指示や人員不足などによる葛藤に
　より職務遂行が困難(役割葛藤)

職場の人間関係
・職場の人間関係上の葛藤(ハラスメント,いじめ,暴力)
・上司や同僚などからの支援がない

仕事のコントロール
・仕事の自立性が少ない
・意志決定への参加の機会が少ない

仕事の将来の不明瞭さおよび将来不安
・不安定な雇用,昇進の遅れ,解雇の不安

仕事上のライフイベント
・失職,昇進,降格,勤務形態
　の変化など

技術の活用の欠如
・習得した技術を発揮できる機会が少ない

仕事と仕事外の生活との葛藤
・仕事のために家庭生活に支障が生じる
・家庭生活の問題が仕事に影響する

職場の物理化学的環境
・照度,温度,騒音,有害物質への曝露など

図Ⅲ-6-1　就労上のストレスとなる要因

[川上憲人:職業性ストレスと精神障害の疫学.産業精神保健マニュアル,日本産業精神保健学会(編),p.24-33,中山書店,2007を参考に作成]

B.　労働者の健康にかかわる主な法律

　　日本には労働者の健康や安全にかかわるさまざまな法律がある.**労働条件**とは,労働者が仕事に従事するうえでの,賃金,労働時間・休憩・休日および年次有給休暇,安全および衛生,災害補償などについての条件のことであるが,**労働基準法**において最低限の基準が定められている.

　　労働安全衛生法は,労働基準法と相まって,労働災害の防止などにより職場における労働者の安全と健康を確保し,快適な職場環境の形成を促進することを目的としている.そのほかにも,じん肺法,作業環境測定法などがある.

C.　職業・労働,労働環境がもたらす健康障害

1 ● 職業性疾病,作業関連疾患,業務上疾病

a. 職業性疾病

　　職業性疾病は,災害性疾病と職業病に分けられる.

　　災害性疾病は,有害な要因に一時的に曝露あるいは負傷し,ただちに健康障害が現れるものをいう.例として災害性腰痛(ぎっくり腰),酸素欠乏症,硫化水素中毒などがある.

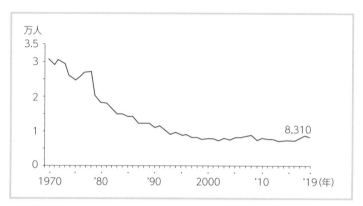

図Ⅲ-6-2　業務上疾病者の推移（休業4日以上）
資料　厚生労働省「業務上疾病発生状況等調査」
［厚生労働統計協会：国民衛生の動向2021/2022, p.321, 2021 より引用］

　職業病は，有害な要因に少量ずつ曝露または負荷を繰り返し受けることにより，ある程度期間が経過したあとに現れる健康障害で，職業がん，じん肺などが代表的である．これらは原因を除去することにより予防可能な疾病であることが多く，予防を図ることが重要である．

b.　作業関連疾患

　作業関連疾患（work related disease）は，1976年の第26回WHO総会で提唱された．1980年代にWHOの専門委員会で採択された定義は，「認定された職業病以外で，作業環境と作業遂行が疾病の要因に著しく寄与するが，その程度が種々であるような健康疾患．明確な職業病とは区別され，一般人口にも出現するが作業環境の中で遭遇する危険因子から惹起され，あるいは，それに関連するもの」[6]とされる．すなわち，業務に完全に起因しない疾病（職業病でない），つまり一般疾病のうち，過酷な作業条件や作業環境によって，その疾病の自然経過より急速に，かつ著明に発症がみられたり，病勢が増悪するおそれのある疾患といえる[6]．作業関連疾患には，循環器疾患（高血圧症・虚血性心疾患），脳血管疾患（脳梗塞・脳出血・くも膜下出血），高脂血症，肝疾患，慢性非特異性呼吸器疾患（慢性気管支炎・肺気腫・喘息）[*2]，糖尿病，ストレス関連疾患（うつ病・神経症・職場不適応など），筋骨格系疾患（腰痛・頸肩腕症候群・手根管症候群），突然死（過労死）などがある．

c.　業務上疾病

　労働者が業務上の事由で負傷または疾患に罹患した場合，労働基準法第75条に基づき事業主には，労働者への療養補償の義務が課せられている．その対象となる疾患を**業務上疾病**といい，労働基準法施行規則第35条に範囲が定められている．業務上疾病の年次別の発生状況は近年，ほぼ横ばいで推移し，2019年は8,310人であった（**図Ⅲ-6-2**）．

　業務上疾病のうちもっとも多いのは負傷に起因する疾病であり，なかでも災害性腰痛が6割以上を占める（**図Ⅲ-6-3**）．

[*2]慢性気管支炎・肺気腫は，慢性閉塞性肺疾患（chronic obstructive pulmonary disease：COPD）と総称される．

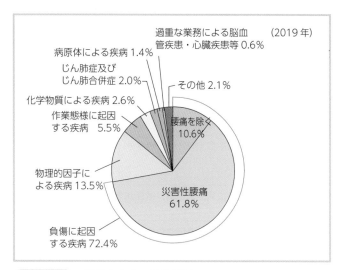

図Ⅲ-6-3　業務上疾病の発生状況
資料　厚生労働省「業務上疾病発生状況等調査」
［厚生労働統計協会：国民衛生の動向2021/2022, p.321, 2021 より引用］

2● 要因別にみる職業・労働に起因する健康障害

　労働者の健康に影響を及ぼす要因には，物理的要因，化学的要因，生物的要因などの労働環境によるものと，人間工学的要因などの作業条件によるものに大別される（**表Ⅲ-6-1**）.

a. 物理的要因による健康障害

（1）振動障害

　工具，機械や装置などの振動が人体に伝わることにより生ずる健康障害である．主な障害として末梢循環障害，末梢神経障害，骨関節障害がある．これらの障害がはなはだしい場合には，就労の継続が困難になることもある．末梢循環障害は，白蝋病ともよばれる職業性のレイノー現象がもっともよく知られている．手指に長時間，継続的に振動が負荷されると，血流障害が起こり，指の末端が蒼白となる．冷感・しびれ感・疼痛を伴う．予防は，振動の少ない工具の選定，作業時間の管理，身体の保温などが挙げられる．

（2）騒音障害

　騒音は，騒音性難聴を引き起こすおそれがある．騒音性難聴には騒音に曝露して一時的に聴力低下をきたす可逆的な場合と，永久的に聴力が低下する場合がある．騒音性難聴は，周波数4,000Hz付近の高音域の聴力から低下[*3]していく[7]．治療は効果的なものが少なく，予防することが重要である．予防は，耳栓などの防音保護具の着用，騒音の少ない装置の使用，壁や天井に吸音材などの吸音措置をするなどが挙げられる．

b. 化学的要因による健康障害

　化学物質の曝露の経路は3つある（**図Ⅲ-6-4**）．これらの経路に留意しながら健康障害の予防を行うことが大切である．

[*3]騒音性難聴は，最初4,000 Hz付近の高音域から低下していく．会話音域は通常500 Hzから2,000 Hz[7]であるため，初期の騒音性難聴は日常生活上では気づかれにくい．そのため健康診断で聴力検査を受け，早期発見することが大切である．

表Ⅲ-6-1　労働者の健康障害とその要因

	要　因	健康障害	主な産業の場や職種
物理的要因	振　動	末梢循環障害，末梢神経障害，骨関節障害	林業のチェーンソー作業，鉱業の削岩機作業，電動ハンマーなどの打撃機構を有する工具の使用者
	騒　音	騒音性難聴（一時的な聴力低下・永久的聴力低下）	金属プレス作業など
	高温多湿，低温	熱中症（熱射病，熱疲労）など／冷房病	炎天下での作業（建設業など）・真夏の閉め切った場所での作業／冷凍庫の中での作業
	高気圧・急な気圧の変化	高山病，潜函病，減圧症など	潜水漁法，トンネル，ダムなどの建設工事など
	電離放射線（X線，γ線，α線，β線，中性子線）	発がん，遺伝的影響，造血器障害，白内障，皮膚障害	医療従事者，放射線を用いた製品検査をする非破壊検査従事者，原子力発電所従事者など
化学的要因	粉じん（珪酸など）	じん肺	鉱業，窯業，鋳物業など
	有機溶剤（トルエン，キシレン）	中枢神経抑制作用，臓器特異性の健康障害（神経系，造血器，肝臓など）	塗装製造，塗装，印刷，接着など
	特定化学物質などの化学物質（塩化ビニルモノマー，マゼンタなど）	職業がん（塩化ビニルモノマー／肝臓の血管肉腫，マゼンタ／膀胱がん）など	ポリ塩化ビニル製造工場など
	石綿（アスベスト）	石綿肺，肺がん，中皮腫など	石綿の製品製造，石綿を用いた設備，施設の解体など
	金属（鉛，水銀，砒素など）	金属中毒，皮膚障害など	非鉄金属製錬など
生物的要因	ウイルス，細菌などの病原体	ウイルス，細菌性感染症	医療従事者など
	胞子，かびなど	喘息，農夫肺（過敏性肺臓炎）	農業従事者など
	動物の上皮，毛など	アレルギー症（皮膚炎，呼吸器症状など）	動物にかかわる職種など
人間工学的要因	VDT作業	頸肩腕症候群，腰痛，目の疲労など	パソコンなどのデータ入力作業など
	上肢を使用する作業	頸肩腕症候群	パソコンなどのデータ入力作業者，ピアニストなど
	重量物を取り扱う作業	腰痛	金属加工業，保育士，医療従事者など

［和田　攻(監)，森　晃爾(編)：産業保健マニュアル，南山堂，2014を参考に作成］

(1) 有機溶剤による障害

　有機溶剤とは，ほかの物質を溶かす性質をもつ有機化合物の総称である．常温では液体だが揮発性が高く，呼吸器や皮膚から吸収される．急性の中毒では麻酔薬投与時の症状が現れることが多く，慢性中毒では，神経系，造血器，肝臓，腎臓などが障害される．予防としては，排気装置の設置や保護具着用などがある．

　事例 有機溶剤による中毒

　　塗装工のAさんは，窓と出入口以外に開口部がない浴室で，出入口を閉め切った状態で浴槽の壁の塗装作業を行っていたところ，呼吸用保護具を着用せず作業を行っていたため，有機溶剤蒸気を吸入して有機溶剤中毒となった．

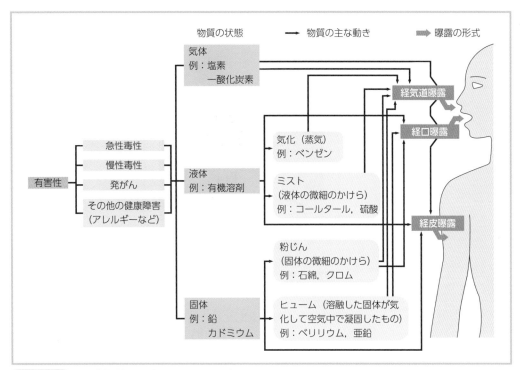

図Ⅲ-6-4　化学物質の人体への曝露の経路
[中央労働災害防止協会(編)：労働衛生のしおり, p.59, 中央労働災害防止協会, 2007より引用]

　　近年の有機溶剤中毒の発生例では，この事例のように，不十分な換気，呼吸用保護具の未着用，労働衛生教育の不足などが発生原因として指摘されている[8]．有機溶剤の急性中毒は，急速に症状が出現，進行し，重篤な状態に陥る場合もある．そのため，ほかの職業性疾患と同じく予防が重要となる．そのためには，「労働衛生の3管理」（第Ⅴ章-1-E参照）に沿って対策を立て，あわせて労働者に対して，原因物質により起こりうる健康障害，症状，予防対策などを周知，教育する必要がある．

(2) 粉じんによる障害

　　粉じんによる健康障害としてじん肺がある．じん肺とは，吸入した粉じんにより肺に線維性増殖性の変化が生じた疾病である．吸入された粉じんが肺胞のなかにとどまり，肺胞を刺激して炎症が起こり線維の増殖が生じる．肺の正常な機能が損なわれ，息苦しさ，咳や喀痰（かくたん）といった症状が現れ，進行すると呼吸困難や動悸（どうき）により体を動かすこともつらくなる．合併症として，肺結核，結核性胸膜炎，続発性気管支炎，続発性気管支拡張症，原発性肺がんなどが起こりやすい．じん肺に対する根本的な治療法はなく対症療法に限られているため，予防が重要である．

　　予防方法には，呼吸用保護具（防じんマスク）の着用（**図Ⅲ-6-5**），排気装置を設置するなどが挙げられる．じん肺法により健康管理などの措置が定められている．

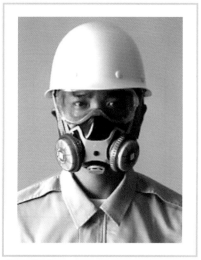

図Ⅲ-6-5　防じんマスク
着用者の顔にフィットするマスクを選ぶことが
重要である.
［写真提供：興研株式会社］

コラム

1つの職場で複数の労働者に発生した胆管がん

　2011年当初，印刷会社の元従業員から，校正印刷部門の担当者が複数，胆管がんを発症しているとの相談を受けた産業医科大学の熊谷信二らは，従業員（元従業員を含む）に，聞き取り調査を行った[i〜iii]．結果，その時点で胆管がんを発症した者は62名中11名，すでに死亡している者は6名であった．この死亡率は，日本人の胆管がんによる年齢階級別死亡率をはるかに超えており，特殊な事態であることは明らかであった．さらに発症者の年齢は，胆管がんの好発年齢より若年であり，共通して特定の化学物質を仕事上使用していたことが判明した．以上の点から職業に起因している可能性が示唆された．厚生労働省の依頼で，独立行政法人労働安全衛生総合研究所が行った調査では，当該事業所の作業場の換気は不十分であり，労働者は，高濃度の化学物質に曝露されていたことが明らかとなった[iv]．これらの結果から厚生労働省は，化学物質である1,2-ジクロロプロパンおよびジクロロメタンの高濃度曝露が胆管がん発症の原因となった蓋然性（がいぜんせい）が高いと結論づけた[v]．このことは，マスメディアでも多く報道された．

　その後，ほかの会社の労働者からも同様の症例が報告された．現在では，情報を周知し，予防策を講じるとともに，都道府県労働局などでは相談を受けつけている．2019年までに全国で32名が労災の認定を受け[vi]，労災認定は適宜進められている.

引用文献

i) 熊谷信二, 車谷典男, 市原　学：オフセット校正印刷労働者に発生する肝内・肝外胆管癌. 産業衛生学雑誌55(2)：77-78, 2013
ii) 熊谷信二, 車谷典男, 市原　学：オフセット校正印刷労働者における肝内・肝外胆管癌の多発. 日本医事新報 No.4618：48-49, 2012
iii) 櫻井治彦：有機塩素系洗浄剤によると思われる胆管がんの発生—特に因果関係をめぐって. 産業医学ジャーナル36(4)：49, 2013
iv) 厚生労働省労働基準局安全衛生部：大阪府の印刷事業場に対する測定結果等について, 2012年8月,〔https://www.mhlw.go.jp/stf/houdou/2r9852000002ioeh.html〕（最終確認：2018年12月18日）
v) 厚生労働省労働基準局労災補償部：「印刷事業場で発生した胆管がんの業務上外に関する検討会」の報告書及び今後の対応について, 2013年3月,〔https://www.mhlw.go.jp/stf/houdou/2r9852000002x6at.html〕（最終確認：2018年12月18日）
vi) 厚生労働省労働基準局補償課：平成30年度業務上疾病の労災補償状況調査結果(全国計),〔https://www.mhlw.go.jp/content/11400000/000578733.pdf〕（最終確認：2020年12月22日）

(3) 石綿（アスベスト）による障害

石綿は，鉱物性珪酸塩の繊維状のもので，青石綿（クロシドライト），白石綿（クリソタイル），茶石綿（アモサイト）などの種類がある．石綿の繊維を吸入すると石綿肺，肺がん，中皮腫などの重度な健康障害を誘発することが明らかになっている．以前は建材などに使用されていたが，現在は人体への危険性から，新たな製造・輸入・使用等が禁止されている[9]．石綿障害予防規則では，建築物の解体作業による石綿曝露による健康障害を未然に防止することが定められている[10]．2020年の石綿による健康障害の労災保険給付支給決定数は，肺がん337人，中皮腫608人であった[11]．

c. 作業条件による健康障害

(1) VDT作業による影響

VDT（visual display terminals）作業とは，コンピュータの出力画面を見たり，操作をする作業のことである．VDT作業による人体への影響として，目の疲労や視力低下，頸・肩・腕や腰部などの筋疲労，いらいらするなどの精神的な影響などがみられる．予防は，照明および採光の調整，椅子，机，キーボード，マウスなどの調整，連続して1時間を超える作業をしないこと，連続作業の間には10〜15分の休止時間をとること，就業前後や作業中に体操・ストレッチなどを行うことなどがあり，具体的な内容が「VDT作業における労働衛生管理のためのガイドライン」[12]に記されている（同ガイドラインが推奨するVDT作業環境の具体的な例は第Ⅴ章-1-E参照）．

3 ● 不適切な労働環境による健康障害

昨今，過重労働，職場におけるいじめ・嫌がらせ・ハラスメントなどが大きな社会問題となっている．有名大手企業の新入社員が，長時間労働やパワーハラスメントに苦しんだ末，クリスマスに自殺で亡くなった痛ましい事件を覚えている人は多いだろう．過重労働・過労死など，職場におけるハラスメントを防止するには，事業主，労働者，職場の対策が重要になってくる．現在，これらについては法律の制定，改正が進められている．

a. 過重労働，過労死への対策

長時間にわたる過重な労働は，疲労の蓄積をもたらすもっとも重要な要因と考えられ，脳・心臓疾患の発症との関連性が強いという医学的知見が得られている．「過重労働による健康障害防止のための総合対策について」[13]により，事業主は時間外・休日労働時間の削減，年次有給休暇の取得促進，労働時間などの設定の改善，労働者の健康管理などについて措置の徹底を図ることとされている．また対策の強化を図るため2005年に労働安全衛生法の改正が行われ，長時間労働者に対する医師の面接が定められた．

また過労死等がなく，健康で充実して働き続けることのできる社会の実現に寄与することを目的として，2014年に過労死等防止対策推進法が公布された．過労死等とは，「業務における過重な負荷による脳血管疾患・心臓疾患を原因とする死亡若しくは業務における強い心理的負荷による精神障害を原因とする自殺による死亡又はそれらの疾患」をさす[14]．脳・心臓疾患の労災の認定要件は，「異常な出来事」「短期間の過重業務」「長期間の過重業務」で，そのうち発症の原因が業務による明らかな過重負荷であると認められたものが業務上疾病として取り扱われる．過労死等の労災補償状況であるが，2020年の労災支給

件数は脳・心臓疾患で194件，精神障害で608件であった[15]．

b. 職場におけるハラスメントへの対策

　不適切な労働環境として注目すべきもう1つの問題は，職場におけるいじめ，嫌がらせや種々のハラスメントであろう．これらは個人の尊厳を軽んじ傷つけるなど，人権侵害にかかわる許されない行為である．ハラスメントによる職場への影響としては，労働者が能力を十分に発揮する妨げになる，職場の秩序の乱れや業務に支障が生じる，貴重な人材を失うなど，重大な損失につながる大きな問題であろう．しかし，わが国におけるいじめ・ハラスメント等の実態は深刻である．2016年「第2回日本人の就業実態に関する総合調査」によると，いじめ等に類する何らかの行為を受けた割合は，34.0％と3人に1人であり，そのうち34.4％の者が，その行為をパワーハラスメントだと感じたと回答している[16]．また「令和元年度個別労働紛争解決制度[*4]の施行状況」における相談件数のうち，一番多かった相談内容は「いじめ・嫌がらせ」の87,570件で，8年連続でトップとなっている[17]．

　このような状況下，法律の改正等[*5]により2020年6月1日，職場におけるハラスメント防止対策が強化された．職場におけるパワーハラスメントについては，その防止措置が「事業者の義務」となった[18]．セクシュアルハラスメントや妊娠・出産・育児休業等に関するハラスメントについては，「事業主に相談等をした労働者に対する不利益な取り扱いの禁止」，「事業主及び労働者の責務」など防止対策が強化された．

▶ ハラスメント等の定義

　なお，ハラスメント等については法的な定義が存在する．職場における「パワーハラスメント」とは，職場において行われる①優越的な関係を背景とした言動であって，②業務上必要かつ相当な範囲を超えたものにより，③労働環境が害されるものであり，①から③の要素をすべて満たすものをいう[18, 19]．また，職場における「セクシュアルハラスメント」とは，職場において行われる，労働者の意に反する性的な言動に対する労働者の対応により，その労働者が労働条件について不利益を受けたり，性的な言動により就業環境が害されることをいう[18, 20]．職場における「妊娠・出産・育児休業等に関するハラスメント」とは，職場において行われる，上司・同僚からの言動（妊娠・出産したこと，育児休業などの利用に関する言動）により，妊娠・出産した女性労働者や育児休業などを申出・取得した男女労働者の就業環境が害されることをいう[18, 20]．個別の事案についてハラスメントに該当するか否か総合的に考慮・判断されることが必要である．

　なお，健康障害と看護職の支援についての詳細は第Ⅴ章-1-Fを参照されたい．

[*4]「個別労働紛争解決制度」とは，個々の労働者と事業主との間の労働条件や職場環境などをめぐるトラブルを未然に防止し，早期に解決を図るための制度で，「総合労働相談」，労働局長による「助言・指導」，紛争調整委員会による「あっせん」の3つの方法がある．

[*5]2019年の通常国会で「女性の職業生活における活躍の推進に関する法律等の一部を改正する法律」が成立し，「労働施策の総合的な推進並びに労働者の雇用の安定及び職業生活の充実等に関する法律」が改正され，パワーハラスメント防止対策が強化された．セクシュアルハラスメントや妊娠・出産・育児休業等に関するハラスメントについては，「男女雇用機会均等法」および「育児・介護休業法」の一部改正によって強化された．

学習課題

1. 労働者におけるメンタルヘルスの不調の主な原因を挙げてみよう.
2. 労働基準法や労働安全衛生法には, どのようなことが定められているか説明してみよう.
3. 職業性疾病, 作業関連疾患, 業務上疾病とは何か. 主な疾病をあげ, それぞれの特徴や相違点について説明しよう.
4. 騒音, 有機溶剤, 石綿など労働者の健康に影響を及ぼす要因とそれにより起こりうる健康障害を挙げ, その具体的予防方法について説明しよう.
5. 過重労働, 職場におけるハラスメントなどに対する法律, 施策にはどのようなものがあるか, 説明してみよう.

引用文献

1) 厚生労働省：令和2年労働安全衛生調査（実態調査）の概況,〔https://www.mhlw.go.jp/toukei/list/dl/r02-46-50_gaikyo.pdf〕（最終確認：2021年8月4日）
2) 労働作成研究・研修機構：「第3回日本人の就業実態に関する総合調査（2018年調査）」結果. 令和2年4月22日,〔https://www.jil.go.jp/press/documents/20200422.pdf〕（最終確認：2021年1月29日）
3) 川上憲人, 原谷隆史：職業性ストレスの健康影響. 産業医学ジャーナル22(5)：51-55, 1999
4) 瓜﨑貴雄, 荒木孝治：日本における救急医療に従事する看護師のメンタルヘルスに関する文献検討. 大阪医科大学看護研究雑誌5：87-96, 2015
5) 森　俊夫, 影山隆之：看護師の精神衛生と職場環境要因に関する横断的調査. 産業衛生学雑誌37：135-142, 1995
6) 和田　攻：作業関連疾患総論―その内容・背景と対策の現状. 作業関連疾患の予防管理と臨床, 改訂版, p.1-15, 産業医学振興財団, 2003
7) 中央労働災害防止協会（編）：騒音障害の防止対策. 労働衛生のしおり 平成25年度, p.126-131, 中央労働災害防止協会, 2013
8) 労働省労働衛生課（編）：新版 労働衛生用語辞典, p.178, 中央労働災害防止協会, 1985
9) 厚生労働省：石綿障害予防規則など関係法規について,〔https://www.mhlw.go.jp/stf/seisakunitsuite/bunya/koyou_roudou/roudoukijun/sekimen/jigyo/ryuijikou/index_00001.html〕（最終確認：2021年1月29日）
10) 厚生労働省：労働安全衛生法関係の法令等（石綿）石綿安全衛生法施行令等の一部を改正する政令,〔https://www.mhlw.go.jp/new-info/kobetu/roudou/sekimen/hourei/dl/hou21-9a.pdf〕（最終確認：2021年2月8日）
11) 厚生労働省労働基準局労災補償部補償課：令和2年度石綿による疾病に関する労災保険給付などの請求・決定状況まとめ（速報値）,〔https://www.mhlw.go.jp/stf/newpage_19199.html〕（最終確認：2021年8月4日）
12) 厚生労働省労働基準局：VDT作業における労働衛生管理のためのガイドライン, 2002,〔https://www.mhlw.go.jp/file/06-Seisakujouhou-11200000-Roudoukijunkyoku/0000184703.pdf〕（最終確認：2018年12月18日）
13) 厚生労働省労働基準局長：過重労働による健康障害防止のための総合対策について,〔https://mhlw.go.jp/content/000616589.pdf〕（最終確認：2020年12月23日）
14) 厚生労働省：過労死等防止対策推進法について, 2014,〔https://www.mhlw.go.jp/file/06-Seisakujouhou-11200000-Roudoukijunkyoku/0000061175.pdf〕（最終確認：2019年2月8日）
15) 厚生労働省労働基準局：平成30年度「過労死等の労災補償状況を公表します」,〔https://www.mhlw.go.jp/stf/newpage_05400.html〕（最終確認：2020年12月22日）
16) 労働作成研究・研修機構：「第3回日本人の就業実態に関する総合調査（2018年調査）」結果. 2016年8月,〔https://www.jil.go.jp/kokunai/reports/documents/report007.pdf〕（最終確認：2021年1月29日）
17) 厚生労働省雇用環境・均等局労働紛争処理業務室：「令和元年度個別紛争解決制度の施行状況」を公表します―「いじめ・嫌がらせ」に関する民事上の個別労働紛争の相談件数が8年連続トップ,〔https://www.mhlw.go.jp/stf/houdou/0000213219_00003.html〕（最終確認：2021年1月30日）
18) 厚生労働省都道府県労働局雇用環境・均等部（室）：「職場におけるパワーハラスメント対策が事業主の義務になりました！」,〔https://jsite.mhlw.go.jp/gifu-roudoukyoku/content/contents/000607530.pdf〕（最終確認：2021年2月4日）
19) e-GOV：労働施策の総合的な推進並びに労働者の雇用の安定及び職業生活の充実等に関する法律,〔https://elaws.e-gov.go.jp/document?law_unique_id=341AC0000000132_20200601_501AC0000000002〕（最終確認：2021年2月4日）
20) e-GOV：雇用の分野における男女の均等な機会及び待遇の確保等に関する法律,〔https://elaws.e-gov.go.jp/document?lawid=347AC0000000113〕（最終確認：2021年2月4日）

7　生活ストレスと健康

この節で学ぶこと

1．昨今における成人期の日常生活上の悩み・ストレスの状況と特徴を理解する．
2．ライフイベントとストレスとの関係について理解する．
3．成人期の生活上のストレッサーとなりうる事項について理解する．
4．ストレスから起こりうる症状や健康障害を理解する．

　人間は日々，さまざまな悩みや不安を抱えて生活している．成人期の生活上の悩みは多岐にわたり，たとえば，家庭内不和，子育て，介護，経済的困難，就労，病気，近隣の者とのトラブルなど枚挙にいとまがない．

　それを象徴するかのように，日常生活において「**ストレス**」という言葉をよく耳にするであろう．ストレスの要因（**ストレッサー**）はさまざまであるが，ある程度共通するものがある（第Ⅴ章2-A参照）．本項では，主に成人期における生活上のストレスの要因について，および，これによって引き起こされうるストレス反応や健康障害について学んでいく．

A．ストレスが健康に与える影響

1●生活上のストレス

　人間は生活を営むうえで常にストレッサーにさらされている．成人期のストレッサーは，個人差はあるが年齢を重ねるうちに経験する出来事（イベント）であることも多い．青年期では，受験，就職，壮年期では結婚，子育て，職場の異動や昇進など，向老期では定年，病気，大切な者との死別などがストレッサーになりうる．これら生活のなかで経験する出来事を**ライフイベント**（life event）という．

　心理・社会学的なストレッサーの測定方法として，ホームズとレイ（Holmes & Rahe）により作成された**社会的再適応評価尺度***（social readjustment rating scale：SRRS）がある．**表Ⅲ-7-1**は彼らの調査により，人がライフイベントに遭遇したとき，適応するためにどのくらいの適応力を要するか評定されたものである．この結果は，40年以上前の海外のものであり，文化社会的な背景の異なる現代の日本に直接あてはめて考えるには慎重を要する[1]が，社会通念上，喜ばしいとされている出来事にも適応力が必要であることは注目すべき点であろう．

*社会的再適応評価尺度は，ライフイベント法ともよばれる．

表Ⅲ-7-1　社会的再適応評価尺度 (Holmes & Rahe, 1967)

順　位	ライフイベント	LCU 得点*	順　位	ライフイベント	LCU 得点*
1	配偶者の死	100	22	仕事上の責任の変化	29
2	離婚	73	23	息子や娘が家を離れる	29
3	夫婦別居	65	24	親戚とのトラブル	29
4	拘留	63	25	個人的な輝かしい成功	28
5	親族の死	63	26	妻の就職や離職	26
6	けがや病気	53	27	就学・卒業	26
7	結婚	50	28	生活条件の変化	25
8	解雇	47	29	個人的習慣の修正	24
9	夫婦の和解	45	30	上司とのトラブル	23
10	退職	45	31	労働時間や条件の変化	20
11	家族の健康上の変化	44	32	住居の変更	20
12	妊娠	40	33	学校を変わる	20
13	性的障害	39	34	レクリエーションの変化	19
14	新たな家族メンバーの増加	39	35	教会活動の変化	19
15	仕事の再調整	39	36	社会活動の変化	18
16	経済状態の変化	38	37	1万ドル以下の抵当 (借金)	17
17	親友の死	37	38	睡眠習慣の変化	16
18	転職	36	39	団らんする家族の数の変化	15
19	配偶者との口論の回数の変化	35	40	食生活の変化	15
20	1万ドル以上の抵当 (借金)	31	41	休暇	13
21	担保, 貸付金の損失	30	42	クリスマス	12
			43	些細な違反行為	11

LCU得点：life change unit score

［Holmes TH, Rahe RH：The social readjustment rating scale. Journal of Psychosomatic Research **11**：213-218, 1967 より引用］

　なお，わが国において，この社会的再適応評価尺度に準拠し，勤労者に多くみられるストレッサーの項目を追加した「勤労者ストレス調査表」により，勤労者のストレス得点と精神疾患の関連性が検討されている[2]．その結果，ストレス得点が高くなるほど，精神疾患との関連性が高く，このことは，ホームズとレイの報告[2]と一致していた．このことから，ライフイベント法は，わが国においても，勤労者のストレス状態を測定できることが示唆されている．

　日本の国民生活基礎調査[3]によれば，12歳以上の者で「日常生活上の悩みやストレスがある」と回答した者の割合は47.7％となっている．成人期における性別，年代別の悩みやストレスの状況を**表Ⅲ-7-2**に示す．悩みやストレスの状況は各年代，性別で異なり，ある程度ライフサイクルに応じていることがわかる．たとえば，男女ともに，生産年齢人口に属する20歳代から50歳代は，「自分の仕事」が「生活上の悩みやストレス」の原因の上位を占めている．また，近年，第1子出生時の母の平均年齢は30歳を超えており，それに応じるように女性の30歳代の「生活上の悩みやストレス」の原因第3位は，「育児」となっている．さらに，同居者を介護する者の割合は男性よりも女性が高く，60歳代の割合が他の年代に比べて一番高い[4]．これについても，女性の60歳代の「生活上の悩みやストレス」の原因第2位に「家族の病気や介護」が挙げられている．これらの例からも，ライフサイクルに「生活上の悩みやストレス」が，ある程度伴っていることを推察することができる．

表Ⅲ-7-2　成人期の生活上の悩みやストレスの状況（複数回答）

男性
（2019年）（単位：%）

年齢階級（歳）	第1位		第2位		第3位		第4位	
15～19	自分の学業・受験・進学	50.7	不　詳	11.1	家族以外との人間関係	7.3	その他	5.1
20～29	自分の仕事	38.3	収入・家計・借金等	12.2	自分の学業・受験・進学	9.7	不　詳	9.6
30～39	自分の仕事	47.6	収入・家計・借金等	14.5	不　詳	9.0	家族以外との人間関係	3.6
40～49	自分の仕事	45.5	収入・家計・借金等	14.1	不　詳	9.0	家族以外との人間関係	4.3
50～59	自分の仕事	39.2	収入・家計・借金等	14.3	不　詳	9.6	家族の病気や介護	7.9
60～69	自分の仕事	18.9	自分の病気や介護	17.0	収入・家計・借金等	16.7	不　詳	10.9

女性

年齢階級（歳）	第1位		第2位		第3位		第4位	
15～19	自分の学業・受験・進学	50.8	家族以外との人間関係	13.8	不　詳	8.9	その他	5.5
20～29	自分の仕事	35.5	収入・家計・借金等	10.6	不　詳	9.5	自分の学業・受験・進学	7.6
30～39	自分の仕事	22.4	収入・家計・借金等	13.2	育　児	12.7	不　詳	9.7
40～49	自分の仕事	20.9	収入・家計・借金等	16.7	子どもの教育	11.0	不　詳	8.7
50～59	自分の仕事	18.4	家族の病気や介護	15.5	収入・家計・借金等	14.9	不　詳	8.7
60～69	家族の病気や介護	17.9	自分の病気や介護	14.4	収入・家計・借金等	12.4	不　詳	11.3

注：悩みやストレスのある者には，入院者は含まない.
［厚生労働省：令和元年国民生活基礎調査 健康 全国編 2019年，〔https://www.e-stat.go.jp/stat-search/files?page=1&layout=datalist&toukei=00450061&tstat=000001141126&cycle=7&tclass1=000001141142&tclass2=000001142126&tclass3val=0〕（最終確認：2021年1月18日）を基に作成］

2 ● 生活上のストレスと健康への影響

a. 生活上のストレスに対するストレス反応

　ストレスが健康に与える影響については，ストレス反応，ストレス関連疾患，心身症，抑うつ，不安などの精神的症状などがある.

　ストレス反応には，抑うつ，不安，疲労，不眠，循環器の症状，喫煙，過食，生活の乱れなど身体面，精神面，行動面の反応があり，生活上のストレスとの関連性が指摘されている. たとえば，中高年における大規模集団を対象として，生活上のストレスの原因と抑うつ症状の出現との関係をみた研究結果[5]によれば，生活上のストレスの要因である「自分の健康・病気・介護」「身近な人の死」「家事」「家族関係」「親戚づきあい」「話し相手がいない」「生きがいがない」「することがない」「職場での人づきあい」「近所づきあい」「借金」と，抑うつ症状との関連性が示唆されている. また，青少年期を対象とした調査[6]では，抑うつ症状，不安症状，身体症状などから測定されるストレス反応が多いと，慢性疲

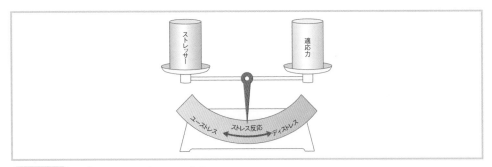

図Ⅲ-7-1　ディストレスとユーストレス
[長田泰公：ストレスの社会生物学. 講座 生活ストレスを考える 第1巻 生活ストレスとは何か―その理論と方法, (石原邦雄, 山本和郎, 坂本弘編), p.60-87, 垣内出版, 1985より引用]

労度が高く，労働意欲が低いという結果が報告されている．ストレス反応と日常生活全体との関連性については，生活習慣全体が悪い傾向がみられ，ストレス反応がない者に比べて，中等度以上ストレスを感じている者においては，「食事が不規則」「早食い」「食べ過ぎ」「たばこや酒の不摂生」「眠れない」「集中力がない」「いつまでもくよくよ悩む」などといった健康面への影響が目立つ結果が指摘されている．喫煙と精神状態との関係については，単身赴任者と同居家族のいる者を比較検討した調査結果においても，喫煙者の単身赴任者では抑うつ感や不安感が高いことが報告されている[7]．

b. よいストレスと悪いストレス

生活で起こるストレッサーはすべて不健康につながるのだろうか．

ストレッサーのなかには，さらされ続けると健康障害にいたるなど望ましくない悪いストレス（**ディストレス**：distress）がある．一方，ストレッサーには前向きにとらえ乗り越えていくことができれば，個人の成長の糧となるストレス，すなわち，よいストレス（**ユーストレス**：eustress）もある（**図Ⅲ-7-1**）．

問題は，ディストレスとユーストレスの基準は何なのかである．ストレス反応はストレッサーの種類や強さ，生体側の適応力や耐性などによって左右される．**セリエ**（Selye）は，「ストレスは生命の一部である．（中略）その人に適したストレスの基準を見出さなければならない」[8]と述べている．

ストレッサーの種類はさまざまなものがあり，寒冷，暑熱，放射線などの物理化学的要因，飢餓，感染，睡眠不足などの生物学的要因，過度の緊張，恐怖，別離，予測が困難な状況，多義的で曖昧な指示などの心理社会的要因がある．

セリエ（Selye）は，さまざまなストレッサーが誘因となり，生体に共通の症状群である非特異的反応（**汎適応症候群**［general adaptation syndrome］，第Ⅳ章-2参照）が生じることを発見した．汎適応症候群には警告反応期，抵抗期，疲憊期の三段階がある．ストレス状態が継続されると，生体は適応状態を維持できなくなり，ついに限界を迎え疲労困憊してしまう．生体反応はショック期と似ているが，疲憊期は死にいたることもある．

もっとも激しいストレスだけが疲憊期に進み，われわれの生活のなかで遭遇するストレッサーの大部分は，警告反応期，抵抗期に相当する変化を惹起し，人はストレスに適応しながら生きていくとされる[9]．

表Ⅲ-7-3　主観的ストレス反応の種類

	急性反応	慢性反応
生理的・身体的側面	動悸, 発汗, 顔面紅潮, 胃痛, 下痢, 筋緊張	不眠, 疲労, 循環器症状, 消化器症状 (胃潰瘍など), 神経筋肉系症状 (頭痛, こりなど)
心理的・情動的側面	緊張, 不安, 興奮, 混乱, 怒り, 落胆	抑うつ, 不安, 無気力, 不満など
行動的側面	回避, 逃走, ミス, 事故, 口論	深酒, 喫煙, 過食, 生活の乱れ (ギャンブルなど)

[岩田　昇:主観的ストレス反応の測定. 産業ストレス研究 5(1):7-13, 1997 を参考に作成]

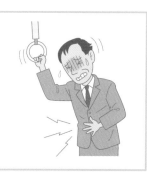

- 片頭痛, 筋緊張性頭痛
- 原発性緑内障
- メニエール病
- 甲状腺機能亢進症
- 胃・十二指腸潰瘍, 潰瘍性大腸炎, 過敏性腸症候群, 神経性嘔吐
- 本態性高血圧, (神経性) 狭心症

- 過換気症候群, 気管支喘息
- 関節リウマチ
- 神経性食思不振症
- 円形脱毛症
- インポテンツ
- 更年期障害
- 不眠症　など

図Ⅲ-7-2　ストレス関連疾患

[高田裕志:ストレス関連健康障害. 職場におけるメンタルヘルスと心身医療, p15-50, 新興医学出版社, 2002 を参考に作成]

　　疲憊期や死にいたるようなストレッサーは, ディストレス (distress) といえるかもしれない. それらについてはストレッサーを避ける・減らすことが必要である. 一方で, たとえば学生にとって, テストはストレッサーになるかもしれない. しかし積極的に勉強に励み, 学びを習得すれば成長する機会となる. このようなストレッサーは, 回避することなくよいストレス (eustress) として適応していくことが大切であろう.

B. ストレスがもたらす健康障害

　　ストレス反応で, 本人が自覚できる反応を主観的ストレス反応とよぶ. 主観的ストレス反応は, 血圧の上昇, ホルモン分泌の増加などの生理的反応とは異なり, 本人が症状として自覚できるため, ストレス状態についての有力な手がかりとして重要であるとされる. 表Ⅲ-7-3に主な種類と症状を挙げる.

　　またストレス状態が長く続くと健康障害が起こるおそれがある. 主なストレス関連疾患を図Ⅲ-7-2に示す. これらの疾患は, ストレスにより症状が誘発されるもの, ストレスだけが疾患における発症や増悪にかかわる因子ではないが, ストレスがその一因となっているなどさまざまである.

　　心身症とは,「身体疾患の中で, その発症や経過に心理社会的な因子が密接に関与し, 器質的ないし機能的障害が認められる病態をいう. ただし, 神経症やうつ病など, 他の精神障害に伴う身体症状は除外する」と定義され[10], ストレス関連疾患のうち, 高血圧症, 胃潰瘍などの身体疾患に, 心理社会的因子が密接に関与した病態を心身症とよぶ[11]. 慢性

疼痛，機能性ディスペプシア（functional dyspepsia），摂食障害，アトピー性皮膚炎などがある．

　保健医療の現場で健康問題をもった対象と接する際，症状や病状とともに患者の生活背景や職業生活について把握し，患者を全人的にとらえることが大切である．

　次の事例をとおし，成人期にある人のストレスについて考えてみよう．

事例 一人で子育てと介護のダブルケアを担い，ストレス状態に陥った可能性のある女性

　Aさん，43歳，女性．次男の3歳児健診で市町村保健センターに次男とともに来所した．健診の際，Aさんの顔色が優れず，次男に対してそっけない態度を示すことが気になった保健師がAさんに声をかけ，後日，家庭訪問した．Aさんは，夫48歳，長男5歳，次男3歳，義理の父78歳の5人家族である．

　1年ほど前に，義理の母が他界し，認知症の義理の父と同居し，介護することになった．義理の父は，徘徊することがあり一人では危険なため，目が離せない．食事をしたことを忘れて怒ったり，夜中に大声で人を呼んだりすることも多い．Aさんは長年就労していたが，義理の父の介護との両立がうまくいかず，仕事を辞めた．長男は，食物アレルギーとアトピー性皮膚炎を患っている．卵，牛乳，小麦に食物アレルギーがあり，症状が強く出るため，食事をつくる際には，細心の注意が必要である．Aさんは，毎日，深夜1時に就寝し，長男の幼稚園のお弁当をつくるため，6時30分に起床する．しかし，夜中に義理の父に起こされることも多く，長男のアトピー性皮膚炎による瘙痒感がひどいときには，夜通し看病にあたることもある．夫は仕事が忙しく，なかなか家事，育児，介護を手伝うことはできない．Aさんは，「この状況がいつまで続くのだろうか」と終わりのない不安に，たびたび憂うつになることがあるという．ちょっとしたことで苛立ち，次男についつらくあたってしまったときには，ひどく落ち込むことがある．最近では，短い睡眠時間にもかかわらず，床に就いても気持ちが休まらずになかなか寝付けず，慢性的な睡眠不足である．周囲には，子育てだけ，介護だけをしている者はいるが，両方同時に行っている者がおらず悩みを話しても，共感してもらえないことが多く，「なぜ自分だけこんなにつらいのかと孤独感に苛まれることがある」と涙ぐむ姿がみられた．

　近年，晩婚化・晩産化などを背景に，育児期にある者（世帯）が親の介護も同時に引き受けるという，「育児と介護の**ダブルケア**（以下，ダブルケア）」問題が指摘されるようになってきている．ダブルケアを行う者の人口は，約25万人とされる（女性約17万人，男性約8万人）．ダブルケアを行う者のうち，育児・介護ともに「主に」担う者の割合は，女性が約半数，男性は約3割となっている．ダブルケアを行う者が育児や介護にどの程度負担を感じるかをみると，育児を負担に感じる者は約半数（男性は44.5％，女性は51.3％），介護を負担に感じる者は3人に2人（男性は66.9％, 女性は67.1％）となっている[12]．男性に比べて，女性は周囲から得られる手助けが少ない，就業への影響が大きいなどの特徴がある[13]．ダブルケアを行う者からは，行政，職場などに対して支援策を拡充してほしいなどの声があがっており[12]，行政，職場，コミュニティなどによる支援策が拡充される必要があろう．

学習課題

1．日常生活上の悩み・ストレスの原因で上位を占めるものを性別・年代別に列挙し，特徴を説明しよう．
2．社会的再適応評価尺度の概要と特徴を説明しよう．
3．よいストレスと悪いストレスの違いを説明しよう．
4．主観的ストレス反応の主な反応を列挙してみよう．
5．ストレス関連疾患の特徴と主な疾患を列挙してみよう．

引用文献

1）河野友信：現代生活とストレス―ストレスケアの意義．ストレスの科学と健康（河野友信，田中正敏編），p.3-6，朝倉書房，1986
2）夏目　誠：勤労者のストレス評価法（第2報）―ストレスドック受検者の1年間における体験ストレス点数の合計点とストレス状態や精神障害との関連性から―．産業衛生学雑誌42：107-118，2000
3）厚生労働省大臣官房統計情報部：悩みやストレスの状況．2019年 国民生活基礎調査の概況，〔https://www.mhlw.go.jp/toukei/saikin/hw/k-tyosa/k-tyosa19/dl/04.pdf〕（最終確認：2020年12月26日）
4）厚生労働省政策統括官付参事官付世帯統計室：介護の状況．2019年国民生活基礎調査の概要，〔https://www.mhlw.go.jp/toukei/saikin/hw/k-tyosa/k-tyosa19/dl/05.pdf〕（最終確認：2021年1月21日）
5）梶　達彦，三島和夫，北村真吾，ほか：中高年における抑うつ症状の出現と生活上のストレスとの関連―日本の一般人口を代表する大規模集団での横断研究―．精神神経学雑誌113（7）：653-661，2011
6）升味正光，白川勝巳，岡田尚子，ほか：青壮年期男性におけるストレスと日常生活習慣について．日本人間ドック学会誌14（2）：19-23，1999
7）森山葉子，豊川智之，小林廉毅，ほか：単身赴任者と家族同居者における生活習慣，ストレス状況および健診結果の比較―MYヘルスアップ研究から―．産業衛生学雑誌54：11-28，2012
8）セリエ H：哲学的意義．現代生活とストレス（杉靖三郎，田多井吉之介，藤井尚治ほか訳），p.283-314，法政大学出版局，1963
9）Hans Selye：汎適応症状群の誕生．現代生活とストレス（杉靖三郎，田多井吉之介，藤井尚治，ほか訳），p.27-46，法政大学出版版局，1963
10）中井吉英，福永幹彦，石野振一郎：心療内科．日本内科学会雑誌91（11）：132-154，2002
11）日本心身医学会：心身医学の発展，〔https://www.shinshin-igaku.com〕（最終確認：2021年2月24日）
12）内閣府：男女共同参画局育児と介護のダブルケアの実態に関する調査報告書，〔https://www.gender.go.jp/research/kenkyu/pdf/ikuji_4_tyousakekka.pdf〕（最終確認：2021年1月25日）
13）内閣府男女共同参画局：「育児と介護のダブルケアの実態に関する調査」結果のポイント．共同参画90：6-8，2016〔https://www.gender.go.jp/public/kyodosankaku/2016/201606/pdf/201606.pdf〕（最終確認：2021年10月1日）

性・更年期と健康

この節で学ぶこと

1. 性の健康の概念について理解する.
2. 性の健康に関する主要な問題を挙げ, それらを説明できる.
3. 更年期における健康問題を挙げ, それらを説明できる.

A. 性と健康

1 ● 性の健康 (セクシュアル・ヘルス) とは

性の健康 (sexual health:**セクシュアル・ヘルス**) は, セクシュアリティ (第Ⅱ章-4参照) に関連する健康ということができる. WHO[1] は, 性の健康について「セクシュアリティに関連する身体的, 感情的, 心理的, 社会的ウェルビーイングの状態. それは単に疾病, 機能不全, 虚弱がないということではない. 性の健康には, セクシュアリティや性的関係性へのポジティブで尊重されたアプローチが必要であり, さらに, 強制・差別・暴力のない, よろこびのある安全な性的経験の可能性を必要とする. 性の健康が達成され, 維持されるためには, すべての人の性の権利が尊重され, 保証され, 満たされねばならない」と定義している.

また, 性の健康世界学会のモントリオール宣言 (2005) において, 性の健康の理念として次の8つの項目が提示されている[2].

1. すべての人々の「性の権利」を認識し, 促進し, 保証し, 保護する.
2. ジェンダーの平等を促進させる.
3. あらゆる形態の性暴力および性的虐待を排除する.
4. セクシュアリティに関する包括的な情報や教育を広く提供する.
5. 生殖に関する健康 (リプロダクティブ・ヘルス) のプログラムの中心的課題は「性の健康」である, という認識を確立する.
6. HIV/AIDSや他の性感染症 (STI) の蔓延を阻止し, 状況を改善する.
7. 性に関する悩み, 性機能不全, 性障害の存在を認識し, それらに取り組み, 治療する.
8. 性のよろこびは幸福 (well-being) の一要素であるという認識を確立する.

性の健康の理念の基盤の1つは, ジェンダーの平等であり, 持続可能な開発目標 (sustainable development goals:SDGs) の「5. ジェンダー平等を実現しよう」と共通する. 日本はジェンダー・ギャップ指数が世界156ヵ国中120位の低さとなっており[3] (第Ⅱ章-4

参照），とくに政治，経済の分野での課題が浮き彫りになっている．WHOの性の健康の実現に向けては，文化・社会的問題を含め広い視野から健康を議論することが必須である．

性感染症，予期せぬ妊娠，人工妊娠中絶など性の健康に関する問題へのアプローチも必須であるが，近年，性の健康を達成するために重要なのは，セクシュアリティに関する教育であることが強調されている．国際セクシュアリティ教育ガイダンス（ユネスコ，2020）[4] では，「包括的セクシュアリティ教育」とされ，セクシュアリティの認知的，身体的，社会的な諸側面についての，カリキュラムをベースにした教育である．セクシュアリティについて包括的で，正確，科学的根拠に基づき，各年齢に適した情報を得る機会を提供しており，さらに性の健康に関する問題のみならず，相互の尊重と平等に基づく愛や人間関係のようなポジティブな側面を含む形でセクシュアリティを提示している．性の健康に関しては，子どもたちへの教育に加え，すべての人に教育が必要である．

2● 性の健康（セクシュアル・ヘルス）にかかわる問題

性の健康にかかわる問題は，さまざまなものが指摘されているが，ここでは，性感染症，避妊，人工妊娠中絶，不妊，性暴力を主題とした問題を取り上げ概説する．

a. 性感染症（STI）

性感染症（sexually transmitted infection：STI）とは，主として性行為に伴う性的な接触が原因となって，直接ヒトからヒトへ，皮膚や粘膜をとおして病原微生物（寄生虫，原虫，細菌，クラミジア，ウイルスなど）が感染することによって生じる疾患の総称である．性感染症には，淋菌感染症，性器クラミジア感染症，性器ヘルペス，腟トリコモナス症，尖圭コンジローマ，性器カンジダ症，梅毒などがある．このほかに，HIV/AIDSも性感染症に含まれる．

性感染症の最近の動向の報告[5] によると，1992年以降，AIDSに対する認識が高まった影響で性感染症は全体的に減少し，とくに男性の淋菌感染症が激減した．しかし，エイズに対する不安や関心が薄まるにつれて，1996年からは性器クラミジア，淋菌感染症は再び増加に転じた．その増加傾向は2002年をピークとして，性器クラミジア，淋菌感染症は男女ともに減少に転じ，その傾向が続いている．疾患の割合を男女別にみてみると，男性はクラミジアと淋菌感染症がほぼ等しく，全体の4割を占めている．女性では，6割がクラミジアでもっとも多い．年齢構成は，男性では20〜30歳代が中心であるが，女性では，より若年層にシフトしているのが特徴的である．HIV/AIDSについては，一貫して増加傾向が続いている．

性感染症の特徴として，①若い人に感染者が多い，②HIVを引き入れやすくする，③免疫性がない（一度治ってもまた感染する），④治療の開始が遅れやすい，⑤症状が激しく現れないものもある，という5点がある．性感染症および予防に関する正確な知識を伝える教育，早期発見・早期治療のための情報提供や相談，パートナーとの診療も併せて行い，再感染を防止することが重要な課題である．

b. 避妊に関する問題

予期せぬ妊娠が後を絶たない理由は，避妊についての知識があいまい・不正確であること，知識があってもその知識を使いこなせるような関係性にないことにあると指摘されて

いる[6]．日本において避妊の選択肢は，これまで非常に限られていたが，1999年に低用量ピルが認可され，続いて銅付加子宮内避妊用具（IUD），女性用コンドームも認可された．避妊法の選択肢が広がったにもかかわらず，避妊法の約8割が男性用コンドーム，次に多いのが腟外射精という状況は変わっていない．

　100％安全，確実，そして簡単な避妊法はなく，どの方法にも利点と欠点がある．経口避妊薬は正しく服用すれば失敗率はきわめて低い．また，月経困難症，過多月経などの抑制効果や，卵巣がん，子宮体がん，大腸がんのリスク低減も期待できる．しかし，高血圧，喫煙，肥満，高齢は慎重投与や投与禁忌の対象であること，合併症として静脈血栓塞栓症の危険率が上昇することには注意を払わなくてはならない．IUDには，非薬剤付加IUD，銅付加IUDなどがある．失敗率は2％未満と低いが，出血・感染・穿孔などの有害事象および自然脱落が起こりうる．また，子宮腔の変形をきたしている子宮筋腫の場合は，IUDの使用は禁忌となっている．男性用コンドームは，ほかの避妊用具に比べ安価で手に入りやすいが，使用方法に誤認があり，失敗率が比較的高い．正しい情報を提供する必要がある．個々の状況に合った避妊法を用いること，正確な知識をもつことが重要であることは言うまでもない．そして忘れてはいけないのが，パートナーとの関係性である．たとえ自分に合った避妊法がわかり，正確な知識があったとしても，それが実行されなければ避妊の目的が達成されることはない．セックスにおいて男性が主導権を握るべきというジェンダーは，女性が避妊について口に出すべきではない，避妊は男性に任せればよいといった意識につながり，双方が適切な行動をとることができない．さらに男性が避妊に協力しない，女性の意思に反してセックスを強要するなどは性暴力であると考えられ，これらが潜在していることによる，女性の心身および社会的な健康への深刻な影響が危惧される．

　予期しない妊娠を避けるために，避妊をはじめ基本的なセクシュアリティの知識は欠かせない．しかし，ジェンダーの平等や自己決定権の大切さを教える教育はいまだ不十分であり，相談できる場や機会も限られている．これら教育と施設の拡充が必須である．

c. 人工妊娠中絶

　人工妊娠中絶とは，胎児が，母体外において，生命を保続することのできない時期に，人工的に，胎児およびその付属物（胎盤，臍帯，卵膜など）を母体外に排出することと定義される．日本では，人工妊娠中絶は堕胎罪（刑法第212〜216条）で禁止されているが，**母体保護法**にて，本人および配偶者の同意を得て，胎児が生命を保続できない時期（妊娠22週未満）においての実施が可能となっている．母体保護法では中絶の適用条項として，①妊娠の継続または分娩が身体的または経済的理由により母体の健康を著しく害するおそれのあるもの，②暴行もしくは脅迫によってまたは抵抗もしくは拒絶することができないうちに姦淫されて妊娠したものが規定されているが，統計的には圧倒的に①となっている．

　人工妊娠中絶の方法は，妊娠12週未満（妊娠初期）であれば，子宮内容を掻き出す（掻爬術）または吸い出す（吸引術）である．しかし，妊娠12週以降は，中期中絶といわれ，基本的には分娩と同様の方法で行うことになる．したがって，女性の心身および社会的な健康への影響は多大となる．

　人工妊娠中絶の件数は，1990年の456,797件から2012年196,639件，2016年168,015件，2019年156,430件と，年々減少している．2019年度の年齢別の実施率（女子人口千対）に

おいて，もっとも高いのは20〜24歳12.9，続いて25〜29歳10.4，19歳9.0となっている．20歳未満の実施率は4.5となっており，もっとも高かった2000年の12.1から徐々に減少している．その他の年代においても少しずつではあるが，減少傾向にある[6]．しかし，出生数と人工妊娠中絶件数を比べてみると，約4分の1の女性は中絶を選択していることになり，望まない妊娠の問題は，いまだ深刻な問題であることがわかる．

d. 不　妊

不妊とは，避妊をしていないカップルが1年以上にわたり妊娠にいたらない状態をいい，近年の日本では5〜6組に1組が不妊であるといわれている．

マズロー（Maslow）の欲求段階説では，種族保存欲求は生理的欲求に属しており，エリクソン（Erikson）の心理社会的発達理論では，生殖性の達成が発達課題であるとしている．多くのカップルが成人期に子どもを産み育てるなか，不妊に悩むカップルは生理的欲求を満たされない状態にあり，発達上の危機に直面しているといえる．

不妊を主訴に通院するカップルには，身体的・精神的・経済的な負担がかかる．経済的な負担に関しては近年，高額な治療費に対して不妊治療費助成事業の拡大や不妊治療の保険適用などの動きがある．身体的・精神的な負担に関しては，カップル自らの性生活に関する情報の提供や，内診や精液検査などの痛みや羞恥心を伴う検査，人工授精や体外受精・胚移植などの生殖補助医療においては，性と生殖が分離することを余儀なくされ，カップル以外の第三者（医療者）の介入が必要となる．不妊に悩むカップルのほとんどは身体的な症状をもっていないにもかかわらず，子どもがほしいと考えるがゆえにこれらの苦痛に耐えなければならない．

1978年に世界で初めて体外受精児が誕生して以来，生殖補助医療は目覚しい進歩を遂げており，全出生児数に占める体外受精児の割合は年々増加している．生殖補助医療の進歩に伴う生殖の多様化により子どもをもつ可能性が拡大したことは，以前は子どもをもつことが難しかった，生殖に器質的・機能的な問題をもつカップルやLGBTのカップルには福音となっている．不妊に悩むカップルのなかには，セックスレスの問題を抱える者もあり，カウンセリングなどの専門的な治療が必要となる場合があるが，日本では生殖医療領域を専門とするカウンセラーなどの不足により，必要な治療が提供されにくい状況にある．

性と生殖の分離が可能となった現代においては，子どもをもつことを希望するカップルには種々の治療よりも生殖補助医療を優先させる傾向にある．生殖医療に携わる医療者は，カップルの性的健康にも目を向け，自分たちが提供する医療は，生まれてくる子どもも含めた家族全体に影響を及ぼすことを認識しておく必要がある．

e. 性暴力

性暴力（gender-based violence）は，家庭内の暴力・虐待（性虐待，配偶者や恋人など親密なパートナーからの暴力など），一般社会のなかでの暴力（買売春，セクシュアル・ハラスメント，強制性交，痴漢，ストーカー行為，ポルノなど），国家による暴力（武力紛争下での集団強姦など）など幅広い．性暴力は，被害者への攻撃と人権侵害であり，全世界で起こっている深刻な社会問題であると同時に，被害者の健康に多大な影響を及ぼすことが多くの調査でわかってきている．

性暴力の実態は実数の把握がむずかしいものであったが，内閣府男女共同参画局の全国調

査[7]によると，性暴力のうち異性から無理やりに性交などをされたことがあるかという問いに対して，6.9%の女性が被害を経験していたことが明らかになった．このうち約6割が誰にも相談したことがないと回答しており，支援に結びついていない場合が多いことが推測される．性暴力の被害は男性があうこともあるが，同調査では約1%の男性が無理やりの性交などを経験していたと報告されている[7]．

性暴力被害者への支援としては，第3次男女共同参画基本計画にて性犯罪被害者が被害を訴えることを躊躇せずに必要な相談を受けられるような相談体制および被害申告の有無にかかわらず被害者の心身回復のための被害直後および中長期の支援が受けられる体制の整備が明記された．その後，第2次犯罪被害者等基本計画にて，各都道府県内に，少なくとも1つは，地域の事業としてワンストップ支援センターが設置されることが望ましいことが示された．ワンストップ支援センターとは，被害直後からの総合的な支援（産婦人科医療，相談・カウンセリングなどの心理的支援，捜査関連の支援，法的支援など）を可能な限り1ヵ所で提供することにより，被害者の心身の負担を軽減し，その健康の回復を図るとともに，警察への届出の促進・被害の潜在化防止を目的とするものである．各都道府県での設置が進められている．

医療における被害女性への支援をみてみよう．被害の直後には，外傷の診断と治療，緊急避妊，証拠採取，性感染症検査などによって受診することが考えられる．さらに，時間が経過した後，性感染症や妊娠の検査，精神症状，身体の不調などで病院を訪れることもある．被害者へのケアは，女性を中心にしたケア（women-centered care）を基盤に「女性の安心・安全の確保」「女性の意思の尊重」「有用な情報提供」が実施される．性暴力は，女性の安心・安全感を脅かす体験となるため，看護者が女性にとって信頼・安心できる存在になることがもっとも重要である．看護者は，女性の落ち度を責めたりせず，プライバシーを守ること，女性の意思決定を尊重すること，社会資源の情報を提供することも重要である．社会資源については，女性センターや警察の相談窓口，民間団体の電話相談など各団体の作成しているリーフレットなどを設置しておくとよい．

コラム
フラワーデモ

フラワーデモとは，2019年に始まった性暴力に抗議する社会運動のことである．複数の性暴力の無罪判決をきっかけに，司法の根底にある性差別に抗議し，被害者に寄り添う「#Me Too」「#With You」の声をあげ，その象徴として花を持ち寄り集まりデモを開催した．「性暴力を許さない」という声をあげ，社会を変えるため継続的に行われている．東京で始まったフラワーデモは，全国に波及していった．女性への性暴力への抗議として始まったイベントであるが，男性被害者もともに参加している．

▎引用文献▎
1) World Health Organization：Defining sexual health, 2006,〔https://www.who.int/reproductivehealth/topics/sexual_health/sh_definitions/en/index.html〕（最終確認：2021年10月8日）
2) 性の健康医学財団：性の健康とは何か—性の健康について「性の健康世界学会 モントリオール宣言」,〔https://

www.jfshm.org/% E6% 80% A7% E3% 81% AE% E5% 81% A5% E5% BA% B7% E3% 81% AB% E3% 81% A4% E3% 81% 84% E3% 81% A6/% E6% 80% A7% E3% 81% AE% E5% 81% A5% E5% BA% B7% E3% 81% A8% E3% 81% AF% E4% BD% 95% E3% 81% 8B/〕（最終確認：2021年10月8日）

3)　内閣府 男女共同参画局：世界経済フォーラムが「ジェンダー・ギャップ指数2021」を公表．共同参画**144**：8, 2021

4)　ユネスコ編，浅井春夫ほか訳：国際セクシュアリティ教育ガイダンス 改訂版―科学的根拠に基づいたアプローチ，明石書店，2020

5)　小阪　円，岡部信彦：性感染症診断・治療ガイドライン2006―発生動向調査からみた性感染症の最近の動向．日本性感染症学会誌**17**(1) Supplement：90-98，2006

6)　厚生労働省：令和元年度衛生行政報告例の概況．〔https://www.mhlw.go.jp/toukei/saikin/hw/eisei_houkoku/19/dl/gaikyo.pdf〕（最終確認：2021年10月8日）

7)　内閣府男女共同参画局：男女間における暴力に関する調査報告書（概要版）．〔https://www.gender.go.jp/policy/no_violence/e-vaw/chousa/pdf/r02danjokan-gaiyo.pdf〕（最終確認：2021年10月8日）

B. 更年期と健康

　更年期は，生涯発達の視点からは壮年期から向老期への移行期をさし，身体的な変化をはじめ，心理・社会的な変化が複雑に混在する時期である．更年期に生じる重要な生物学的変化は卵巣機能の消退であり，多様な臓器・組織に急性，慢性のさまざまな影響をもたらす．さらに，この時期は，自分の能力や精神力の限界，老いに対する抵抗感や焦燥感を抱きやすいことや，子どもの自立や親の介護などのライフイベントに遭遇することも多く，心理・社会的な課題を背景とした症状が生じることもある．

1 ● 更年期の身体的，心理・社会的特徴

　更年期は「生殖期から生殖不能期への移行期で，加齢に伴い性腺機能が衰退し始め，やがて低下安定するまでの期間をさす」と定義され，およそ45〜55歳が相当する．

　更年期に生じる卵巣機能の消退により，血中エストロゲン（女性ホルモン）は急激に低下する．エストロゲンは生殖機能に関連するだけでなく，さまざまな身体機能にエストロゲン受容体が存在することから，エストロゲンの急激な減少により，月経異常，皮膚・粘膜の萎縮（いしゅく），脂質代謝や骨代謝への影響などが生じてくる．このエストロゲン低下に伴う症状は，一般的に閉経の時間的経過に伴って変化する（**図Ⅲ-8-1**）．血管運動神経障害（ほてり，のぼせなど）に代表される更年期症状は，エストロゲン分泌低下とフィード

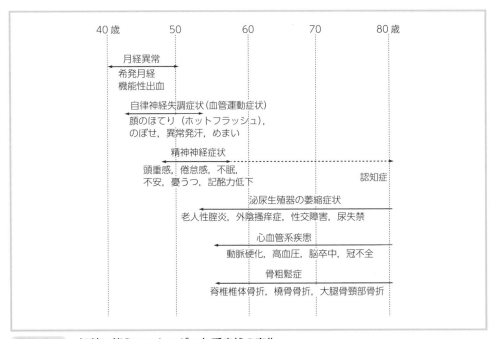

図Ⅲ-8-1　加齢に伴うエストロゲン欠乏症状の変化
[日本産科婦人科学会（編）：産婦人科専門医のための必修知識2020年度版, p.E44, 日本産科婦人科学会, 2020より許諾を得て転載]

バック感受性の低下によるLH（黄体形成ホルモン），FSH（卵胞刺激ホルモン）の上昇によると考えられているが，この発症機序は明確に説明されてはいない．このような症状の出現は，症状自体の苦痛とともにその対処にむずかしさを感じる人もいる．

　また，この時期に体験する心理・社会的要因やライフスタイルの変化が心身の不調に影響を及ぼすこともある．月経の停止や乳房の萎縮などから女性らしさの喪失感を抱くこと，子どもの自立や両親の介護などの役割変化などのストレス要因は，ネガティブ感情をもたらし，不安や抑うつなどの症状が出現することもある．一方で，閉経を月経からの開放ととらえるように，ポジティブな場合もある．つまり，更年期症状をとらえるには，さまざまなストレス要因のとらえ方や価値観，サポート体制など，個人をとりまく状況をもふまえた包括的な見解から理解し，多種・多様な愁訴については個別性を重視することが大切である．

2 ● 更年期の健康問題

　更年期障害は，「更年期症状のなかで日常生活に支障をきたす病態を更年期障害とする」と定義されているが[1]，前述したように症状の多様性や個人差が大きく関与し，更年期障害を厳密に診断することがむずかしい場合もある．更年期症状は，のぼせや発汗などの自律神経失調症状，イライラや抑うつ気分などの精神的症状など多様な症状が出現する（**表Ⅲ-8-1**）．これらの症状は，1つひとつは著しい苦痛でなくても，複合的に生じ，その積み重ねにより苦痛が増強する．それらの苦痛により生活に支障をきたす状況となるのが更年期障害である．

　更年期障害の主な治療には，ホルモン補充療法（hormone replacement therapy：HRT），漢方療法，心理療法（カウンセリング），生活指導が含まれる．HRT開始時には，

表Ⅲ-8-1　日本人の更年期女性に出現する症状

Yokota（文献 i より）外来受診者	廣井（文献 ii より）一般女性	Anderson（文献 iii より）一般女性	Melby（文献 iv より）一般女性
倦怠感	肩こり	倦怠感	肩こり
肩こり	疲労感	性欲減退	記憶力減退
物忘れ	のぼせ	筋肉痛・関節痛	ストレス
神経質	頭痛	集中力低下	将来を案ずる
手足の冷え	腰痛	イライラ	頭痛
発汗	発汗	頭痛	心配
不安感	不眠	抑うつ	腰痛
イライラ	イライラ	不眠	不安感
くよくよする	皮膚のかゆみ	ほてり	冷え
腰痛	動悸	発汗	イライラ

※訴えの頻度の多い順に記載した．研究により質問法や対象期間が異なるので頻度は示していない．
※※英文を訳したため，実際の質問とは語句が異なっている場合がある．

i）Yokota M, Makita K, Hirasawa A, et al：Symptoms and effects of physical factors in Japanese middle-aged women. Menopause **23**(9)：974-983, 2016
ii）廣井正彦：平成7, 8年度 生殖・内分泌委員会報告：更年期障害に関する産婦人科医師へのアンケート調査報告．日本産科婦人科学会雑誌**49**(11)：433-439, 1997
iii）Anderson D, Yoshizawa T, Gollschewski S, et al：Menopause in Australia and Japan：effects of country of residence on menopausal status and menopausal symptoms. Climacteric **7**(2)：165-174, 2004
iv）Melby MK：Factor analysis of climacteric symptoms in Japan.Maturitas **52**(3-4)：205-222, 2005
［日本女性医学学会（編）：女性医学ガイドブック　更年期医療編, 2019年度版, p.35, 金原出版, 2019より引用］

薬剤使用に伴うリスクとベネフィットを適切に評価し，HRTのリスクの十分な説明と，使用する薬剤の種類や投与法の十分な検討が必要である．また，自律神経失調症状が強い場合や，HRTが適さない場合などには，加味逍遙散，桂枝茯苓丸，当帰芍薬散などの漢方薬を用いる．そのほか症状に応じて抗うつ薬，睡眠薬などの薬物療法や，カウンセリングなどが適用される．さらに，更年期以降に発症率が高まる心血管系疾患や骨粗鬆症の予防のためにも生活習慣の改善を促すことも重要である．

　更年期の体験は，更年期症状をまったく自覚しなかったという人がいる一方で，症状が著しく仕事を辞める，家から出られなくなるなど，個人差が著しい．更年期は，女性のライフステージに組み込まれた必然的な時期であり，健康問題という見解でとらえるよりも，さまざまな要因を包括的見解からとらえ，女性自身がこの過渡期をうまく乗り越えられるよう支援することが重要である．

　なお，更年期障害は女性特有の健康問題と思われてきたが，男性にも更年期障害があることが明らかになってきた．男性は，テストステロンの減少や仕事上のストレスなどによって，不安・不眠・あせりなどの精神症状，精力の減退，全身倦怠感などが生じることがある．

┃引用文献┃
1)　日本女性医学学会（編）：女性医学ガイドブック　更年期医療編，2019年度版，p.22-49，金原出版，2019

学習課題

1．性の健康の定義を説明しよう．
2．性の健康に関する問題を3つ挙げ，それらについて説明しよう．
3．更年期に生じる身体的変化，心理・社会的変化を説明しよう．

9 災害と健康

この節で学ぶこと

1．災害発生時の成人の特徴を理解する．
2．災害時の成人に起こりやすい健康障害を理解する．

　成人期はその発達段階上の特徴から，家庭や社会での責任が重く，災害時には家庭役割，職業役割ともに負荷が増えることで，心身への影響は大きくなる．また，とくに壮年後期以降になると生活習慣病に罹患する割合が増える時期に入るが，ほかの世代と比べ，保健・福祉制度などの公的支援を享受する機会が少なく，心身の健康障害に対するサポートを得られにくい特徴がある．こうした特徴をふまえ，ここでは主として自然災害発生時の成人の健康について述べる．

A. 災害が健康に与える影響

1 ● 災害がもたらす成人の身体的影響

　地震や津波，風水害など大きな災害は，多くの人の死をもたらすことがある．たとえ死は免れたとしても，打撲や裂傷などの外傷を負うことが多く，災害の種類や被災後の経過により特徴的な身体的影響がみられる．

a. 地震の際にみられる身体的影響

　死因は倒壊した建物などによる圧死が多い．また，長時間身体ががれきなどの下敷きとなることで生じる**クラッシュシンドローム**（圧挫症候群，挫滅症候群）も生命の危機に直結する．地震発生時は，直後の建物の倒壊を免れても避難生活が長期化することが多く，避難所ではなく自家用車内で宿泊する車中泊を続ける被災者が，深部静脈血栓症を発症することもある．

b. 津波の際にみられる身体的影響

　死因は津波に飲み込まれる溺死や頭部打撲などを含む多発外傷によるものが多い．また，津波から助かったとしても，土砂や重油などで汚濁した海水が肺に入り，重症肺炎（津波肺）を起こすこともある．

c. 風水害の際にみられる身体的影響

　死因は河川の氾濫などによる溺死，土砂崩れによる窒息や外傷，竜巻による外傷などがある．水害発生時は汚泥の片づけ時に外傷を負ったり，泥が乾燥した後に粉塵となることから目や呼吸器系の症状が出る人も多い．さらに，風水害は夏季に発生することが多く，復旧作業時の熱中症や下水の冠水による影響で感染症も広がりやすい．

2 ● 災害がもたらす成人の心理的影響

　災害は人々の生活を急激に変化させる．住み慣れた自宅やコミュニティなど生活の基盤が破壊され，家族や友人など大切な人を失うこともある．こうした状況でも，成人期は子どもを守り育てる時期であり，老年期の両親を抱える時期でもあり，自分以外の守るべき対象が存在することが多い．そのため，避難生活を送りながら住居や生活を再建していく責任と焦りによるストレスも高くなりやすい．

　災害により，生命の脅威や悲惨な光景の目撃，家族の喪失など非常に強い心的な衝撃を体験することで，心身にさまざまな反応が現れる．これを**心的外傷後ストレス反応**（post-traumatic stress response：**PTSR**）といい，これは誰にでも起こる当たり前の反応であり，多くが時間の経過とともに軽減していく．症状として，身体面（血圧上昇や不眠など）・思考面（集中力・判断力の低下など）・感情面（不安感・怒りなど）・行動面（いらいら・落ち着きがないなど）の不調がある．このような状態がおよそ4週間以内に治まるものを**急性ストレス障害**（acute stress disorder：**ASD**）といい，4週間以上持続する場合には**心的外傷後ストレス障害**（posttraumatic stress disorder：**PTSD**）や**うつ病**へ移行する可能性も高い．

3 ● 災害がもたらす成人の社会的影響

　成人期の被災者は，何らかの職業に就いている割合が高い．しかし，とくに東日本大震災（2011年）のような大規模災害の場合には，職場の被災により失業を免れない状況になるなど，経済的な影響を大きく受けることもある．また，職場が被災していなくても，災害の影響で多忙となったり，家屋の片づけなどをしながら避難所から出勤することによる疲労の蓄積，失業不安から無理な出勤をすることによる家族関係への影響なども生じうる．

　職業上，自らが被災者であっても支援活動をしなければならない場合は，被災による精神的なショックが大きく，家族や親族の安否がわからない状況のなかでの支援活動という大きな葛藤やジレンマを抱えることになる．しかし，支援をとおして地域住民の役に立てるという喜びにつながる側面もある．また，自治会活動やPTA活動など居住地域での役割を担っていることもあり，成人期の被災者は，家庭，地域，職業上の役割に伴う影響を大きく受けることになる．

4 ● 「コミュニティの崩壊」がもたらす影響

　阪神・淡路大震災の頃より，被災地では近所付き合いや職場の人間関係などが災害によって絶たれてしまう「**コミュニティの崩壊**」が大きな問題となっている．被災後の生活が困難な状況のなかでは，もともとつながりのある人や同じ境遇の人たちと助け合うことが大きな励みとなる．しかし，被災により転居や転職を余儀なくされたり，応急仮設住宅や災害公営住宅が建設される場所の関係で，もともとのつながりを保つことが困難なことも多い．また，化学療法や透析療法など治療を継続するために被災地を離れざるを得ない場合もある．被災地を離れることに対し，「周囲が大変な思いをしているときに自分だけ」などの自責の念を抱いたり，転居先での環境の変化や人間関係の悩み，被災経験のない人たちのなかで共感が得られにくい孤独感など，コミュニティの崩壊による心理・社会

的影響も大きい.

B. 災害がもたらす健康障害

1 ● 超急性期・急性期（災害発生直後～約7日間）

　超急性期とよばれる災害発生直後から72時間までは,生命と安全の確保が最優先され,生活を整えることは二の次となる.災害発生直後であり,避難所の居住スペースやトイレ,食事などの環境も整っておらず,トイレに行く回数を減らすために水分摂取を控え脱水や静脈血栓症などにつながることもある.また,避難所での生活という緊張やこれからの生活の見通しが立たない不安から,不眠や血圧の上昇などがみられる.慢性疾患をもつ被災者が避難時に必要な薬剤を自宅から持ち出せず,治療が中断することで心疾患など慢性疾患の急性増悪がみられることもある.

　災害発生から72時間が経過する急性期に入ると,仮設トイレや食事など,避難所の環境が少しずつ整い始めるが,集団生活のなかでプライバシーの問題などさまざまな我慢を強いられることになる.行動範囲が狭くなることでの運動不足,水分摂取を控えることでの脱水や静脈血栓症,環境がよくないなかでの集団生活による感染症の流行などの健康問題が生じる.また,災害発生から数日が経過しているため,不眠や復旧作業が続くことによる疲労の蓄積や,高血圧や糖尿病などの慢性疾患の治療が中断されることで自覚症状がないまま疾患の状態が悪化していることも多い.さらに,避難所での不便な生活を避けるため,車中泊を続ける被災者が深部静脈血栓症を発症するなど,災害関連死（disaster-related death：DRD）も発生する.災害関連死とは,災害で外傷を負わなくても精神的ショックや厳しい避難環境による疲労,健康状態や慢性疾患の悪化などの間接的原因で亡くなることをさす[1].東日本大震災による災害関連死者数のうち約11%が21歳以上65歳以下の成人期の被災者であった[2].

　避難所生活が困難である障害者や,酸素療法や人工呼吸器など医療機器を必要とする療養者が,被災後も避難所に行かず自宅での生活を続けている場合がある.ライフラインが止まるなど劣悪な環境のなかで生活を続けていることもあるが,自宅での避難者は把握が難しく支援が届きにくい現状がある.

2 ● 亜急性期（災害発生後7日～約1ヵ月間）

　医療現場や避難所の状況も徐々に落ち着く時期である.周囲の落ち着きに伴い,自分のおかれている状況を振り返ることができるようになってくるが,喪失の悲しみや今後の生活への不安の解消には長い期間が必要である.被災直後からの強い不安や不眠,抑うつ状態がこの時期以降までも持続し,急性ストレス障害やうつ病へ移行することもある.避難生活の長期化に伴い,栄養バランスが悪くなることや疲労の蓄積,十分な睡眠がとれないことなど避難生活による身体的・精神的ストレスが高まり,免疫機能が低下する.そのうえ,避難所生活は多くの人が集まる集団生活のため,インフルエンザやノロウイルス感染症などの感染症が流行しやすく,注意が必要である.加えて,さまざまなストレスから精神的にも不安定となりやすく,避難所や職場での人間関係のトラブルに発展することもある.

避難所の救護所開設や医療機関の復旧なども進み，慢性疾患の療養継続に必要な薬剤や医療機器は比較的入手しやすくなるが，被災後のストレスや食生活の変化などにより慢性疾患のコントロールが難しくなる．また，復旧作業や仕事が忙しく，自己の健康にまで目が向かない場合も少なくない．

がん患者の場合，鎮痛薬など中断することで身体に有害な反応が出現することもあり，抗がん薬や放射線治療など，治療を中断することによる影響や病状が進行することに対する不安もある．また，治療により免疫機能が低下する時期もあり，感染症に対する注意が必要である．

3 ● 慢性（復旧・復興）期（災害発生後 1 ヵ月〜約 3 年）

電気・ガス・水道などのライフラインや交通網が復旧し，生活の場が避難所から応急仮設住宅や災害公営住宅などに移行する時期である．家族単位の生活に戻っていくため，プライバシーの確保や自分で調理ができるなど環境面で改善されることも多いが，仮設住宅や公営住宅が建設される場所によっては，被災前のコミュニティが保たれていないことも多く，被災前の生活習慣や人間関係に変化が生じやすい．また，復興には個人の経済状況が大きく影響するため，もともと経済状況に余裕がない場合や災害により職業に何らかの影響があった場合など，成人期の被災者には精神的にも大きなダメージとなる．

前述のとおり成人期の被災者は家族に対する責任も重く，居住地域が変わることによる子どもの学校への影響，学校が避難所となることへの学業への影響，災害により子どもの身体的・精神的苦痛が強い場合など同時に親としての強いストレスにもなる．さらに，被災後に同居する家族構成が変わる場合もあり，老年期の親の介護問題に直面することもある．一方，単身者のうち，慢性疾患の罹患率が上がる壮年後期で経済状況の不安定さがある場合，生活習慣や受療行動に影響しさまざまな健康問題を抱えていることがある．しかし，避難所から個の生活に変化することで支援者の目が届きにくくなるうえに，行政の公的支援の対象とならないため孤立していきやすい．

このように慢性期は経済的問題，家族関係や人間関係などの精神的ストレスが高くなりやすく，自殺や薬物・アルコール依存が問題となる．また，被災前からの運動習慣など生活習慣の変化が生じやすいため肥満も問題となる．

学習課題

1. 災害発生時の成人の特徴を説明しよう．
2. 災害時に成人に起こりやすい健康障害について，災害発生後，どのような対応ができるか考えてみよう．
3. 災害時に成人に起こりやすい健康障害について，日頃からどのような備えをするとよいか考えてみよう．

■引用文献■
1) 酒井明子，菊池志津子（編）：災害看護—看護の専門知識を統合して実践につなげる，改訂第3版，p.33-39，南江堂，2018
2) 復興庁：東日本大震災における震災関連死の死者数（令和3年3月31日現在調査結果），2021年6月，〔https://www.reconstruction.go.jp/topics/main-cat2/sub-cat2-6/20210630_kanrenshi.pdf〕（最終確認：2021年7月28日）

第**IV**章

成人期にある人を看護するための基本的な考え方

学習目標

1. 成人期にある人と関係を構築する際に基盤となる概念を理解する.
2. 成人期にある人の変化する健康状態への適応を促す理論や概念を理解する.
3. 成人期にある人の発達を促進する援助に必要な理論や概念を理解する.
4. 成人期にある人の人生の統合を促す支援に必要な理論や概念を理解する.

1 関係を結ぶ

この節で学ぶこと

1. ケア・ケアリングの概念および看護におけるケアリングの重要性を理解する.
2. パートナーシップの概念および看護におけるパートナーシップ構築の重要性を理解する.
3. レジリエンスの概念およびレジリエンスに目を向けた看護について理解する.
4. ストレングスの概念およびその人の強みを活かした看護について理解する.

A. ケアリングに基づいた関係

　ケアあるいはケアリングは，人間の発達と生存にとって欠くことのできないものであり，人間を対象としている看護学において注目されている概念である. また，ケアあるいはケアリングは看護の本質である[1]と考えられており，病気を有する成人を看護するうえで，この概念を理解することは非常に重要である. ここでは，ケア・ケアリングの概念，ケアリングの特長，看護におけるケアリングについて概説する.

1 ● ケアとは

　「**ケア（care）**」という言葉は，日常的によく使われている用語であり，スキンケア，口腔ケア，メンタルケア，ターミナルケアなどはその例であるが，はたしてケアという言葉にはどのような意味があるのだろうか.

　ケアを辞書で調べると，広辞苑では「①介護，世話，②手入れ」とある. 英和大辞典[2]では，名詞は「①世話，介護，監督，維持，②（細心の）注意，用心（深さ），配慮，③心配，気苦労，気がかり，④関心事，注意すべき事（人），責任をもつ事（人）」，動詞は「①（人が）（人・物・事を）気づかう，心配する，（…に）関心がある」とある.

　クーゼ（Kuhse）[3]は，言語の歴史と用法から「ケア」を2つの意味に大別し，1つは「心配」「気づかい」「何かに専念する」といった感情の動きを主に表すものであり，もう1つは「世話をする」といったように誰かに何かを与える行動を表すものであるとしている.

　このようにケアという言葉には，単なる世話や介護という行為そのものに関する意味合いだけでなく，他者に対する細心の注意や配慮，気づかいなど，感情や態度に関する意味も含まれている.

2● ケアリングとは

a. ケアリングの概念

　ケアリングは，哲学，倫理学，教育学，看護学，医学などの学問領域で論じられており，明確な定義の統一見解はない[4]とされてはいるものの，それぞれの領域で非常に重要な概念として位置づけられている.

　哲学者のメイヤロフ（Mayeroff）[5]は，ケアする人の視点からケアリングについて「1人の人格をケアするとは，もっとも深い意味合いで，その人が成長すること，自己実現することを助けることである」と述べ，さらにケアする人自身もケアをとおして成長すると論じている.

　教育学者のノディングズ（Noddings）は，ケアする人とケアされる人の関係のあり方からケアリングをとらえ，人間関係は人間存在の基礎であると同時に倫理的な基礎でもあるとし，「自然なケアリングとは，私たちが，愛や，心の自然な傾向から，ケアする人として応答する関係である」[6]．そして「ケアする関係は，ケアする人に対しては，専心没頭と，動機の転移とを要求し，ケアされる人や，ケアされるものに対しては，応答や助け合いを要求する」[6]と述べている．さらにケアリングには自分自身の個人的な準拠枠（思考の枠組み）を踏み越えて，ほかの人の準拠枠に踏み込むことが含まれる．つまり，ケアする人がケアされる人のなかに入り込み，ともに感じることによって成立する優しさや幸福に対する願いである.

▶ 看護理論家によるケアリング概念の位置づけ

　看護理論家のワトソン（Watson）は，ケアリングをヒューマンケアリングとして位置づけ「ヒューマンケアリングには，価値観，ケアの意志と熱意，知識，ケアリング行為，それらによって生み出される事柄が含まれる」[7]と述べている．そして，看護師はケアリングの専門職であるとし，看護師と患者という人と人の間で取り交わされるトランスパーソナルケアリングを重視している．トランスパーソナルケアリングとは，ケアする看護師とケアされる患者が，お互いの人格を大切にして心の交流をする「我と汝」という関係において行われるケアであり，それによって内的調和感が得られ，お互いが目的に向かって成長することである.

　ベナー（Benner）は，ケアリングを気づかいとして「人がなんらかの出来事や他者，計画，物事を大事に思うことを意味する」[8]と定義し，積極的に関与しかかわり合う姿勢であるとか，相互作用のプロセスという理解を示している.

　レイニンガー（Leininger）は，「個人や集団にとって，手助けをするという創造，直感，または認識のプロセスであり，その基盤にあるのは，他者に手をさしのべるという経験を伴う，哲学的で現象学的な，客観的であると同時に主観的でもあるような感情と行為である」[9]とケアリングを実践の部分的な行為として強調している.

　ほかにも多くの看護理論家がケアリングについて探求しているが，前述したクーゼは，看護師の「ケアリング」の理解には少なくとも2つの基本的な意味があり，第1の意味は感情を伴う反応にかかわるもので，他者への関心が含まれており，人間関係，愛着，心を開くこと，ケアされる人のニーズに「傾注」し反応すること，第2の意味は他者の世話をし，その人のニーズに応じて何かを提供することをさしている[3]と分析している.

b. ケアリングの特長

　人はケアしケアされることによって生き続けており，ケアリングは普遍的なものである．メイヤロフ[5]は，ケアリングの主な特質として，①差異のなかの同一性（お互いの個性と統一性が尊重されながら一体になること），②他者の価値の感得，③他者の成長を助けること，④関与と受容性，⑤専心，⑥相手の不変性，⑦ケアにおける自己実現，⑧忍耐，⑨結果に対する過程の重要性，⑩信頼，⑪謙虚，⑫希望，⑬勇気，⑭責任における自由，を挙げている．これらの項目は，看護師がケアをする際に重要なものである．

　看護師が患者のケアを行うためには，相手に専心することは欠かせない．専心するとは，ケアすることに自分を一貫してゆだねている状態を意味する．それは相手に対する配慮を伴った行為であり，支援として提供されることもあれば，癒しとして受け取られることもあるだろう．他者に専心するためには，相手を信頼してかかわったり，受け入れるという受容性はもとより，ときには忍耐や勇気，謙虚さ，希望が必要である．そして，ケアする相手が一定期間変わらないという不変性がなくてはならない．

　また，ケアは一方的なものではなくケアの対象が必要であり，ケアする人とケアされる人の両者の関係に基づいた相互作用のプロセスが重要となる．なぜなら，ケアする人は相手が成長し自己実現することを助け，さらに，ケアをとおして自分の抱いている考えを発展・成長させることができるからである．このようなプロセスにおいて，ケアする人はケアされる人を自分とは別個の対象と感じると同時に一体になる感覚を体験し，相手のもつかけがえのない独自性や価値を感じることができるだろう．

　このようなケアリングの特質を備えた看護師は，疾患や治療という医学的な視点にとらわれず，患者をかけがえのない人間としてとらえ，その人が必要としているニーズは何かを考えて行動することができる．つまり，患者のニーズをその人の役割や生活，人生も含めて幅広い視野から敏感に感じとり，健康の回復を願って患者が体験する現象の全体性に関心を向けながら働きかけることができるだろう．そして，患者はこのような看護師から安寧や安心感を得たり，安楽が保証された援助を受けることができる．

3● 看護におけるケアリング

a. 専門職とケアリング

　看護が他者をケアすることを仕事とする専門職であるためには，看護師は専門的ケアを患者に提供する責任がある．看護師から専門的なケアを受けるのは患者の権利であり，患者に専門的ケアを提供するのは看護師の役割である．専門的ケア[9]とは，健康状態，障害，生活様式を改善するために，あるいは死に直面している患者を助けるために，個人または集団に対して援助的・支持的・促進的行為を行うために用いられる，教育機関で習得された公式的かつ知的に学習された知識と実践技能である．

　患者に専門的ケアを提供するためには，看護師にどのような資質や態度が必要なのだろうか．ローチ（Roach）[10]は，職業的ケアリングの主な属性として5つのCを提唱している．

5つのC

- 思いやり（compassion）　・能力（competence）　・信頼（confidence）
- 良心（conscience）　・コミットメント（commitment）

　これらの要素は，看護師がケアしているときに表現されているケアリングの固有の現れ方を一般化したもので，個々のケアリング行動を特定化していくための基礎として役立つだろう，とローチは述べている．

　「思いやり」は，他者の経験に関与し応えることであり，また他者の痛みや障害を感じとることであり，他者の経験を共有し他者のために自分自身を費やすことができることである．つまり，看護師は，対象との関係性のなかで援助を提供しており，患者に関心を向け，自主的に患者に関係を求め，働きかける．このとき，他人の利益のために行為をなそうとする利他主義的な考え方が，患者に対して向けられる．これは，患者から感謝されたり，高額な看護料を得たりしようと考えたうえでの思いやりや計算づくの親切さではなく，患者の安楽や安寧を第一に考え，患者の必要とするニーズを満たせるようにケアを提供することである．

　「能力」とは，職業人としての責任を適切に果たすために必要とされる知識，判断能力，技能，エネルギー，経験および動機づけを有している状態である．職業としてのケアリングには，高いレベルの認知的，感情的，技術的および管理的な技能，ならびにそれぞれの領域で必要とされる特殊な才能が要求される．つまり，看護師は，患者に関心を向け，患者の必要とするニーズを知ることができなくては，患者との間に関係を形成することもケアを提供することもできない．そのためには，患者に関心を向けるエネルギー，患者の求めているニーズを把握しそれを満たそうとする知識や判断力，専門的な技術がないとケアを提供することはむずかしいだろう．

　「信頼」とは，依存することなく互いに信じ合うことを促し，真実を伝達し，パターナリズムやおそれ，無力から生じるような応答を伴うことなく相互に尊重し合う関係を築くことである．つまり，患者と看護師の関係において，看護師は患者を自律した存在ととらえ，患者の意向や意見を尊重し，害を与えることなく誠実に対応することが求められる．一方，患者から信頼を得られるような看護師とは，患者にケアを提供することにおいて自律した存在であり，単に医師や他職種からの指示や命令に従ってケアを提供するのではなく，「看護職の倫理綱領」に従って自らケアの意義や必要性を判断したうえで行為をなす存在であることが重要である．

　「良心」とは，道徳的意識（moral awareness）をもつ状態であり，物事の道徳的な本性に意識の照準を合わせたケアリングを行う人間そのものであり，経験のなかから，あるいは自己や他者を価値づける過程のなかから生まれてくる．つまり，看護師は，患者にとって何がよいことであり，何が害となるのかをよく判断しながらケアを提供することが必要であり，このような道徳的意識を常にもつことが要求されているのである．

　「コミットメント」とは，欲求（自分がしたい行為）と責任（自分がしなければならない行為）が一致すること，あるいはそれらに従って熟考したうえでの行為を選択することによって特徴づけられる複合的な感情的応答である．また，物事や行為を進んで受け入れ

たり応答したりすることや，価値を受容し価値あるものを選好することなどのほかの行動の前提となる．つまり課題や人，職業に向けて自発的に自分自身を投じてかかわることである．看護師は患者に責務としてケアを提供しなければならないが，意識的，自発的，積極的に，ケアそのものに対して負担を感じずに提供することが大切である．

b.　倫理的側面からみたケアリング

看護職は，免許によって看護を実践する権限を与えられた者である．看護の実践にあたっては，人々の生きる権利，尊厳を保持される権利，敬意のこもった看護を受ける権利，平等な看護を受ける権利などの人権を尊重することが求められる[11]，と「看護職の倫理綱領」の前文に謳われている．つまり，看護師は，対象である人間の尊厳や権利を守るために，常に適切な倫理的判断に基づいて看護実践するという責務を担っている．この倫理の道徳的基盤としてケアリングの概念が重視されている．

ケアリングは，人間的尊厳を守り人間性を保持することをめざして道徳的にかかわるという哲学が求められており[7]，看護における道徳的な規範である[12]とされている．さらに，職業生活のなかで道徳的・倫理的に求められる命令や規範を包摂しており，職業倫理の場であり，そのための基礎であり中心である[10]ともいわれている．つまり，患者に対してケアリングを実践することそのものが，倫理的判断に基づいた看護実践といえるのである．とくに，疾患や障害を抱えて困難や苦難に直面している成人を対象とする看護実践の場では，診断や治療にかかわる倫理的問題に直面することが多い．したがって，道徳的・倫理的な規範を内包しているケアリングを実践することにより，倫理的問題を未然に防いだり，あるいは倫理的問題への早期解決につながるだろう．

c.　看護実践におけるケアリング

看護の本質であるケアリングは，看護実践のなかでどのように具現化されるのだろうか．ワトソンによれば，看護はヒューマンケアリングが神髄であり，それを実践することであるとしている．そして，トランスパーソナルケアリングが行われる瞬間について，**図Ⅳ-1-1**のように示している．看護師と患者は，現在という瞬間においてそれぞれ異なる現象野をもっているが，トランスパーソナルなケアリングという関係のなかで看護師が患者の経験のなかに入り込むときに，両者よりも大きなエネルギーのある新しい現象野，すなわちカリタス領域が生まれる．そして，患者も看護師も経験のなかに入り込み，その経験を共有することで，エネルギーのある独自の現象野がつくりだされ，予想を超えた広がりをもつ空間が開かれ，複雑に組み合わさった生の形の一部となる．すなわち，看護師が，心から患者の話に耳を傾け，患者の心身の状態やニーズを理解し，人間どうしとしての患者とのつながりを感じ取りながら誠意をもって患者にかかわると，そのかかわりによって患者は自分が表出したいと思っていた感情や考え，欲求を表現し，看護師に伝えることができるようになる．このように看護師と患者との間で，間主観的な流れが行きかうことにより，双方にとっての内的調和感が得られるようになる．そして，このような触れ合いとプロセスは，患者自身の癒しをもたらすと同時に，看護師の自己の成長，自己や他者に対する感受性や実践の発展へとつながる．そして，トランスパーソナルケアリングのかかわりは，看護師自身がもつあらゆる次元（能力・才能・技術・知識・直感・知覚などのすべてが含まれる）を資源として利用し，創造的に自己全体を使ってなされるものである．すな

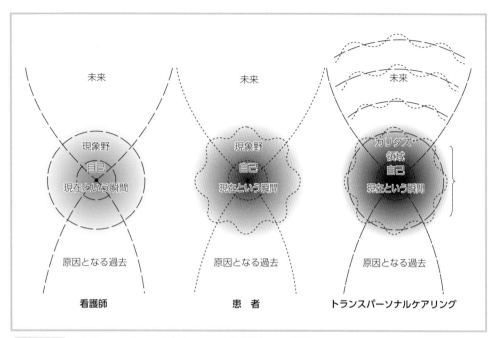

図Ⅳ-1-1　トランスパーソナルケアリングが行われる瞬間
*カリタス(caritas)とは，ラテン語で「大切にする，感謝する，愛情のある関心，もしくは特別な関心を向ける」という意味.
[ワトソン J：ワトソン看護論—ヒューマンケアリングの科学，第2版(稲岡文昭，稲岡光子，戸村道子訳)，p.105，医学書院，2014 より引用]

わち，自己全体を参与させて患者にかかわることである．このようなトランスパーソナルケアリングにより，患者の身体，心，魂の内的調和（健康）につながり癒しがもたらされ，その一方で，看護師の成長や自己表現が促されるのである．

　ケアリングに関していくつかの側面から概観したが，ケアあるいはケアリングに包含されている意味をよく理解したうえで，看護専門職者として患者にケアを提供するということの本質をとらえることが大切である．

┃引用文献┃
1) ワトソン J：ワトソン看護論—人間科学とヒューマンケア（稲岡文昭，稲岡光子訳），p.44，医学書院，1997
2) 小西友七，南出康世（編集主幹）：ジーニアス英和大辞典，大修館書店，2001
3) クーゼ H：ケアリング—看護婦・女性・倫理（竹内　徹，村上弥生監訳），p.183, 185，メディカ出版，2000
4) 森田敏子：ケアリング．中範囲理論入門，第2版（佐藤栄子編），p.54，日総研出版，2009
5) メイヤロフ M：ケアの本質—生きることの意味（田村　真，向野宣之訳），p.13-74, 184-210，ゆみる出版，1996
6) ノディングズ N：ケアリング　倫理と道徳の教育—女性の観点から（立山義康，林　泰成，清水重樹ほか訳），p.7-233，晃洋書房，2008
7) ワトソン J：ワトソン看護論—ヒューマンケアリングの科学，第2版（稲岡文昭，稲岡光子，戸村道子訳），p.51-52, 95-127，医学書院，2014
8) ベナー P，ルーベル J：ベナー／ルーベル　現象学的人間論と看護（難波卓志訳），p.1，医学書院，1999
9) レイニンガー MM：レイニンガー看護論—文化ケアの多様性と普遍性（稲岡文昭監訳），p.8, 41，医学書院，1995
10) ローチ MS：アクト・オブ・ケアリング（鈴木智之，操　華子，森岡　崇訳），p.97-113, 120，ゆみる出版，1996
11) 日本看護協会：看護職の倫理綱領，2021，〔https://www.nurse.or.jp/home/publication/pdf/rinri/code_of_ethics.pdf〕（最終確認：2021年10月21日）
12) ニューマン MA：マーガレット・ニューマン看護論—拡張する意識としての健康（手島　恵訳），p.123，医学書院，1995

B. パートナーシップを構築する

　　パートナーシップとは，会社と会社，または人と人との間での対等な関係性を意味し，看護界でも比較的健康状態のよい患者および家族と看護職が協働して，疾病予防やヘルスプロモーションに取り組む場面で用いられてきた．

1 ● パートナーシップとは

　　パートナーシップとは，お互いに異なるものが，それぞれのパートナーになることであり，どちらがなくても成り立たないことを意味する．さらに言えば，両者の相互浸透作用のもとで新しい何かが創造されるという意味合いがある[1]．たとえば看護師が患者に一方的に介入するのではなく，看護師も患者もともに影響し合い，一丸となって問題を解決していくような対等でダイナミックな関係である．患者をとりまく状況・患者が抱えるニーズ・患者がもつ能力に応じてお互いのかかわり方も変化していく．

　　患者が主体的に医療に参画することは，納得のいく医療を受けることになり，患者・家族の満足度の向上にもつながる．そのためには，知識量において圧倒的優位にある専門家と素人である患者の間に対等な関係を実現する必要があり，両者の価値観と行動を変容することが先決であろう．

2 ● パートナーシップによる協働の実現に向けて

a. 一般的なパートナーシップ構築の条件

　　真に対等な関係は，相手への信頼，尊重，思慮によって結びつきを強める[2]．パートナーどうしはまさに車の両輪であるのだから，相手を信頼できなければ，相手の仕事に期待せず自分だけで前進しようとして，片方だけが偏った負担を追ってしまう．結びつきは弱く，問題に立ち向かう過程でその関係性は崩れ去るであろう．また，相手を尊重できなければ，相手を見下し暗黙のうちに上下関係ができてしまいお互いに最大限の力を発揮する機会を失う．さらに，相手を 慮 (おもんぱか) る気持ちがなければ，片方の車輪のパンクに気づかず前進することになり，車としての力が発揮できないばかりか最後には無傷な車輪までダメージを受け，問題を解決できずに挫折 (ざせつ) してしまう．お互いが相手をかけがえのない存在として認め，相手の役割に期待し，常に相手を慮るという信頼関係がパートナーシップである．

　　パートナーシップを成功させるためには，①共有された価値観，②当事者としての自覚，③価値提供の姿勢，を双方がもつように取り組む必要がある．

(1) 共有された価値観

　　パートナーそれぞれが価値観を表明して理解し合っていく必要がある．何を大切に思っているか，なぜこの活動をしたいのか，どれくらいの時間軸を考えているか，ほかに人生において重要なものは何か，活動の結果としてどうなりたいかなど，率直に意見を述べる．このとき，看護師の価値観を押しつけるのではなく，相手の立場に立ち，ありのままを受け入れる．価値観のすり合わせを行っておくことが重要である．

(2) 当事者としての自覚

　　相手におまかせではなく，自らが当事者として意思決定していく姿勢が必要である．他

者から意思決定の結果を押しつけられるのではなく，状況に応じて，自分のなかに存在する判断基準によって決断する．他者に依存するのではなく，自己責任の姿勢でのぞむ．結果として起こることの原因は自分自身にあり，他者のせいにせず，責任は自らが負うという姿勢である．しかし，患者に責任を押しつけることではなく，患者が自信をもって選択し，結果を受け入れられるように支えるのである．納得がいく結果を導くために，看護師には立場を入れ替えて考えるなどの多様な視点，広い視野，共感する力が必要である．

(3) 価値提供の姿勢

　報酬を期待して行動するのではなく，まず専門職として提供できる価値によって行動する姿勢が必要である．もちろん，奉仕活動ではないので，専門家としての役割に対する報酬はきちんと受け取るべきである．しかし，看護師は見返りを期待するのではなく，専門家としての価値を提供することで得られる感謝や喜びのために，一瞬一瞬で最善を尽くすべきである．パートナーとの関係は対等なのであるから，感謝の交流が基盤となる．

b. 協働的パートナーシップ

　協働的パートナーシップの特徴は，①力を分かちもつこと，および専門知識とわざの伝え合い，②双方の合意に基づく，患者中心の目標の追求，③すべてのパートナーの積極的な参加と合意を要する流動的な過程[3]，である．これらは患者の問題解決過程に反映されている．協働的パートナーシップは看護師と患者が同質の存在になることを求めているのではない．あくまでも別個の存在として，それぞれの専門性を認めつつ，同じ目標に向かって協力し合う援助関係をめざしている．

(1) 力を分かちもつこと，および専門知識とわざの伝え合い

　力を分かちもつとは，問題解決過程においてどちらか一方によって意思決定されるのではなく，パートナーそれぞれに決定権があり，双方が責任を負うことである．その配分比率は絶えず変化する．ここでいう力は知識量すなわち情報量によって形づくられる．従来は専門知識を有する看護師が，知識のない患者・家族に代わって意思決定してしまいがちであった．対等な関係である協働的パートナーシップでは，看護師の専門知識と技術に期待するが，患者・家族の専門知識にも期待する．人生の主役は患者・家族であり，患者・家族も専門知識を有しているとみなすからである．

　患者が決定権をもつといっても，患者の意向に無条件に従うことではない．それぞれがもつ知識，技術および経験などの情報を交換し，率直な意見交換を重ねてよい．とくに患者の安全が損なわれる場合においては，看護師がおおいに意見を主張するべきである．双方が思いを伝え合い，相手を受け入れ，お互いに影響し合える開放性こそが大切である．

　この段階をとおして，お互いが専門的な知識とわざをもつ別個の存在であることを認め，お互いの価値観を共有することができ，強い信頼感が生まれることを期待している．

(2) 双方の合意に基づく，患者中心の目標の追求

　看護師にも医療上の目標があり，患者にも人生上の目標がある．合意に基づく目標設定とは，双方の目標をすり合わせて患者中心の目標を設定し，目標の優先順位を合意していくことである．

　そのために看護師は，患者の反応や表情の観察，情報を引き出すための順序立てた質問，思考の整理をするための投げかけ，言動の解釈，要約，言い換えなどコミュニケーション

の技法を駆使するとよい．なによりも相手のことをわかりたいという興味・関心をもつことが不可欠である．

　　目標に優先順位をつける際には，看護師は患者の意向を反映しつつ，予測される結果やリスク，必要なコストなどを情報提供し，率直な意見を述べる．ここでも双方が納得するまで意見交換を繰り返し合意に導く必要がある．これから取り組む目標がパートナーそれぞれの目標として掲げられるようになることが望ましい．

(3) すべてのパートナーの積極的な参加と合意を要する流動的な過程

　　問題解決過程は状況の変化をきたすため，すべての段階が流動的である．パートナーはともに寄り添いこの過程をふむ．パートナー双方の合意を得られるのであれば，ときには患者の意向に全面的に従い，ときには看護師が主張する場面があってよい．しかし関係性のバランスを保つために，自己の認識や関係性を振り返る機会をお互いにもつことが望ましい．

　　とくに，計画を実施・評価する段階は状況の変化を伴うためもっとも流動的であるが，患者が積極的に参加できるように心がける必要がある．たとえば看護師は問題の処理方法や目標達成のための方略を提示したうえで，協働して具体的な方法を選択する．かつ，実施する際には成功を導くように支援する．実際には，フリートーキングやブレーンストーミングを用いて，協働して選択肢を数多く導き出す．看護師は患者に過去の経験や成功した例を尋ねるなど，示唆を与えるような質問をするとよい．さらに，この段階では実施した方略を検討し，問題がどうなったのか，なぜうまくいったのか，うまくいかなかった場合はなぜかなどを見極める．目標がどこまで達成されているのかを評価することも期待される．そして，選択した方略に変更が必要な場合は，計画を修正し，次の実施段階に備える．

　　パートナーシップによる協働的な援助関係は，患者，看護師の間で，第1段階：協働して取り組むことを探索し，相互理解を深める，第2段階：目標を設定する，第3段階：実施する，第4段階：再吟味する，という4つの段階からなるらせん状のモデルで表される[3]．

3● 事例で考えるパートナーシップ

　　ここで，パートナーシップについて事例をとおして考えてみよう．

事例 脳梗塞で退院後，自宅療養を開始した Aさん

　　Aさんは60歳男性，2型糖尿病による合併症で脳梗塞を発症して入院した．2週間前に退院し，単身のため訪問看護を週2回，訪問介護を週2回利用して自宅療養を始めた．もともと仕事中心の生活で炊事はしていなかったので，現在もお惣菜やお弁当を購入して済ませている．そのため，味付けが濃くカロリーの高いものを摂取しがちで，食事療法や血糖コントロールがうまくいっていない．

第1段階：協働して取り組むことを探索し，相互理解を深める

　　お互いの存在を理解し，信頼関係を構築する段階である．看護師は日常生活援助を行いながら，打ち解けるように努める．脅威を与えない存在，本音で相談できる存在として認めてもらうことが望ましい．相手を尊重しながら話を聞き，自分も自己開示しながら，患者の全体像を把握する．たとえば，麻痺があるなかでの歩行状態，更衣，内服管理な

ど努力していることを承認することで自信をもってもらう．同時に，いつも相手を見守っていることを伝え，一人ではないことに気づいてもらう．このようにしてパートナーシップを構築する．

第2段階：目標を設定する

目標を明確化し，目標の優先順位を合意していく段階である．食事療法（カロリー制限）に焦点を当て，食事の内容に関心が向くように，好きな料理を食べるにはどのような工夫をすればよいか一緒に考える．いきなりこちらが考える理想的な状態を押し付けず，本人ができそうな方法と到達できそうな目標を設定する．血糖値や食事制限の目標値が，施設内の急性期看護に比べて多少緩いと感じる内容になることもある．対話の過程で，なぜ食事制限が必要なのか理由を説明するとともに，出来合いの物の組み合わせで摂取カロリーを管理する方法を説明するなど，その人の生活に即した方法と内容で折り合いをつけていく．

第3段階：実施する

選択した方略を実際に行動に移し，患者が抱える問題を解決していく段階である．目標達成のための行動は生活のなかで本人が行う．野菜を食べる量が増えたこと，摂取カロリーが多いことに気づいたことなど，本人の行動のなかの変化を見逃さずに認める．自己効力感を得たところで，次の少しだけ高い目標を提案し，本人に決めてもらう．カロリーの高い料理を毎日摂取から3日に一度に減らしてみる，1週間単位でメリハリをつけて摂取カロリーを制限する方法など，成功に導くためのヒントを提案してみる．その目標と方法は実行できそうか本人に確認する．

第4段階：再吟味する

目標がどこまで達成されているのかを確認する段階でもある．次回訪問時に，約束が守れたか，実施状況を確認する．できたことは承認し，できなかったことについては，責め立てずに率直な意見を聞き，改善策を一緒に考える．思いどおりにならない現実を受けとめてつらい時こそ，看護師は患者を精神的に支え，患者が自ら立ち上がれるように支援する．

4 ● パートナーシップに影響する要因

パートナーシップを構築し看護援助を提供する場合，実際には個人要因，関係に起因する要因，環境要因の影響を受ける．これら要因の相互作用によって関係性は絶えず変化していく．たとえば**表IV-1-1**を参考にして，看護師は常に関係性をアセスメントし，関係構築，関係強化に努めるとよい．チェックリストには看護師，相手（患者）双方の立場に立って，個人的要因，関係要因，環境要因として含まれる項目例が示されている．できている点にチェックを入れて，できていない点を見極めることで，どこに注目すべきかを知ることができる．

これらの過程はダイナミックであるために，順序よく進むこともあれば，同時にみられることもある．後戻りすることもある．看護師はいかなるときも患者とともにいる1人の人間として，知識と技術をもつ専門職として，敏感に対応したいものである．患者のよりよい健康と安寧をめざして，患者が看護師をはじめ医療専門職とパートナーシップを築き上げられるように支援していきたい．

表Ⅳ-1-1　協働的パートナーシップに影響する要因のチェックリスト

看護師	相　手
□考え方と期待すること 　看護師と相手との関係に期待すること 　看護師の役割について 　相手の役割について	□考え方と期待すること 　看護師と相手との関係に期待すること 　看護師の役割について 　相手の役割について
□知識 　相手の病状について 　健康状態に応じた対処方法について 　協働的パートナーシップについて	□知識 　自分の病状について 　過去および現在の健康状態に応じた対処方法について 　協働的パートナーシップについて
□批判的思考技術 　情報の断片を結びつけ，傾向をつかんで関係を明らかに 　する能力 　情報をまとめる能力	□批判的思考技術
□学習方法 　最もよく学べる相手の学習方法および自分の指導方法	□学習方法 　最もよく学ぶことができる方法
□レディネス 　行動を起こす意志 　何らかの行動計画 　学習や変化にかかるコストと利益の釣り合いに関する検討	□学習および変化に対するレディネス 　行動を起こす意志 　何らかの行動計画 　学習や変化にかかるコストと利益の釣り合いに関する検討
□コミュニケーションおよび対人関係技術 　方向性を共有する能力 　同調技術 　相手と合意形成のために協議する技術	□コミュニケーションおよび対人関係技術 　方向性を共有する能力 　自分自身の感情を表す能力 　相手と合意形成のために協議する技術
□身体状態および精神状態 　積極的参加 　労力 　体力 　精神的安定 　ストレスのレベル	□身体状態および精神状態 　積極的参加 　労力 　体力 　精神的安定 　ストレスのレベル
	□関係 　関係の経歴 　相性のよさ
	□環境，組織および背景 　組織の価値，理念および方針とその指導体制 　専門職同士の関係 　物理的環境

[Gottlieb LN, Feeley N, Dalton C:協働的パートナーシップによるケア─援助関係におけるバランス(吉本照子監訳)，p.96-98, エルゼビア・ジャパン, 2007より引用]

┃引用文献┃

1) 遠藤恵美子：がん患者とのケアリング・パートナーシップ．日本がん看護学会誌 **20** (2)：13-14, 2006
2) 橋口　寛：パートナーシップ・マネジメント，p.29, ゴマブックス, 2006
3) Gottlieb LN, Feeley N, Dalton C：協働的パートナーシップによるケア─援助関係におけるバランス（吉本照子監訳），p.27, 62, エルゼビア・ジャパン, 2007

C. その人のレジリエンスに目を向ける

1 ● レジリエンス（resilience）とは

　レジリエンスの語源はラテン語の“跳ねる（salire）”と“跳ね返す（resilire）”からなっており，元来はストレスと同様に物理学用語であった．その後，心理学において“弾力性・回復力”などと訳され，心理的ホメオスタシスの維持のために働く力として用いられるようになった．すなわち，人生のなかで遭遇する困難や逆境（たとえば，試験の失敗，苦手な実習，友達とのけんかなど）を乗り越えていくときに，私たちに必要な力である．その後も多様な定義づけがされている[1]．

2 ● レジリエンスの研究動向

　1970年代には，戦争や自然災害などの心的外傷（通常の範囲を超えた極端なストレス）に曝露されたにもかかわらず抑うつ症状や心的外傷後ストレス障害（post traumatic stress disorder：PTSD）のような外傷性精神疾患を発症しない人において，保護的，あるいは緩衝的に作用している要因の解明が行われた．このように，不適応への種々の危険要因をもっていると考えられるにもかかわらず予後が良好な人に関して，何が予防的に作用しているのかを探求する形でレジリエンス研究が発展してきた[1, 2]．

　1990年代には，レジリエンスを資質という固定した要因ではなく，過程としてとらえるようになった．さらに多様な研究報告がなされ，多様な定義がみられるようになった．そこで，整理を試みたものが図Ⅳ-1-2である．ストレッサーに対して最初に働く一次的レジリエンスが有効に機能すれば，その後のストレス反応は生じない．一次的レジリエンスには，遺伝的要素やストレッサーに対する個人差，あるいは認知的評価などが相当するであろう．次に二次的レジリエンスが働く．この二次的レジリエンスには，ソーシャルスキルや内的統制の所在，あるいはコーピングスキルなどの要因が含まれると考えられている．

　また，レジリエンスは生来の資質か経験から学習される能力かの議論がされてきた[3]．小玉は，①誰もが体験する日常のネガティブな出来事でも発揮される適応能力，②環境との相互作用のなかで時間とともに発達変化する能力，③ストレス場面などに適切に対処するための学習可能な能力，と考えられるようになってきた[4]と概観する．さらに，2000年代に入ると視点の転換があり，レジリエンスは時間とともに変化，発達する力動的で多次元的な概念ともとらえられるようになってきた．誰もが体験しうるネガティブイベントからの回復過程として研究されるようになり，対象も多様な人々に広がりをみせてきた[2]．たとえば，疾患や障害のある患者・家族のレジリエンスのみならず，看護師や看護学生，すなわちケアを提供する人自身のレジリエンスに関する研究が多くみられること[5~8]は，この特徴の表れといえる．

3 ● レジリエンスへの影響要因

　レジリエンスへの影響要因として，生物的要因（性，年齢），6つの保護要因（人生満足感，楽観性，ポジティブ感情，自己効力感，自尊感情，ソーシャルサポート），5つの

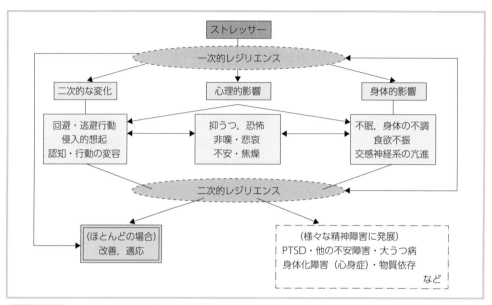

図Ⅳ-1-2　レジリエンスの作用
［齊藤和貴, 岡安孝弘：最近のレジリエンス研究の動向と課題. 明治大学心理社会学研究 4：80, 2009 より引用］

リスク要因（不安，抑うつ，ネガティブ感情，ストレス，PTSD）が示されている[2]．そのなかでは自己効力感，ポジティブ感情，自尊感情の順に保護的影響を示した．また，リスク要因では抑うつがもっとも強い影響を与えていた．これら以外にもレジリエンスに寄与するさまざまな個人要因が挙げられている[9]．

4●レジリエンスに目を向けた看護

次の事例をとおして，レジリエンスに目を向けた看護について考えてみよう．

> **事例** 60 歳代男性．脳梗塞を発症し，片麻痺となった．
>
> 　働き盛りの男性がいきなり障害のある状態になったため，退院当初は自分の姿を受け入れられず，自暴自棄になり，外部との接触を避けていた．しかし，訪問看護師は男性ができることを認め，小さな変化を見逃さずに言葉にして伝えたり，少しだけ難易度の高い課題を設定し，克服できた場合は認めるということを続けたところ，徐々に自分の障害を受容し始め，価値観を転換し，残存機能を活かしながら新たな生活を切り拓こうとするようになった．

　このように，看護する際には，個人要素や多方面からのエンパワーを与えながら，個人に内在する力が発動されるように支援することが大切である．次に，対象は無力な存在ではなく，レジリエンスをもつ存在であると尊重し，ともにゴールをめざし個人に内在する力を発動するようにその過程に寄り添うことが重要である．

┃引用文献┃

1) 齊藤和貴, 岡安孝弘：最近のレジリエンス研究の動向と課題. 明治大学心理社会学研究**4**：72-84, 2009
2) 小玉正博：レジリエンスとは. 看護のためのポジティブ心理学（秋山美紀, 島井哲志, 前野隆司編）, p.131-138, 医学書院, 2021
3) 平野真理：レジリエンスの資質的要因・獲得的要因の分類の試み—二次元レジリエンス要因尺度（BRS）の作成. パーソナリティ研究**19**(2)：94-106, 2010
4) Robertson IT, Cooper CL, Sarkar M, et al：Resilience training in the workplace from 2003 to 2014: A systematic review. Journal of Occupational and Organizational Psychology **88**：533-562, 2015
5) 砂見綾子：看護師のレジリエンスの概念分析. 聖路加看護学会誌 **22**(1)：13-20, 2018
6) 隅田千絵：看護学実習における学生のレジリエンスについての概念分析. 日本医学看護学教育学会誌 **25**(1)：15-21, 2016
7) 杉本千恵, 笠原聡子, 岡耕平：二次元レジリエンス要因尺度を用いた看護学生のレジリエンス特性の学年による違い. 日本看護科学学会誌 **38**：18-26, 2018
8) 根本香代子, 片山はるみ：女性中堅看護師のレジリエンスに対する自尊感情と自己効力感の影響. 日本看護科学学会誌 **38**：89-96, 2018
9) Lee JH, Nam SK, Kim AR, et al：Resilience—a meta-analytic approach. Journal of Counseling & Development **91**：269-279, 2013

D. その人の強みを活かす

1 ● ストレングスの種類

　問題解決思考によって看護援助を考えるとき，対象の苦痛や充足していない部分を抽出し，その部分を補い満たそうと考える．病院から地域へと療養の場が広がった現在，いわゆる医学モデルが示す欠如や不足のない状態に近づけるアプローチに対し，当事者の**ストレングス**（強み／長所）を活かして支援を組み立てるストレングスモデルが注目されている．ストレングスモデルはチャールズ・A・ラップらによって提唱された障害者への支援方法である．ストレングスとは，その人に備わる特性，技能，才能，能力，環境，関心，願望，希望のことであり，それらは病気や障害の重さにかかわらず，すべての人が生まれつきもっていると定義されている．さらに，ストレングスはすべての人の個人内と環境内にあり，「性質／性格」「才能／技能／自信」「環境のストレングス（資源／社会関係／機会）」「関心／熱望」の4つに分けられる[1]．

　萱間はストレングスモデルのめざすゴールは**リカバリー**（回復）であるとしている．このリカバリーは身体的な回復だけでなく，主観的なリカバリー感が重要であると述べている．さらにリカバリーは主観的なものであり，当事者のものであるという大前提がありつつも，支援者らとの社会的なつながりが欠かせないものとしている[2]．

2 ● ストレングスの測定方法

　ストレングスは人に潜在的に備わっており，人は強みを発揮するために動機づけられているとされている[3]．個人が保有している強みを把握して援助に活かすために，ストレングスを測定するための尺度が開発されている（**表Ⅳ-1-2**）[4~7]．

　日本語の尺度として，VIA-ISの「日本版生き方の原則調査票」[8]「ストレングス同定尺度」[9]「日本語版強み活用感尺度（SUS）」[10]などがある．VIA-ISの「日本版生き方の原則調査票」は24種類240項目5件法で問うものである．合計得点からそれぞれの強みをどれくらい保有しているかを示す．一方，「日本語版強み活用感尺度（SUS）」は，強みを発揮し活用している感覚を14項目5件法で問うものである．ここでは日本語版強み活用感尺度の項目（**表Ⅳ-1-3**）を紹介する．

表Ⅳ-1-2　ストレングス測定のための尺度

尺　度	特　徴
Values in Action Inventory of Character Strengths（VIA-IS）	特性としての強みと美徳という概念を測定する．24項目につき10問ずつ計240問から構成させる
Clifton Strengths Finder（CSF）	34の強みとなりうる資質を特定化する．強みは才能，知識，技術の3つに区分される．自らの才能を正確に把握し，知識と技術でその才能を磨くことで，強みの開発につなげる
Realise 2	パフォーマンス能力，強みを使うことで個々に引き出される力（エネルギー），強みがどのように使われるかを強調している．自覚的，非自覚的な反応からカテゴリー化された強み，学習された行動，弱みを特定する

［高橋　誠，森本哲介：基礎的・汎用的能力と性格特性的強みの関連における一考察—強みを活かしたキャリア教育の可能性．埼玉学園大学紀要　人間学部篇 **19**：131-139, 2019 を参考に作成］

表Ⅳ-1-3　日本語版強み活用感尺度の項目

1. 自分が得意なことを日常的に使うことができる
2. 自分の強み（長所）をいつも活かそうとしている
3. 自分の強み（長所）をいつも使おうと心がけている
4. 自分の強み（長所）を使うことで，自分の目標を達成できる
5. 私は毎日自分の強み（長所）を使っている
6. 自分が望むことを手に入れるために，自分の強み（長所）を使っている
7. 今の生活や仕事において，自分の強み（長所）を活用する機会がたくさんある
8. 今の生活において，自分の強み（長所）をさまざまな形で使う機会がある
9. 自分の強み（長所）を使うことは，自分にとってとても自然なことだ
10. 自分の強み（長所）を使うことは，自分にとってとてもたやすいことだ
11. 私は自分の強み（長所）を，さまざまな状況で使うことができる
12. 自分の生活のほとんどの時間において，自分の強み（長所）を使っている
13. 強み（長所）を使うことは，自分にとってとてもなじみのあることだ
14. 強み（長所）をさまざまなやり方で活用することができる

［高橋　誠，森本哲介：日本語版強み活用感尺度（SUS）作成と信頼性・妥当性の検討．感情心理学研究 **22**（2）：97, 2015 を参考に作成］

表Ⅳ-1-4　ストレングスモデルの原則

原則1：対象者のリカバリーを信じること（支援者が考える姿を押し付けない）
原則2：欠陥ではなく「ストレングス」に焦点を当てること（できないことを克服したいという気持ちに焦点を当てる）
原則3：その人の暮らす周囲を「資源のオアシス」としてとらえること（ニーズに合った資源を獲得〔創造〕していく）
原則4：本人こそが，リカバリーの旅の監督であると意識すること（専門家の考えをもちつつその人の希望に添った支援を提案し，その人自身に決定してもらう）
原則5：看護師とその人の関係性を大切にすること（リカバリーの旅の伴走者として，「苦しいときに相談したい人」と認識されるようになる．看護師自身も自己開示することになる）
原則6：リカバリーの場は，その人自身が望む場であること（まずはその人がそのときイメージした夢を一緒に見出していくことから始める）

［萱間真美：リカバリー・退院支援・地域連携のためのストレングスモデル実践活用術，p.27, 医学書院, 2016 を参考に作成］

3 ● ストレングスモデルに基づく看護

　　ストレングスモデルの基本は，その人の好ましい「性質／性格」を見つけること，その人の「才能／技能／自信」を見出すこと，「環境ストレングス（資源／社会関係／機会）」を見つけること，「関心／熱望」を聞き出すことであり，リカバリーを促すものであれば「何でもあり」とされている．ストレングスモデルには6つの原則がある[2]（**表Ⅳ-1-4**）．

　　リカバリーの旅と表現されるように，リカバリーに向かってたどる経過は長い時間を要することが多い．途中，思いどおりの右肩上がりの改善を示さないこともあるだろうし，支援者と意見が食い違うこともあるだろう．たとえ支援者や場が変わっても，看護師は知識と技術をもつ専門家としてどんな時も患者に寄り添う伴走者である．当事者のリカバリーに向かって，お互いに信頼しつつ．ともに成長していくプロセスは，ケアリング（第Ⅳ章-1-A参照）といえるのではないか．

4 ● その人のストレングスを基盤にしたケア

　　ストレングスモデルに基づいて看護実践する際は，対話が重要である．対話の進め方について紹介する．

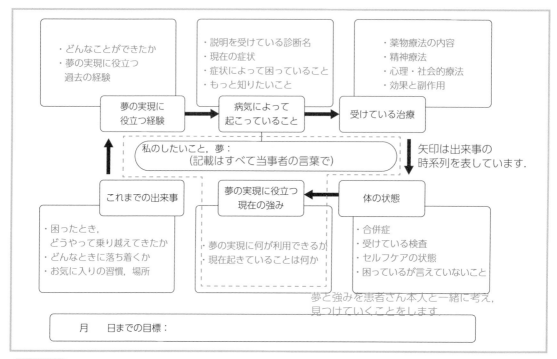

図Ⅳ-1-3　ストレングス・マッピングシート
緑字で示した内容を記入していく.
[萱間真美:リカバリー・退院支援・地域連携のためのストレングスモデル実践活用術, p.49, 医学書院, 2016より許諾を得て転載]

　ストレングスモデルに基づくケアは，ストレングスアセスメントから始まる．その人と信頼関係をつくり，リカバリーに向けてともに一歩を踏み出す段階である．そのためには，対話をすることを目的とせず，対話の時間がもててよかったと思えることが重要である．ストレングスアセスメントを楽しむためのツールとして，萱間[2]が提唱するストレングス・マッピングシート（**図Ⅳ-1-3**）を紹介する．ストレングス・マッピングシートとは，対話などを通じて見つけた対象者のストレングスを書き留め，対象者および周囲の支援者とで，情報を共有していくためのツールである．「あるべき姿」と比較してしまうと，評価につながる．「あるべき」ではないあり様を含めてその人の今であるととらえ，それを知ろうとする姿勢が大切である[2].

　まず，二人で話しながら，中心に「私のしたいこと，夢」をその人の言葉で書いてもらう．次いで，「これまでの出来事」「夢の実現に役立つ経験」「病気によって起こっていること」「受けている治療」「体の状態」を書いてもらう．最後に，「夢の実現に役立つ現在の強み」に気づけるとよい．しかし，サンプルの赤い矢印（**図Ⅳ-1-3**）は出来事の時系列を示しており，聞く順や書くべき順ではない．その人が書きたい順，話したい順に任せてもよい．また，書くことが目的ではないため，基本的には本人の言葉（字）で書いてもらい，看護師が安易に言い換えはしないように気をつける．看護師としての分析や評価もしなくてよい．本人に問いかけながら看護師が書き進める場合もある．シートを完成させることが目的ではないので，空白は空白のままでよい．このツールを使いながら，二人で

夢と強みを見つけるという同じ目的に向かって協働作業の時間にすることが重要である．
その人のペースで，現在の自分の状況を全体的に理解するための時間をともにすることで，
患者の人生に寄り添う第一歩となる．

┃引用文献┃

1) チャールズ・A・ラップ，リチャード・J・ゴスチャ（田中英樹監訳）：ストレングスモデル―リカバリー志向の精神保健福祉サービス，第3版，金剛出版，2014
2) 萱間真美：リカバリー・退院支援・地域連携のためのストレングスモデル実践活用術，医学書院，2016
3) Wood AM, Linley PA, Maltby J, et al：Using personal and psychological strengths leads to increases in well-being over time―A longitudinal study and the development of the strengths use questionnaire. Personality and Individual Differences **50**：15-19, 2011
4) Peterson C, Seligman M E P：Character strengths and virtues―A handbook and classification, Oxford University Press, 2004
5) Buckingham M, Clifton D O：Now, discover your strengths, The Free Press, 2001
6) Linley P A, Willars J, Biswas-Deiner R, et al.：The Strengths book―Be confident, be successful and enjoy better relationships by realizing the best of you, Capp press, 2010
7) Popov L K：The virtues project Educator's Guide―Simple ways to create a culture of character, Jalmar Press, 2000
8) 大竹恵子，島井哲志，池見　陽，ほか：日本版生き方の原則調査票（VIA-IS: Values in Action Inventory of Character Strengths）作成の試み．心理学研究**76**(5)：461-467，2005
9) Komazawa A, Ishimura I：Construction of a new strengths identification scale. Global Science and Technology Forum Journal of Psychology **1**(2)：61-67，2014
10) 高橋　誠，森本哲介：日本語版強み活用感尺度（SUS）作成と信頼性・妥当性の検討.感情心理学研究 **22**(2)：94-99, 2015

学習課題

1. ケアリングの特長を説明しよう．
2. 看護師に必要な資質と態度として，職業的ケアリングの主な属性を5つ挙げよう．
3. パートナーシップを構築する際の条件を挙げよう．
4. パートナーシップによる協働的な援助過程に関する3つの段階を挙げ，それぞれの段階について説明しよう．
5. レジリエンスに目を向けた看護がめざすゴールはどのような状態か説明しよう．
6. ストレングスモデルの原則を6つ挙げよう．

2　適応を促す

この節で学ぶこと

1. ストレス・コーピングの概念および人々のストレス・コーピングを支える援助を理解する.
2. 危機の概念および危機的状況にある人の看護介入を理解する.
3. 喪失と悲嘆の概念および悲嘆へのケアを理解する.
4. 成人における自己決定の意味および自己決定を支える援助を理解する.

A. ストレス・コーピングを支える

　成人期にある人は，家庭や社会のなかで中心的な役割を担うことに伴ってさまざまなストレス状態におかれる．人間がストレスフルな環境をどのように知覚・認知し，どのように対処するのかを理解することは，成人期にある人を看護するうえで大変重要である.

1●ストレスとは

a. 生理学的ストレス

　ストレスという言葉はもともと物理学や工学の分野で用いられ，「外から力が加わったときに物体に生じるゆがみ」を意味する言葉[1]であった．物体に外部から力が加わったとき，物体には，外部からの力に抵抗して元の状態に戻ろうとする力が働く．外部からの力と内部からの力が釣り合い，ゆがみが生じた状態をストレスといった（**図Ⅳ-2-1**）.

　このストレスという概念を医学の分野に導入したのが**セリエ**（Selye）である．セリエは，ストレスを「あらゆる要求に対する生体の非特異的な反応」[2]と定義している．セリエは，生体が刺激にさらされた場合，生体にはその刺激に特異的な反応（熱の場合は熱傷，寒冷の場合には凍傷など）が生じるが，一方で，刺激の種類にかかわりなく（非特異的に）共通して生じる一連の全身的な反応があると述べた．そしてセリエは，その非特異的な生体反応を**汎適応症候群**（general adaptation syndrome）と名づけ，これを「刺激因子によって生じた生体のゆがみ（ストレス）」と説明した.

　セリエのいう汎適応症候群は，刺激因子（**ストレッサー**）にさらされる時間の経過によって3つの期に分けられる（**図Ⅳ-2-2**）.

　警告反応期とは，生体がストレッサーにさらされ，やがて立ち直りながらストレッサーに抵抗するための準備を整える時期であり，ショック相と反ショック相に分けられる．ショック相はストレッサーに対する受け身の時期であり，血圧低下，体温低下，低血糖などが起こる．ストレッサーの大きさに応じて数分から1日程度持続したのち，反ショック

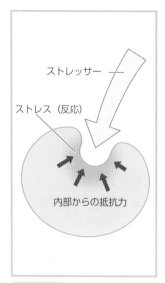

図Ⅳ-2-1　ストレス概念

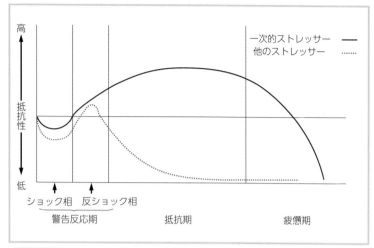

図Ⅳ-2-2　汎適応症候群の段階
[原信一郎：ストレスとホメオスターシス．現代のエスプリ別冊　現在のストレス・シリーズⅠ ストレス研究の基礎と臨床（河野友信，石川俊男編），p.125-138，至文堂，1999を参考に作成]

相に移行する．反ショック相では，ストレッサーに対する積極的な抵抗が生じてくる．副腎皮質よりコルチゾルが，副腎髄質よりアドレナリンやノルアドレナリンが分泌され，副腎皮質の肥大，胸腺・リンパ組織の萎縮，体温上昇，血圧上昇，血糖上昇といった反応が起こる．警告反応期では，一次的ストレッサーだけではなく，それ以外のストレッサーに対しても高い抵抗力を示す．

　抵抗期は，持続するストレッサーに対して生体が適応している時期である．持続するストレッサーに対し，副腎皮質ホルモンを大量に産生・分泌するため，ショックの原因となったストレッサーに対する抵抗は最大となる．しかし，一次的ストレッサーに適応エネルギーを動員する結果，ほかのストレッサーには適応エネルギーを動員できず，それらのストレッサーに対する抵抗力は低下する．そして，ストレッサーがさらに持続すると，適応エネルギーが枯渇し，疲憊期に移行する．

　疲憊期は，生体がストレッサーに長期間さらされた結果，生体の適応エネルギーが限界に達する時期であり，副腎皮質の機能は低下し，適切な治療がなされなければついには死にいたる．

b. 心理学的ストレス

　心理学の分野でもストレスに関する研究が盛んに行われてきた．ラザルス（Lazarus）とフォルクマン（Folkman）は，「個人のもつ資源に負担をかけたり，個人のもっている資源を超えたり，また個人の安寧を危険にさらしたりするものとして評価されるような，個人と環境との関係」[3]を**心理学的ストレス**と定義している．

　たとえば，大学受験で5つの大学を受ける2人の高校生がいるとしよう．Aさんは，これまで4つの大学を受験しすべて合格した．そんなAさんは5つ目の大学の受験を，自分の力を試す好機としてとらえるかもしれない．一方，Bさんは同様にこれまで4つの大学を受験したが残念なことにすべて不合格であった．あとがないBさんは，5つ目の大学の

受験に際し，とてつもない脅威を感じるかもしれない．ラザルスらのストレスモデルによれば，心理学的ストレスの発生は，人間と環境の関係（上記の場合は，自分と5つ目の大学の受験との関係）に影響され，出来事（5つ目の大学受験）そのものよりも，それを個人がどのように評価するか（認知的評価）がストレス発生に大きく関与する．人がある出来事に遭遇し，その出来事を，「これは自分の力では扱いきれない」「これは自分の心の安寧をかき乱すものだ」と評価するとき，心理学的ストレスが生じるというものである．

2●ストレッサーに対する反応

　身体・心理・社会的統合体である人間は，さまざまな要因の影響を受けながら，ストレッサーに対して全体的に反応している．その反応には，身体的反応と心理・行動的反応があり，これらは相互に関係し合っている．

a. 身体的反応

　生体がストレッサーにさらされると，ストレッサーに対して，自律神経系（交感神経-副腎髄質系），内分泌系（下垂体-副腎皮質系），免疫系が相互に作用し，生体の恒常性は維持される．

b. 心理・行動的反応

　ストレッサーに対する心理・行動的反応には，防衛機制と対処機制（コーピング）がある．

　　防衛機制：人がストレスに陥ったとき，自分の心の安定を図るために無意識的（非認知的）に行う不快緩和の行動

　　対処機制（コーピング）：人がストレスに陥ったとき，自分の安寧にもっともふさわしい行動を選択しようとする意識的（認知的）な行動

3●ストレス・コーピングのプロセス

　ラザルスらによる**ストレス・コーピングのプロセス**を**図Ⅳ-2-3**に示す．

a. 認知的評価

　前述したように，心理学的ストレスは，直面している出来事を，その人が脅威であると評価して初めて生じる．**認知的評価**とは，刺激の有害性および対処の可能性について評価[4]するプロセスである．

　一次的評価として，その出来事は自分にとって「無関係」であるか，「無害／好ましいもの」であるか，「ストレスフルなもの」であるかが評価される．「無関係」「無害／好ましいもの」と評価された場合，プロセスはここで終了する．その刺激が自分にとって「ストレスフルなもの」と評価された場合は，二次的評価が顕著となる．二次的評価では，自分がその状況を切り抜けるために，自分にはどのような対処が可能か，自分は対処するためにどのような手段をもっているか，その対処方法でうまく成果がだせそうか，などについて評価が行われる．一次的評価と二次的評価は，生じるストレスの程度に相互に影響を及ぼす．たとえば，ある出来事は自分にとって相当な脅威であると感じても，自分が対処の手段を十分にもっていると感じるときは，それほど大きなストレス状態とならないかも

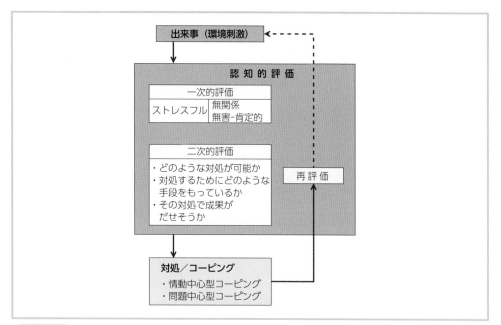

図Ⅳ-2-3　ラザルスらによるストレス・コーピングのプロセス

しれない．一方，いくら対処の手段はもっていても，直面している出来事が非常に重大な場合は，かなりのストレス状態となるかもしれない．

　なお，再評価では，コーピングの結果や周囲からの新しい情報に基づき，自分が行った一次的評価や二次的評価が妥当であったのかについて評価が行われる．適切なコーピング方略を選べて出来事をうまく処理できたと評価されるかもしれない．また，最初の評価よりも事態はもっと深刻で，選んだコーピング方略ではうまく出来事を処理できなかったと評価されるかもしれない．出来事がうまく処理できなかった場合は，この状態自体がストレッサーとなり，新しいコーピング方略が選択される．対処はこの再評価によって連続的なプロセスとなる．

b.　コーピング

　ラザルスは，**コーピング**を「個人のもつ心理的・社会的資源に負担をかけたり，資源を超えると評価されるようなさまざまな内的・外的要請（すなわちストレス）に対してなされる認知的および行動上の努力」[5]と定義している．ラザルスらは，コーピングとは，結果（成功と失敗）に関係なく，ストレスフルな要請を処理するための努力であり，周りの状況に応じて次々と移り変わるプロセスであると述べている．

　実際の生活において人間はさまざまなコーピング方略を組み合わせてコーピングを行っているが，ラザルスらはそれらのコーピング方略を，それらの果たす機能に着目して「情動中心型コーピング」と「問題中心型コーピング」に大別している（**表Ⅳ-2-1**）．

　情動中心型コーピングとは，問題そのものは解決できないが，情動的な苦痛を低減させるためになされる対処である．この対処法には，その状況から回避する，問題から注意をそらす，ほかの状況と対比させその状況を肯定的にとらえる，その状況に積極的に価値を

表Ⅳ-2-1 情動中心型コーピングと問題中心型コーピングの例

情動中心型コーピング
• そのことを深刻に考えないようにした
• 飲んだり，食べたり，運動したり，たばこを吸ったりして気晴らしをした
• 問題の原因となっている人たちに怒りをぶつけた
• うまくいくように祈った
• 自分がいちばん望んでいたものではなくて，その代わりのものでよいことにした

問題中心型コーピング
• どこに問題があるかをよく考えてみた
• 違う方法をとればうまく解決できることに気づいた
• 新しい考え方を見つけた
• 最悪の事態に備えた
• よい解決法がひらめいた

[本明 寛：Lazarusのコーピング（対処）理論. 看護研究21（3）：225-230, 1988より引用]

見出す，といった方法が含まれる．一方，問題中心型コーピングは，問題を解決させるためになされる対処である．問題の所在を明らかにするために取り組む，いくつかの解決策をあてはめてみる，いくつかの解決策を用いることによる利益と損失を考えるといった方法が含まれる．

この2つのコーピングはどちらが優れているということではなく，状況に応じて適切に使われることが重要であり，多くの場合，ストレスフルな状況を処理するためには2つのコーピングの両方を使うことが重要である．

c. ストレス・コーピングの原動力となる資源

ストレス・コーピングの原動力となる資源として，ラザルスらは，①健康とエネルギー，②積極的な信念，③問題解決の技能，④ソーシャルスキル，⑤ソーシャルサポート，⑥物質的なもの（金銭や物品など），といった資源を挙げている．これらの資源をその人がたくさんもっているということは，その人が対処の手段をたくさんもっているということであり，それらを十分に役立てることにより，ストレスフルな状況にうまく対処することができるとしている．

4 ● 人々のストレス・コーピングを支える

ストレスは，人間が生きている限り生じるものであり，ストレスをまったくなくすことはできない．むしろ適度なストレスは，たとえば，寒冷刺激に耐えうる身体機能を発達させたり新しい職場に適応するためのソーシャルスキルを獲得させたりと，人間の成長・発達を促す．しかし，過度なストレスや持続するストレスは，人間の心身に有害な影響を及ぼす．看護職者は，強いストレス状況下におかれた患者がストレス状態を緩和できるよう支援する必要がある．

まず，ストレス時に生じる身体的反応や心理・行動的反応などから，患者のストレス状態をアセスメントする必要がある．バーンとトンプソン（Byrne & Thompson）は，ストレス増強時にみられる変化として以下の6つの視点[6]を挙げている．①特定の行動様式の頻繁な使用（絶えず何かを食べているなど），②通常の行動における変化（いつも小綺麗にしていた人が身繕いに関心を示さなくなるなど），③まとまりのない行動（検査室に

行くために用意したばかりの手さげ鞄を忘れるなど），④環境に対する過敏な反応（普段は気づかない程度の音で不眠を訴えるなど），⑤生理的な変化（血圧上昇，体温上昇，高血糖など），⑥現実知覚のゆがみ（検査のための絶食をこれから手術されるためであると理解し動揺するなど）．

　また，心理学的ストレスは，直面している出来事を，その人が脅威であると評価して初めて生じるため，出来事をその人がどのように評価しているかをアセスメントする必要がある．そして，その人の苦しい気持ちに共感を示しながら，不快な出来事は何なのか，なぜ自分はその出来事を不快であると評価しているのか，その評価は妥当であるのかなど，出来事に対して自分が行っている認知的評価について再吟味（ぎんみ）するように促す．

　コーピング方略のレパートリーが不足していることが，認知的評価（二次的評価）を悪くしたり，事態をうまく処理させなかったりして，心理学的ストレスを引き起こしていることもある．患者がどのようなコーピング方略を用いているかをアセスメントし，気分転換の方法を見出したり問題の所在について洞察することを助けたりして，対処に有効なコーピング方略を獲得できるよう支援する．

　ストレス・コーピングを行っている患者の体は生理的にも反応し，さまざまな生理的変化が生じている．一方，ストレス・コーピングプロセスを進めるためには身体的なエネルギーが必要である．このため，現在生じているストレス反応を緩和し，リラックス／身体エネルギー温存の状況をつくり出すこともストレス・コーピングを支えるうえで大変重要である．また，患者をとりまくソーシャルサポートの状況をアセスメントし，それらが十分に機能するよう支援することも欠かせない．

5 ● 事例で考えるストレス・コーピング

　最後に，ストレス・コーピングについて，事例をとおして考えてみよう．

> **事例　早期胃がんの父親を案じて泣いているAさん**
>
> 　あなた（看護師）のアパートに親友のAさん（20歳代，会社員）が突然訪ねてきた．Aさんは部屋に入るや否や「ここ数ヵ月，胃の調子が悪かった父が精密検査を受けたところ，早期の胃がんに罹患していることが判明した．父方の祖父母や叔父たちのなかには胃がんに罹患した者が多く，なかにはそれが原因で他界した者もいる．父は1週間後に入院し手術をする予定だが，私は何をしたらよいのかぜんぜん思いつかないし，父がもう助からないと思うとどうしてよいのかわからない」と泣きながら話をした．Aさんの身体の緊張は強く，疲労の表情がみられた．

a. 認知的評価

　心理的ストレスの発生には，直面している出来事に対する認知的評価が大きく関与する．一次的評価は，刺激の有害性についての評価であるが，Aさんは，父が胃がんに罹患している事実を，自分のこころの安寧を脅かすストレスフルな出来事と評価している．さらに，出来事が「ストレスフルなもの」と評価されると，対処の可能性についての評価である二次的評価が顕著となるが，「私は何をしたらよいのかぜんぜん思いつかないし」と話して

いるように，Aさんはこの出来事に対して自分は対処の手段をもたず"お手上げ"状態であると評価している．このような認知的評価によって，父が胃がんに罹患しているという出来事は，Aさんに心理的ストレスを引き起こしたといえよう．

b.　コーピング

　Aさんは，ストレスフルなこの出来事に対して，どのようなコーピング方略を用いているだろうか．「泣く」という方略は情動的な苦痛を低減させる方法であり，情動中心型コーピングと考えることができる．また，話を聞いてもらおうと看護師であるあなたのアパートを訪ねてきたことは，問題解決のためになされる対処である問題解決型のコーピングとも考えることができる．

c.　Aさんをどう支えるか

　では，このようなAさんをあなたはどのように支えることができるだろうか．まずは，情動的な苦痛を低減させることができるよう，苦痛な気持ちを思いきり表出できるようにすることが重要である．そして，心理的ストレスは認知的評価の結果生じるものなので，Aさんの気持ちが落ち着いたところで，出来事に対して自分が行っている認知的評価について再吟味するよう支援する．事実，Aさんの父は早期の胃がんであるにもかかわらず，Aさんは「父がもう助からないと思う」と話している．この考え方には，父方の祖父母や叔父たちのなかには胃がんが原因で他界した者がいることが影響を及ぼしている可能性があるが，その評価は妥当なのかを再度考えてみるよう促す．さらに，他の問題中心型コーピング方略を一緒に考えてみることも有用であろう．たとえば，胃がんに罹患した経験をもつ父方の祖父母や叔父たちは有用な人的資源として活用できる．一方，ストレス・コーピングプロセスをすすめるためには身体的エネルギーが必要であるため，気分転換の方法を一緒に考えてみるなどして身体の緊張・疲労の緩和を促す．また，ソーシャルサポートとして，いつでも自分が力になることを保証することも重要であるといえる．

引用文献

1)　原信一郎：ストレスとホメオスターシス．現代のエスプリ別冊　現在のストレス・シリーズⅠ　ストレス研究の基礎と臨床（河野友信，石川俊男編），p.125-138，至文堂，1999
2)　中川哲也：ストレス研究の歴史．現代のエスプリ別冊　現在のストレス・シリーズⅣ　ストレス研究と臨床の軌跡と展望（河野友信，久保千春編），p.43-55，至文堂，1999
3)　Lazarus RS, Folkman S：ストレスの心理学—認知的評価と対処の研究（本明　寛，春木　豊，織田正美監訳），p.22，実務教育出版，1991
4)　小杉正太郎：ストレス緩衝要因の研究動向．現代のエスプリ別冊　現在のストレス・シリーズⅠ　ストレス研究の基礎と臨床（河野友信，石川俊男編），p.163-172，至文堂，1999
5)　Lazarus RS, Folkman S：ストレスの心理学—認知的評価と対処の研究（本明　寛，春木　豊，織田正美監訳），p.143，実務教育出版，1991
6)　Byrne ML, Thompson LF：看護の研究・実践のための基本概念（小島操子ほか訳），p.119-123，医学書院，1984

B. 危機的状況からの回復を支える

　人間は，困難な出来事に直面したとき，それを克服する力をもっている．なぜなら，日常生活において，新しい出来事に対して理解や意味を得ようと努力し，それを知識や経験として蓄えているからである．しかし，重篤な病気や事故で障害を負うなど人生において経験したことのない非日常的な出来事に遭遇したとき，自分が蓄えている知識や経験では対処することができず，混乱の状態に陥るかもしれない．混乱の状態に陥るかどうかの分岐点を**危機**（crisis）という．

　重篤な疾患にかかったり，愛する人を失ったりすることは，非日常的な出来事であり，危機をもたらしやすいといわれている．看護者は，このようなことをよく理解し，その人が危機状態に陥らないよう，あるいは危機状態から回復できるように適切な援助や支援を提供することが求められている．この項では，危機の定義やその特徴，危機モデルを用いた看護介入について学ぶ．

1 ● 危機とは

　危機理論は，1940年代から1960年代にかけて自我心理学者のフロイト（Freud），ハルトマン（Hartman），ラド（Rado），エリクソン（Erikson）や，生理学者のキャノン（Cannon），セリエ（Selye）などが行った研究を基盤に，リンデマン（Lindemann）やキャプラン（Caplan）によって発展，構築された．この理論が発展してきた背景には，科学技術と産業化の発達に伴い，人々の生活の都市化，核家族化，孤立化が進み，地域社会や家庭における相互扶助の関係が希薄になったことが挙げられている．

　危機理論は，生体の恒常性（ホメオスタシス）と同じように，心にもそのような機能が備わっているという考え方が出発点となっている．人間は，周囲の環境に応じて身体の内部環境を変化させ，生理的均衡を維持する機能を備え，恒常性を保っている．身体と同じように心も，ストレスの多い出来事に直面したとき，本来備えているさまざまな対処機制（第Ⅳ章-2-A参照）を用いて情緒的均衡を維持しているのである．

a. 危機の定義

　キャプランは，危機について「人が大切な目標に向かうとき，障害に直面し，それが習慣的な問題解決の方法を用いても克服できないときに生じる．混乱の時期，動転の時期が続いて起こり，その間にさまざまな試みがなされるが，いずれも失敗する．結果的にはある種の順応が成し遂げられ，それはよい結果かもしれないし，悪い結果かもしれない」[1]と定義している．さらに別の観点から「危機とは，喪失の脅威または喪失という困難に直面し，対処するには自分のレパートリーが不十分であり，そのストレスを処理するのにすぐに使える方法をもっていない，そうしたときその人に何が起こるかということに関して用いられる概念である」[2]としている．つまり，危機は，人がこれまでの人生において体験したことのない困難に直面し，自分の蓄えている知識や経験を用いても対処できないときに生じる．

b. 危機の特徴

　危機は，誰にでもいつでも起こる可能性があり，個人またはその状況によって異なる．

キャプラン[3]によれば，危機の発生に影響するのは，遭遇した問題の困難さや重要性と，すぐにそれを処理するのに利用できる個人の資源との間の不均衡であるといわれている．そして，危機の4つの段階について次のように示している．

第1段階：問題に直面し緊張が高まることに対して，習慣的な問題解決法で解決しようとする

第2段階：問題解決できないと，緊張が高まったり，混乱や無力感につながる

第3段階：さらに緊張が増大すると，その緊張が強力な内的刺激として働き，内的・外的資源を動員する．この段階では，緊急の問題解決が試みられる

第4段階：問題が持続し，それを解決することも避けることもできない場合には，緊張が増大して強い混乱が生じる

　そして，危機は，急性の心理的混乱によって特徴づけられるが，これは解決困難な問題に直面して，それに順応あるいは適応しようとする反応の現れであり，約1週間から4〜5週間でなんらかの結末を迎え，6週間以上続かないとされている．しかし，この時期の人間は，**防衛機制**が弱くなっているため，外部の影響を受けやすいといわれている．防衛機制とは，脅威をもたらす出来事に対して，無意識のうちに不安や緊張という不安定な状態を安定させる方法を用いて自分を守るために働く自我の機能をいう．つまり，危機の時期は，外部のよい影響も悪い影響も受けやすく，かつ時間が限られているため，医療者はこの機会を見逃すことなく，適切な介入を行うことが重要である．

　また，一般に危機はネガティブなものとしてとらえやすいが，パーソナリティの脆弱性を助長する側面と成長を促進する側面の両極性がある．要するに，危機を克服できなければ精神的・人格的崩壊をきたすなど病的な方向へと向かいやすく，それを克服できればより成長が促される．

c. 危機の種類

　人が直面する危機には，発達的危機（developmental crisis）と状況的危機（situational crisis）がある．発達的危機は，生涯のなかで誰もが直面する危機であり，状況的危機は，偶発的に起こった出来事，たとえば病気や事故などに遭遇したときに経験する危機である．

(1) 発達的危機

　発達的危機は，成長発達する段階で誰もが必然的に経験するものである．エリクソン[4]は，人間の一生を8つの発達段階に分け（第Ⅰ章-2-Bの**図Ⅰ-2-19**参照），各段階において解決しなければならない固有の課題があるとし，この課題に取り組むときに生じる緊張状態を心理社会的危機，つまり発達的危機とした．具体的には，人間の生命や生涯，生活において回避することができない課題，たとえば第二次性徴，受験，就職，結婚，妊娠・出産・育児，定年退職，身体機能の衰退などに取り組む際に生じる内的葛藤である．そして，各段階の危機を乗り越えることによって，次の段階へとパーソナリティの成長が促されるという漸成的発達を特質づけた．また，危機を乗り越えるためには，以前に習得した対処法が必要になるという．

(2) 状況的危機

　状況的危機は，誰もが必然的に経験するものではなく，人に脅威をもたらすような予期

しない出来事に遭遇したときに生じる．たとえば，重篤な病気や事故，親しい人の死，離婚，先天性異常児の出産，失業，偶発的に起こる災害などである．医療の場において状況的危機をもたらす出来事としては，予後不良の疾患，身体機能や形態の損傷あるいは喪失を伴う手術，外傷，愛する人の死の予告や死別などが挙げられる．とくに，危機をもたらす喪失には，友人の裏切りや離別，死別などの愛の喪失，妻あるいは夫，母親または父親などの性役割の喪失，自尊心や理想自己，ボディイメージなどの自己観の喪失が挙げられる．喪失[4]は，その人がもっている何かが奪われる状態，またはなくした状態である．危機は喪失に対する脅威，あるいは喪失に直面して引き起こされ，愛の喪失はもっとも危機を引き起こしやすいとされている．

2 ● 危機モデルを用いた看護介入

　人は危機状態に置かれた場合，適切な対処を行わないと精神的・人格的崩壊をきたす可能性があるという．医療にかかわる看護者は，病気や障害による形態・機能の喪失，愛する人の死などによって危機に陥る可能性の高い成人とその家族を対象としている．

　危機モデル[5]は，特有な危機のプロセスを模式的に表したもので，危機の構造を示し，その概念を具体化し，理解しやすくしたものである．このような危機モデルの活用は，危機状態にある人のアセスメントや個別性の見極めを容易にし，**危機介入**を効果的かつ効率的に行うことを助ける．ここでは，危機にいたるプロセスに焦点をあてた危機の問題解決モデルと，危機に陥った人がたどるプロセスに焦点をあてた危機モデルについて取り上げる．

a. アギュララの危機の問題解決モデルと看護介入

　危機の問題解決モデルは，危機にいたるプロセスに焦点があてられたものであり，**アギュララ**（Aguilera）によってモデル化された．アギュララは，「人は情緒的な均衡を保ち，バランスをとりあるいはバランスを維持して生活しているが，均衡を失うような何か違った変化あるいは喪失が起こると，以前の均衡を取り戻し，それを維持しようと必死で努力する」[6]としている．つまり，人は，ストレスの強い出来事に遭遇したとき，均衡が乱れ不均衡状態となるが，均衡を回復させようと努力する．そして，均衡を取り戻し危機を回避できるか，不均衡が持続あるいは増大して危機が促進されるかは，問題解決の決定要因[7]である「出来事の知覚」「活用できる社会的支持」「対処機制」の影響によるとしている．

　出来事の知覚は，ストレスの強い出来事を知覚することであり，各人によって異なる．つまり，同じストレスフルな出来事でも，その出来事を現実的に知覚した場合は，問題解決が促されるが，ゆがんで知覚した場合には問題解決への試みは効果的でなく緊張は緩和されない．したがって，その人にとって，出来事はどんな意味があり，将来に対してどのような影響を与えるのか，その人はそれを現実的にみることができるのか，それともその意味をゆがんで知覚しているのかということは，問題解決に導き，危機を回避できるかどうかに影響を与えるため，非常に重要である．

　社会的支持は，ストレスの多い状況に直面したときに，その人の周囲ですぐに手助けをしてくれる人や，問題解決するのに頼りになる人たちがいることである．ストレスの強い出来事に遭遇したとき，社会的支持がない場合は，不均衡状態となり，危機に陥りやすい

とされている．したがって，適切な社会的支持は，さまざまなストレスに効果的に対処する力，つまり問題解決する能力を高める．

　対処機制は，不安や緊張を緩和させるために用いられる方法であり，ストレスを緩和する能力に影響を与える．活用できる対処機制が多くあるほど，情緒的安定を維持するのに効果的であり，個人の問題解決する能力を高める．そして，人間は，日常生活のさまざまな経験をとおして，ストレスを緩和させるための方法を学んでいる．

　図Ⅳ-2-4は，ストレスの多い出来事における問題解決決定要因の影響を図示したものである．A欄においては，決定要因が働いており，危機が回避されていることを示している．しかし，B欄においては，これらの決定要因が1つ，あるいはそれ以上欠けていることが問題解決を妨げ，不均衡を増大させ，危機が促進されることを示している．

▶ 危機介入のプロセス

　この問題解決モデルにおける危機介入の目標は，直面している危機を解決し，個人の均衡を回復させることである．介入の内容には，①個人と問題のアセスメント，②介入の計画，③介入，④予期計画，が含まれる．

①個人と問題のアセスメント

　危機を促進している出来事は何か，どのような要因が問題を解決する能力に影響を与えているかということをアセスメントする．つまり，どのように出来事を知覚し，どのような社会的支持が活用できるか，どのような対処機制を用いているかを明確にする．

②介入の計画

　アセスメントに基づいて，決定要因に焦点をあてた計画を立案する．危機がその人の生活をどれほど妨げているかを確認することが重要である．

③介　入

　立案した計画に基づいて，実行する．危機について理解できるよう援助したり，自分の感情を吐露（とろ）することを助けたり，新しいより多くの対処機制を見出すことを援助したり，ほかの人たちを活用できるように支援する．

④予期計画

　計画した活動が予測した結果を生み出したかどうかを評価する．個人は，もとの均衡状態に戻ったか，あるいはもっと高いレベルの均衡状態にまで回復したかを確認する．

b. フィンクの危機モデルと看護介入

　危機モデルは，危機に陥った人がたどるプロセスに焦点があてられたものであり，危機に陥った人を理解し，各段階で適切な看護介入をする際に有効である．ここでは，フィンク（Fink）の危機モデルについて説明する．

　フィンク[5,8]は，外傷性脊髄（せきずい）損傷により永久的な機能障害をもった人の臨床的研究と，人間の喪失に対する心理反応の研究論文を基に，危機に陥った段階から適応にいたるまでの心身の反応を危機モデルとして示した．危機を「個人が出来事に対してもっている通常の対処能力が，その状況を処理するには不十分であると知覚したときに体験するもの」と定義している．そして，表Ⅳ-2-2に示したように危機のプロセスを「衝撃」「防御的退行」「承認」「適応」の4段階で説明し，各段階の介入の考え方についてマズロー（Maslow）の欲求段階説に基づいて明示している．マズローは，人間のさまざまな欲求を生存の基盤

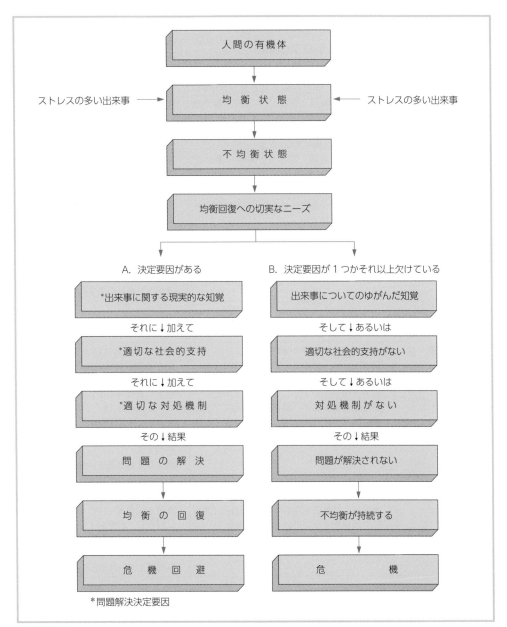

図Ⅳ-2-4　ストレスの多い出来事における問題解決決定要因の影響
［アギュララ DC：危機介入の理論と実際（小松源助，荒川義子 訳），p.25，川島書店，1997 より引用］

となるものから高次のものまで階層化してとらえ，生理的欲求から安全の欲求へ，さらに社会的欲求から自己実現の欲求へというように，低次の欲求が充足されて初めて，高次の欲求を満たすことができるとした．したがって，危機状態に陥っている人の援助は，安全の欲求を充足したうえで，成長を促すような働きかけをすることが適切である．

　以上，この項では，危機モデルを2つ紹介したが，これらの危機モデルの特徴をよく理解したうえで，患者の状態に適したモデルを選択し，それを効果的に活用して援助するこ

表Ⅳ-2-2　フィンクの危機モデルと看護介入

危機の段階	各段階の特徴	介入のポイント
衝　撃	**衝撃を受け，自己の存在が脅かされる時期** ・自己イメージや自己の存在が脅かされていると感じ，強烈な不安，パニック，無力状態を示す ・思考が混乱し，判断や理解すること，計画を立てることができなくなる ・胸苦しさ，頭痛，悪心など急性の身体症状を呈することもある	・あらゆる危険からその人を守るように援助する ・混乱状態にあることや身体症状を現す可能性があるということを理解して，注意深くアセスメントする ・あたたかい誠実な態度でその人のそばに付き添い，静かに見守る ・混乱や不安が強い場合は，鎮静薬や精神安定薬を使用し，安楽を図る
防御的退行	**脅威から自分を守る時期** ・現実に直面するにはおそろしく，無関心や多幸症の状態を示す ・現実逃避，否認，抑圧，願望思考などの防衛機制を用いて自己の存在を保持しようとする ・不安は軽減し，急性の身体症状も回復する	・その人の情緒的エネルギーを保存し，現実に直面する準備ができるように援助する ・防御的退行やその結果として生じる行動について，脅威から自分を守っているための結果だと理解する ・その人に脅威の現実に目を向けさせるような積極的な働きかけは避ける ・その人をありのままに受け入れ，思いやりのある態度で接する ・安全・安楽を保障し，その人が必要とする欲求を充足できるよう援助する
承　認	**危機の現実に直面する時期** ・現実を吟味し始めて，変化に抵抗できないことを悟り，怒り，抑うつ，苦悶，深い悲しみ，強い不安を示し，再度混乱する ・新たな現実を認め，自己を再調整していくが，状況が圧倒的すぎると自殺を企てたりする	・その人が現実に対する洞察を深め，自分の行動や不安の背後にある真の原因に気づけるように援助する ・現実に直面する姿は痛々しく，再度安全が脅かされ，防御的退行の段階に後戻りする可能性があることを理解する ・以前からの信頼関係を基盤に，適切な情報を提供する ・誠実な支持と励ましが必要である ・安全・安楽の欲求を充足する
適　応	**積極的に対処する時期** ・建設的な対処法を用いて，新しい自己イメージや価値観を築いていく過程である ・自分の能力や資源を試すことで満足のいく経験が増えると，徐々に不安が減少する	・その人の成長が促されるように援助する ・専門的知識や技術，人的・物的資源を効果的に提供し，忍耐強く支援する ・その人が現実的な自己評価をできるよう支援し，残されている機能や能力を活用できるという実感を得られるよう援助する

とが大切である．決して，このようなモデルに患者を当てはめるのではなく，患者の理解や援助の方向性を考える際に役立てることが重要である．

■引用文献■

1）　キャプランG：地域精神衛生の理論と実際（加藤正明監），p.23，医学書院，1968
2）　キャプランG：地域精神衛生の理論と実際（加藤正明訳），p.46，医学書院，1968
3）　キャプランG：予防精神医学（新福尚武監訳），p.38-45，朝倉書店，1970
4）　Newman BM，Newman PR：生涯発達心理学—エリクソンによる人間の一生とその可能性（福富　護，伊藤恭子訳），p.18，川島書店，1980
5）　小島操子：看護における危機理論・危機介入，第2版，p.46-47，金芳堂，2008
6）　アギュララDC：危機介入の理論と実際（小松源助，荒川義子訳），p.1，川島書店，2004
7）　アギュララDC：危機介入の理論と実際（小松源助，荒川義子訳），p.24-32，川島書店，2004
8）　Fink SL：Crisis and motivation：a theoretical model. Archives of Physical Medicine and Rehabilitation **48**(11)：592-597, 1967

C. 喪失と悲嘆を支える

　私たち人間は，人生を歩むなかで他者との関係を築き，地位，役割，財産などさまざまなものを獲得し，そして，時に何の前触れもなくそれらを失っていく．大切なものを失うことで生じる悲しみは計り知れないものであり，人を憔悴（しょうすい）させるほどに身体的，精神的に大きな衝撃を与える．それは，個人が自分の大切な人やものに愛着を抱いているからこそ生じるものである．ここでは，成人期において人が体験すると予測される喪失や悲嘆，そして，その支援について述べる．

1●喪　失

　喪失（loss）とはそもそもなんであろうか．ニーメイヤー（Neimeyer）は，喪失を「人に備わっていた特定の資質の一部が減少すること」と定義している[1]．この資質には，その人にとっての個人的，物質的，あるいは象徴的に意味がある，大切であると感じているすべての事柄やものが含まれている．たとえば，喪失の対象は，家族や友人といった大切な人のほか，ある人にとっては下肢や乳房など，手術で切除した身体の一部であったり，流産・死産で失った子どもであったり，また，ある人にとっては，大切にしてきた仕事や地位かもしれない．失ったものの大きさは，個人との関係の深さによって異なる．

2●悲　嘆

　愛着をもっているものの喪失は深い悲しみをもたらす．しかし，仕事や役割のように新たに獲得したり，人間関係のように形成できるものがある一方で，大切な人や愛する人との死別は，二度とその人とともに生きることができなくなることを意味する．

　私たち人間は，この世に生を受けたときから死は避けられないものである．しかし，核家族を中心とする社会になり，人の死に接する機会が減少するなかで，おのずと日々の生活のなかで自己の死や他者の死について考えることは少なくなっている．そのため，突然に訪れる大切な人の死は衝撃が大きく，それに伴って生じる悲しみも計りしれないものである．喪失によって生じる悲しみは**悲嘆**（grief）とよばれ，その反応やプロセスは個人によって異なる．

　悲嘆は死別後に起こるだけではなく，生存中から大切な人との別れを予想し，予期悲嘆として経験されることもある．また，治癒（ちゆ）が見込めない病に罹患（りかん）したり，余命が限られていることを知らされるなど，死が自分自身に迫っている場合にも予期悲嘆を経験することがある．精神科医のキューブラー・ロス（Kübler-Ross）は，死にゆく患者との対話をとおして死の受容のプロセスを示し，それには否認，怒り，取り引き，抑うつ，受容の5段階があるとした[2]．しかし，すべての人がこのプロセスをたどり，死を受容できるわけではない．

　このように，悲嘆はさまざまなかたちで死にゆく人や遺（のこ）される人に経験されるものである．ここでは，大切な人を亡くした人の悲嘆に焦点をあてて述べる．

a. 悲嘆反応

　悲嘆には，気分の落ち込みや不眠などの特徴的な反応はあるが，絶対的な反応はなく，

個人差があり，同様の喪失体験であったとしても，人によって現れる反応は異なる[3].

通常の悲嘆には，喪失の後にみられる広範囲の感情や行動が含まれる．通常の悲嘆反応は，身体的反応，情動的反応，知覚的反応，行動的反応の4つに大きく分類される（**表Ⅳ-2-3**）．悲嘆の持続は個人によって異なるが，通常，2～3年継続するといわれており[4]，また，故人の命日などにより定期的に現れることがある．

b. 悲嘆に影響する要因

悲嘆は，人によって強く現れたり，そうでないことがある．悲嘆に影響する要因には，故人との関係，性別，年齢などさまざまなものがある（**表Ⅳ-2-4**）．これらの要因が複雑に絡み合い，遺された人の悲嘆の現れ方に影響する．私たち看護師はこのような悲嘆に影響する要因を基に，遺された人の悲嘆状況をアセスメントし，必要な支援を提供することが求められる．

表Ⅳ-2-3　悲嘆反応

身体的反応	睡眠障害，食欲減退，疲労感など
情動的反応	悲しみ，怒り，抑うつ，不安，無気力感，自尊感情の低下，孤独感など
知覚的反応	非現実感，幻覚，侵入的想起など
行動的反応	混乱・動揺，集中力の低下，探索行動など

［坂口幸弘：グリーフケアの考え方をめぐって．緩和ケア15(4)：276-279, 2005 より引用］

表Ⅳ-2-4　悲嘆に影響する要因

先行的要因	故人との関係 　肉親（配偶者，子ども，両親など），愛着の強さ，愛着の確信，信頼する程度，かかわり，両価性（愛／憎しみの激しさ）
	幼児期の体験
	その後の体験
	精神疾患の既往
	死別体験以前の人生の危機
	死の様式 　適時性，複数死，以前に警告のあること，死別体験への心構え，暴力的あるいは恐怖となる死，（市民としての）権利を奪われた死，非難されるべき死
併発状況	性別
	年齢
	パーソナリティ 　感情性向，感情抑制
	社会的経済階層
	国籍
	宗教
	悲嘆の表出に影響する文化的・家族的要因
死別体験に続く状況	社会的支援あるいは孤立
	二次的ストレス
	新しく現れた人生の機会

［パークス CM：死別―遺された人たちを支えるために，第2版(桑原治雄，三野善央訳)，p.216-218, メディカ出版, 2002 より引用］

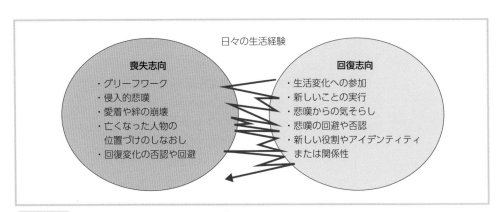

図Ⅳ-2-5　死別への対処の二重過程モデル
[ニーメイヤー　RA：喪失と悲嘆の心理療法―構成主義からみた意味の探究（冨田拓郎, 菊池安希子訳), p.68-72, 金剛出版, 2007より引用]

c. 悲嘆のプロセス

　悲嘆はこれまで，前述したキューブラー・ロスの死の受容の5段階のように段階的なプロセスで示されることが多かった.

　しかし，この段階的なプロセスは，悲嘆にあるすべての人が大切な人との死別から回復するまで，同じ経過をたどるように考えられることがある. ニーメイヤーも悲嘆プロセスは遺族のすべてにあてはまるわけでなく，その1つとして理解する必要があると指摘している[5].

　一方，ストローベとシュット（Strobe & Schut)[6]は，死別へのコーピングとして二重過程モデル（dual process model）を提唱した（**図Ⅳ-2-5**). このモデルでは，喪失志向と回復志向という2種類のストレッサーが示されている. 喪失志向コーピングでは，遺された人が故人を思って泣いたり，故人を悼むなど死別体験に取り組み，回復志向コーピングでは，故人のいない新しい生活に取り組んでいくことが示されている. つまり，死別へのコーピングは日常生活の一部であり，遺された人の時間が死別に対する悲しみだけで占拠されるわけではない.

d. 複雑性悲嘆

　悲嘆は，喪失への反応であり病気ではない. しかし，上述の一般的な悲嘆（normal grief）よりも，持続時間やその症状がきわめて強く日常生活に支障をきたすことがあり，複雑性悲嘆（complicated grief）とよばれている[7]. 国際疾病分類第11版（ICD-11）ではprolonged grief disorder（仮訳：遷延性非嘆障害）の名で精神疾患として掲載された[8].

　海外での先行研究によると，遺族の約7〜10%が複雑化した悲嘆を経験すると報告されている[9]. また，日本国内における遺族を対象とした調査では，2.3〜20%であることが示されている[10〜12]. 一般的な悲嘆と複雑な悲嘆の判別は決して容易ではなく，その線引きはきわめてむずかしい. そのため医療者は，一般的な悲嘆への理解を深めること，そして，悲嘆に関するアセスメントツール[13]を用いて，遺族の死別によるリスクを死別前からアセスメントし，とくに，悲嘆が複雑化すると予測される遺族に対して，継続的に支援していくことが重要となる.

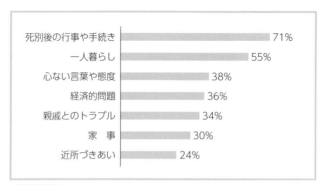

図Ⅳ-2-6　配偶者との死別後に経験したストレス
［坂口幸弘：悲嘆学入門, p.62-65, 昭和堂, 2010 より引用］

3 ● 遺族への支援

a. 遺族のストレス

　坂口らが行った調査では，配偶者を亡くした遺族は死別後に，「死別後の行事や手続き」「一人暮らし」「経済的問題」といったストレスを経験することが示されている[14]（**図Ⅳ-2-6**）．大切な人との死別に伴い，遺族は生活環境の変化のほか，これまで携わっていなかった家事や育児を担うといった問題を抱えることがある．たとえば，母などに家事を任せていた人が遺族となった場合，「洋服や下着の場所がわからない」「毎日の食事をどうしていいかわからない」と話すことが多く，これらをストレスとして感じることがある．また，故人がその家庭での主な稼ぎ手であった場合には経済的な問題などが生じてくる．

b. 悲嘆への支援

　遺された人は，新たな人生を歩むために，他者との関係を新たに築き日常生活を立て直さなくてはならない．これは，故人がいない現実を改めて実感し，悲嘆に向かい合うことでもあり，悲しく，苦しいことでもある．一方，死別を通じて家族の大切さに気づいたり，人とのつながりを再認識するといった成長を経験することもある．たとえば，遺族は心的外傷後成長（posttraumatic growth：PTG）とよばれる死別後に成長を経験することがある．Hirookaらが行った調査では，よい看取りが遺族の死別後のPTGにつながることが報告されている[15]．しかし，必ずしもすべての人が成長を経験するわけではないこと，成長が遺族の悲嘆を弱めたり，強めたりするわけではないことへの理解が必要である．ここでは悲嘆への支援について，情緒的，情報的，実際的サポートの側面から考えてみたい．

（1）情緒的サポート

　情緒的サポートには，情緒面へのサポートが挙げられる．たとえば，遺族の大切な人を失ったつらい気持ちを受け止める，遺族の話を聞くなどがある．しかし，すべての人にとって話すことがサポートになるとは限らない．気持ちを他者に話したり，共有することで癒されると感じる人がいる一方で，話すことを苦痛に感じる人もいることに留意する必要がある．

（2）情報的サポート

　情報的サポートには，問題を対処するにあたって必要な情報の提供が挙げられる．たとえば，悲嘆に関する知識の提供がある．知識の提供として，悲嘆は喪失に対するあたりま

えの反応であり，**表Ⅳ-2-3**に示したような悲嘆反応は誰にでも起こりうる反応であること，そしてそれは病気ではないことを伝える必要があるであろう．このほか，前述した遺族のストレスである「死別後の行事や手続き」に関するサポートを行ったり，預金や保険などの手続きをはじめとした日常生活に必要な情報を提供することも必要である．

（3）実際的サポート

　実際的サポートとして，日常生活におけるサポートが挙げられる．たとえばこれには，子どもの世話，電球の取り換え，食事の準備といった家事全般などがある．しかしながら，死別後に家で過ごす遺族に対し，医療者がこのようなサポートを提供するのはむずかしい．そのため，その人がもともともっているソーシャルサポートを活用したり，地域で提供される資源を活用しながら支援していく必要がある．

▌引用文献▌

1）ニーメイヤー RA：＜大切なもの＞を失ったあなたに―喪失をのりこえるガイド（鈴木剛子訳），p.47，春秋社，2006
2）キューブラー・ロス E：死ぬ瞬間―死とその過程について（鈴木　晶訳），中公文庫，2001
3）坂口幸弘：グリーフケアの考え方をめぐって．緩和ケア **15**（4）：276-279，2005
4）ニーメイヤー RA：＜大切なもの＞を失ったあなたに―喪失をのりこえるガイド（鈴木剛子訳），p.39，春秋社，2006
5）ニーメイヤー RA：＜大切なもの＞を失ったあなたに―喪失をのりこえるガイド（鈴木剛子訳），p.29，春秋社，2006
6）ニーメイヤー RA：喪失と悲嘆の心理療法―構成主義からみた意味の探究（冨田拓郎，菊池安希子訳），p.68-72，金剛出版，2007
7）Stroebe M, Schut H, Stroebe W：Health outcomes of bereavement. Lancet **370**（9603）：1960-1973, 2007
8）World Health Organization：International Classification of Diseases 11th Revision, 6B42 Prolonged grief disorder，〔https://icd.who.int/browse11/l-m/en#/http://id.who.int/icd/entity/1183832314〕（最終確認：2021年10月12日）
9）Vanderwerker LC, Jacobs SC, Parkes CM, et al：An exploration of associations between separation anxiety in childhood and complicated grief in later life. Journal of Nervous and Mental Disease **194**（2）：121-123, 2006
10）坂口幸弘，宮下光令，森田達也，ほか：ホスピス・緩和ケア病棟で近親者を亡くした遺族の複雑性悲嘆，抑うつ，希死念慮．Palliative Care Research **8**（2）：203-210, 2013
11）Mizuno Y, Kishimoto J, Asukai N：A nationwide random sampling survey of potential complicated grief in Japan. Death Study **36**（5）：447-461, 2012
12）Aoyama M, Sakaguchi Y, Morita T, et al：Factors associated with possible complicated grief and major depressive disorders. Psychooncology **27**（3）：915-921, 2018
13）廣岡佳代，岩本喜久子，坂口幸弘：Bereavement Risk Assessment Tool日本語版の作成．Palliative Care Research **11**（3）：225-233, 2016
14）坂口幸弘：悲嘆学入門，p.62-65，昭和堂，2010
15）Hirooka K, Fukahori H, Taku K, et al：Quality of death, rumination, and posttraumatic growth among bereaved family members of cancer patients in home palliative care. Psychooncology **26**（12）：2168-2174, 2017

D. 自己決定を支える

1 ● 成人における自己決定の意味

a. 自己決定とは

　自己決定とは，自分のために選択し，判断し，行動することを意味しており，その人の判断に基づいた意思決定である．意思決定とは，複数の選択肢のなかから1つ（ないし複数）の選択肢を選ぶことであり，知覚・記憶・思考・価値観などを組み合わせた機能的認知システム[1]である．意思決定者が，可能な選択肢について特定し，それぞれの選択肢の利点・欠点について検討し，ある選択肢を選ぶことによって生じる結果を予測し，自分にとって最善なものを選択するという構造をもつ．事実がどうなっているのかという「事実判断」と，どうなるのが望ましいのかという「価値判断」を突き合わせながら決定にいたる．

b. 自己決定の意義

　人は，自分らしくあるために，また意味ある人生を送るために，さまざまな課題に取り組み，その過程において自己成長を遂げながら生活している．成人期にある人は，自分の行動について意思決定を行う権利と自ら行動する責任をもち，自立／自律して生活している．成人期においては，職業や配偶者の決定，キャリア獲得や仕事上の決定をはじめ，日々の食事や買い物，スポーツや遊びなど，日常生活のなかでさまざまな意思決定を繰り返して行っている．成人の日常生活は意思決定が絶え間なく繰り返されていくプロセスである．その人の過ごしてきた環境や経験などによって，それぞれ異なった生き方をしており，異なった価値観・人生観をもっている．そのため，自分自身がよりよく生きるために行う活動も個々人により異なってくる．

　病とともに生きていく生活もまた意思決定の連続である．手術や化学療法などの侵 襲^{しんしゅう}的治療は，一時的あるいは永続的な身体機能の変化をきたし，生活にさまざまな影響を及ぼす．慢性的な病気をもって生活している人々にとっては，治療そのものが生活であり，自分の生活に合った方法や自分なりの目安で生活を再構築していく必要がある．患者が自分の生活スタイルを考慮したうえで治療や療養上の決定を行うことは，病気や治療の現実に向き合っていく患者自身の信念を強化し，病気を抱えて生きる人生への積極的で前向きな関与をもたらす．その結果，QOLの向上に寄与し，満足感を生じさせる．

2 ● 自己決定の多様性

　成人期にある人々は，家庭生活あるいは社会生活を営んでいくうえで，意思決定を必要とするさまざまな出来事に直面するが，ここからは健康上の自己決定について述べていく．

a. 自己決定を必要とする場面

　治療に関する自己決定を行う場面は，医療機関を受診するか否か，どの医療機関を受診するか，どの医療機関で誰に診療を受けるか，どのような治療を受けるか，どのような治療をどのように受けるか，どのように自分の生活に折り合いをつけていくかなど，さまざまな局面が存在する．また，患者が決定する場面は一度とは限らず，幾度となく意思決定場面は繰り返され，成人の自律した日常生活の営みは自己決定の連続で成り立っている．

　人生の最終段階においては，治療やケア，療養場所をどうするかなど，さまざまな重要な意思決定が求められる．将来の意思決定能力の低下に備えて，自分が望む医療ケアについて前もって考え，家族や医療者と繰り返し話し合って共有する取り組み（アドバンス・ケア・プランニング［ACP：advance care planning］）が重要である（第Ⅴ章-5-B参照）.

b. 決定スタイル

　意思決定には，患者の望む決定スタイルがあり[2]，誰が主体となって決めるかという視点から分類される[3]．

意思決定スタイル

①医師から情報は提供されるが，最終選択は自分で行う

②医師の意見を十分に考慮したうえで，最終選択は自分で行う

③最良の治療を決めるために情報を共有し，医師と自分で一緒に決める

④自分の意見を十分に考慮したうえで，最終選択は医師が行う

⑤すべての決定を医師に委（ゆだ）ねる

　①と②は，インフォームド・ディシジョン・モデルといわれる最終選択は自分で行う消費者の選択モデルであり，患者が必要とする情報あるいは医師の意見をすべて提供されたうえで，患者が決定を行うスタイルである．③は，共有意思決定（shared decision making：SDM）であり，患者と医療者がともにもつ情報を共有し，意思決定過程のパートナーとなる共有モデルである[3,4]．2つ以上の選択肢があって，どれがよいかわからない場合，不確実性が高い場合に必要とされるモデルである．患者が正しく医学的情報を理解し，何を大事にしたいかを考えたうえで自分らしい決定ができるように，医療者が協働して取り組むことが必要であり，患者の擁護者・調整者として，コーディネーターとしての看護者の役割は大きい．④と⑤は，患者の意向を引き出して医師が決定する代理人としての専門家モデル，医師の決定に患者が同意する専門家の選択モデルであり，パターナリズムモデルである．これらは，スタイルの妥当性や有用性を判断するのではなく，患者・家族のニーズに合う意思決定スタイルを理解するために用いる．従来のパターナリズムモデルから，患者中心の意思決定へと変化している．

3 ● 自己決定の構造

　自己決定とは，情報が十分にない曖昧（あいまい）な状況や将来の予測が立ちにくい不確かな状況のなかで決断にいたる行動であるが，刺激因子，寄与因子，プロセス，パターン，評価といった要因から構成されている[1]（図Ⅳ-2-7）．

a. 刺激因子

　意思決定は，自覚症状の出現や治療選択肢の提示など意思決定が必要な状況（刺激因子）により始まる．刺激因子の重要性が高いと認識されれば，満足のいく結果が得られるように努力するだろうし，意思決定の課題が大きすぎる場合，疑念や不安に圧倒されてしまい，意思決定への意欲は低下する．

b. 寄与因子

　意思決定のプロセスに影響する因子である．患者をとりまく文化背景や患者の特性（希

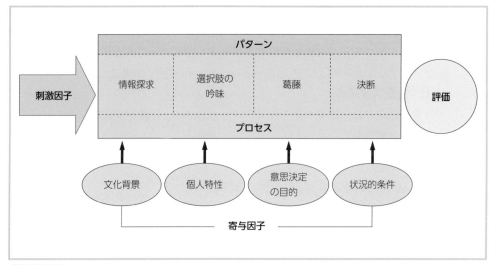

図Ⅳ-2-7　自己決定の構造

望する意思決定スタイル，疾患や治療に関する理解度，心理状態，性格，価値観，過去の意思決定経験など），意思決定の目的（救命，症状の軽減，葛藤の解消，不安の軽減，納得した治療参加など），状況的条件（時間の制約，情報量と質，決定課題の複雑さ，家族の意向，医師との関係，他患者との関係，症状や提示された選択肢などの疾患因子）など多くのものが含まれる．

c. プロセス

　意思決定は，情報の探求，選択肢の吟味，リスクと予後の検討や過去の体験との比較による葛藤などの一連の過程を経て決断にいたる．意思決定のためには，事実判断の根拠となる病気や治療に対する情報を獲得し，正確に理解することが必要である．病気の経過，治療成績，選択肢の利点や欠点，医師や病院の評判，身近な人の経験談，医師の意向など，すべてが決断のための判断材料となる．これらの情報は，抽象的な情報から具体的な情報へと変化し，自分に必要とされる情報へと焦点化し探求される．患者は受け取った情報を知識としながら，さらに自分にとって適切な情報を求め，判断の根拠を固めている．

　治療の意思決定において，可能な限りの選択肢のおのおのについて，利益と危険性の両方の結果を吟味して決定にいたる．この過程は，情報探求と吟味の連続であるが，当初の刺激因子に対する直感的・感情的な反応から自分の重要な問題としてとらえていく過程，不確かさのなかでも冷静な思いで疑問をもち1つの結論を出す過程，さらに，明確な意識をもったうえで改めて多くの情報を吟味しながら考えを深めていく過程が連続して，深まりをみせながら進んでいく内的構造ももつといえる．患者は葛藤することでより具体的，現実的に考えるようになり，自分にとって何が大切なのか，何が耐えられないことなのかなど，選択肢の利点と欠点を比較し，自分の価値観を自問自答して決断にいたる．

d. パターン

　人が意思決定するまでには，意見のあらわれ方や悩み方，反応のしかたが異なり，いくつかのパターンがある．主に4つのパターンに分類される．

①回避：問題に向き合わず他者に責任転嫁したり，決断を引き延ばしたり，避けるといった防衛的回避行動をとる

②短慮：時間的に切迫しているような状況におかれてパニックとなり，早すぎる決断やどうしてよいかわからなくなって思いつきで決めてしまう

③自己欺瞞（ぎまん）：自らの意思よりも周囲の期待や他人の評価を気にして他人の意見に従う

④選択：いくつかの可能性を考慮したうえで選択する

e. 評　価

行われた意思決定によって当初にもくろんだ成果がどこまで達成されたかに応じて，意思決定の良否が判断される．予測した結果は得られたのか，満足できるものか，それでよかったのかなど，決定者の主観的評価を中心に行われる．

4 ● 自己決定に影響を及ぼす不確かさ

治療法が確立していない疾患，再燃や寛解（かんかい），急性増悪の予測が困難である慢性疾患，再発や転移の不安を抱えていくがんなどの疾患をもつ患者においては，療養の経過全般にわたってさまざまな不確かさにぶつかり，それらの不確かさが大きなストレスとなっている．

ミッシェル（Michel）[5]は，病気における不確かさを「病気に関連した出来事の意味を決定できないことであり，それは十分な手がかりがないために，出来事を適切に組み立てることができないときや分類できないときに生じる認知的状態である．不確かさは意思決定者が出来事や目的に確実な価値を置くことができない，あるいは正確にアウトカムを予見できないような状態で発生する」と定義している．患者が認知する病気の不確かさは，①病状に関する曖昧さ，②治療やケアシステムの複雑性，③病気の診断や重症度に関する情報不足，④病気の経過や予後の予測不可能性，から構成されている．

たとえば，初期治療を選択する乳がん患者には，微細ながん細胞の状況が確認できない不確かさと再発や転移に関する不確かさとともに，理解不足や情報不足からくる不確かさ，自分の気持ちや価値観の不確かさなどが存在し，この不確かさが大きなストレス源となり，不安や苦悩といった否定的な結果をもたらしている．しかし，不確かさはネガティブな影響を及ぼすばかりではなく，好機であるととらえられる状況もあり，人生に対する新しい見方を提供してくれる可能性がある[6]．慢性肝炎の患者は，肝硬変や肝がんへの進行といった不確かさはあるが，認識することが闘病を継続する動機となり，毎日を大切に生きていこうと変化していく場合もある．不確かさは，対処のいかんにより人を成長へと導くことを示唆しており，個々の人の状況により肯定的にも否定的にも意味づけられる．患者は不確かさをきっかけにし，生活の見方を変え，人生で重要なことは何かを考え直すなど，自分の価値観を洗練・変容させている．

5 ● 自己決定のための情報活用

a. 情報による影響力

事実判断のためには，情報を患者がよく理解して選択することが重要である．インターネットの普及により医療情報の入手は容易になってきたが，専門用語の解釈ができずに情

報過多に陥ったり，入手する情報が実際の患者の状況に合わずにかえって混乱を招いたりすることもある．また，リスクより利益に関する情報が多く提供される傾向，情報提供のされ方で選ばれる結果が違うことが知られている[3]．さらに，同じ体験をもつ同病者からの情報には説得力があり患者の自己決定の大きな力や知識となっている反面，同じ体験者の存在や意見は，再発・悪化や死をつきつけ，自信の喪失や固まりかけた意思を大きく揺るがすなど，患者を混乱へと追い込んでいく危険性がある．

　看護師は，患者が得ている情報が，①患者の生活軸での利点・欠点が偏りなく提供されているか，②今後起こりうる可能性についてイメージできる情報か，③有害事象だけでなく対応策まで示されている情報か，④患者の必要度に応じた内容であるか[7]，などを確認し，患者が混乱することなく，視野を広げて意思決定できるように支援することが大切である．

b. 情報探求能力

　患者は周囲の影響を受けやすく，力をもつ人に容易に依存し，古い情報や誤った情報・断片的な情報に振り回されやすい．多くの患者は，治療法の利点には目を奪われるが，短所について注意を払うことが少ない傾向にある．自分にとって必要な情報の量と質を見定め，適切な情報源からエビデンスに基づく確実な情報を獲得することが重要である．

　情報探求能力を高めるためには，①信頼できる専門家の情報を得る，②セカンドオピニオンを活用する，③最新の治療方法を探索できるようになる，④生活をふまえた情報を得る，⑤適切な種類の情報に基づいて判断できているかがわかる，などが挙げられる．患者は情報を受け取るだけでなく，質問しながら不明点を明らかにする，促進したい価値や自己の満足度を医療者にフィードバックする，再説明や再討議の機会が与えられるようにするなどの努力も必要である．

引用文献

1) Radford M, 中根充文：意志決定行為―比較文化的考察，p.54-63，ヒューマンティワィ，1991
2) Degner LF, Sloan JA：Decision making during serious illness：What role do patients really want to play?. Journal of Clinical Epidemiology **45**(9)：941-950，1992
3) 中山和弘：医療における意思決定支援とは何か．患者中心の意思決定支援（中山和弘，岩本　貴編），p.18-28，中央法規出版，2012
4) 川崎優子：看護者が行う意思決定支援の技法30―患者の真のニーズ・価値観を引き出すかかわり，p.2-8，医学書院，2017
5) Mishel MH：Uncertainty in illness. Image **20**(4)：225-232，1988
6) Mishel MH：Reconceptualization of the uncertainty in illness theory. Image **22**(4)：256-262，1990
7) 川崎優子：意思決定支援の枠組みとNSSDMの紹介．がん看護**25**(3)：215-221，2020

学習課題

1．ストレス・コーピングの定義を説明しよう．
2．ストレス・コーピングのプロセスについて説明しよう．
3．発達的危機と状況的危機の違いを説明しよう．
4．アギュララの危機の問題解決モデルとフィンクの危機モデルについて説明しよう．
5．悲嘆のプロセスについて説明しよう．
6．悲嘆反応を挙げよう．
7．自己決定の構造を説明しよう．
8．自己決定のための情報活用について説明しよう．

3 発達を促進する

この節で学ぶこと

1. セルフケアの概念およびセルフケア不足看護理論について理解する.
2. セルフエフィカシーの概念とセルフエフィカシーを高める看護を理解する.
3. 成人を対象とした教育的支援の重要性とそれに必要な学習理論および概念を理解する.

A. 成人のセルフケアを育む

1 ● セルフケアの歴史

近代医学が発展し医療が専門化するまでは自分の体の調子を自分自身で判断し,薬草や生活習慣などでコントロールしていたが,20世紀に入り医学が確立されてくると医療は専門家の手にゆだねられるようになった.しかし,慢性疾患の増加や高齢化社会による医療費の高騰, 自分のことは自分で決める,自分の健康は自分で守るという自己決定の尊重の流れのなかで,セルフケアという概念が重視されるようになった[1].

2 ● セルフケア不足看護理論

看護においては,**オレム**(Orem)の**セルフケア不足看護理論**が広く知れ渡っている.

オレムは,「人間は,人間のもつ潜在力と理想自己を発達を通して達成しようと努力する過程のなかにある.人間は自由意志を有し,自己と環境に注意を払い,経験に意味を付し,内省することができ,そして,意図的行為に携わる能力を有する」と人間をとらえている[2].

このように,人間はセルフケアをしていくうえで自分に求められることを満たしていくさまざまな能力をもっているが,生命,健康および安寧が維持しがたい状況におかれるときがある.そのときにどのように看護援助を提供していくかについてオレムは述べている.

セルフケア不足看護理論は,**セルフケア理論**,**セルフケア不足理論**,**看護システム理論**で構成されている.

2-1 ● セルフケア理論

セルフケア理論は,人間の生命や安寧を維持するために,なぜセルフケアが必要であるかを説明している.

a. セルフケア

セルフケアとは,個人が生命,健康,安寧を維持するために自分自身で開始し,遂行する諸活動の実践で,機能や発達過程に影響を及ぼすような,あるいは個人的な安寧に寄与

するような内的・外的要因を調整したり，規制したりする妥当性のある手段を意図的に活用することである．また，セルフケアは「自分自身のために」と「自分で行う」の二重の意味をもつ[2]．

b. 意図的行為であるセルフケア

　セルフケアおよび依存的ケアは，目標または結果を追求する**意図的行為**であり，自分で開始し方向づけるものである．意図的行為であるセルフケアの遂行には，セルフケア要件とそれを充足するための手段を知ること（評価的操作），セルフケアについて判断し，意思決定すること（移行的操作），セルフケア要件を充足するための行為を遂行すること（生産的操作）というセルフケア操作が必要となる．また，セルフケアは，不連続行為の集まり（行為システム）である．たとえば，「十分な水分摂取の維持」というセルフケア要件を満たすためには，コップを握る，液体が入ったコップを持ち上げるなどの，不連続行為が含まれる．

　どれだけ目標に向かって維持できるかは，必要なセルフケアの種類，意図的行為を実施する能力に影響を与える外的条件と内的要因によって左右される．ルーティンの習慣どおりならセルフケア行為を開始しそれに耐えられるが，古い習慣を変えたり新しい習慣を加えたりするときには実施できないことがある．セルフケアを行うためには，健康と病気に関する考え方を変えたり，新しい技能を身につけたり，新しい処理のしかたに積極的に携わることが必要となる．人によっては，変化が必要であることはわかっていても，変化させることがきわめて困難なこともある[2]．

c. セルフケア要件

　セルフケア要件とは，個人によって個人のために行われる行為で，人間の機能，発達あるいは安寧の諸側面の調整に必要となる**セルフケア要件**には，3つのタイプがある．

(1) 普遍的セルフケア要件

　普遍的セルフケア要件は，すべての人に共通なもので，日常生活の活動あるいは人間の基本的ニーズを充足する行為である[2]．

　①**十分な空気摂取の維持，十分な水分摂取の維持，十分な食物摂取の維持**

　代謝，エネルギー産生，液体保持に不可欠な物資を摂取する．

　②**排泄過程と排泄物に関するケアの提供**

　排泄過程の調整に必要な内的・外的要因を整えたり，排泄物を処理したり，排泄後の身体の衛生的ケアなどを行う．

　③**活動と休息のバランスの維持**

　休息および活動のニーズを察知し，活動と休息のバランスを保つような活動を選択したりする．

　④**孤独と社会的相互作用のバランスの維持**

　個人が効果的に機能できるような社会的関係を持続したりする．

　⑤**人間の生命，機能，安寧に対する危険の予防**

　生命や安寧に対する危険を排除するために危険な状況をコントロールしたりする．

　⑥**人間の潜在能力，既知の能力制限，および正常でありたいという欲求に応じた，社会集団のなかでの人間の機能と発達の促進**

現実的な自己概念を開発し，維持したり，発達の促進のための行為を実行したりする．

(2) 発達的セルフケア要件

発達的セルフケア要件は，人間の成長・発達過程，ライフフサイクルのさまざまな段階で生じる状態や出来事に関連して必要とされるセルフケアである．発達的セルフケア要件には，発達過程において自己洞察をしたり，精神的健康を助長したり，自己の役割に責任をもって行為することができるようになるなど意図的に自己を成長させることが含まれる．また，人間の発達に好ましくない問題が生じないように予防したり，生じたときに行動をとることができるようになることも含まれる[2]．

(3) 健康逸脱に対するセルフケア要件

健康逸脱に対するセルフケア要件は，病気や損傷をもつ人々，病理学的問題をもつ人々，ならびに医学的な診断と治療を受けている人々において存在する[2]．

①適切な医学的援助を求め，確保する．

②発達への影響も含め，病理学的な条件と状態がもたらす影響と結果を認識し，それらに注意を払う．

③病気を予防し，病気そのものを治療し，人間の統合的機能を調整したりするために医師が処方した診断的・治療的処置，およびリハビリテーションを効果的に実施する．

④医師が処方もしくは実施した医学的ケアの，不快や害をもたらすような影響を認識し，注意を払い調整する．

⑤自分が特殊な健康状態にあり，専門的なかたちのヘルスケアを必要としていることを受け入れることで，自己概念（および自己像）を修正する．

⑥人間としての発達を促進するようなライフスタイルを守って，生活することを学ぶ．

d. セルフケア・エージェンシー

セルフケアの提供者を**セルフケア・エージェント**とよぶ（エージェントとは，「行為を行う人」という意味）．普通は，成人は自発的に自分自身のためにセルフケアを行うので，セルフケア・エージェントの主体は本人である．しかし，健康状態の変化によって生命または安寧を維持するためのニーズの充足を全面的，あるいはほぼ全面的に他者に依存せざるをえなくなったとき，その人はセルフケア・エージェントの立場から依存的ケア・エージェントに依存する立場へと移行する．老齢人口，慢性疾患などの増加，さらには退院後の患者の健康逸脱に対するセルフケア要件の数と複雑性の増加に伴って，依存的ケア・エージェントの必要性がますます高まりつつある．

セルフケアに必要な力・能力を**セルフケア・エージェンシー**，依存的ケアに必要な力・能力を依存的ケア・エージェンシーとよぶ．セルフケアは意図的行為を特徴とする人間の努力であり，学習された行動である．長期にわたるセルフケア行為は，その人の環境の場で，日常生活パターンという文脈のなかで遂行される．セルフケア要件を充足することが，時として自分の好む行為に携わることを妨げることもあれば，セルフケアがほかの日常生活活動のなかにまぎれ込んで，注意の焦点にならないこともある．セルフケア・エージェンシーは，自発的な学習過程を通じて毎日の生活のなかで発達するが，その発達は，知的好奇心，他者の指導・監督，セルフケア方策を実行する経験などによって育まれる[2]．

セルフケア行為を行うためには，知覚，記憶などの基本的能力や，思考し実行する能力

表Ⅳ-3-1　セルフケア・エージェンシーのパワー構成要素とその一例

パワー構成要素	例
セルフケア・エージェントとしての自己，およびセルフケアにとって重要な内的・外的条件と要因に注意を払い，必要な用心を向ける能力	心不全で心機能が30％であるという内的要因に注意を払い，重労働など心負荷がかからないように用心を向けることができる
セルフケア操作の開始と継続に必要な身体的エネルギーをコントロールできる	継続して運動ができるように，身体のエネルギーをコントロールできる
セルフケア操作に必要な行動を実施するにあたり，身体および身体部分の位置をコントロールする能力	心負荷がかからないように，腹部を圧迫する動作を避けることができる
セルフケアの枠組みのなかで推論する能力	体重が増えたのは，塩分を摂取し過ぎたためと推論することができる
動機づけ（生命，健康，安寧のためのセルフケアの目標）	心機能を維持するためには，心負荷が大きくならないように生活を調整するという目標をもっている
自分に必要なセルフケアについて意思決定し，それらの決定を実施する能力	生活行動が心負荷になっているか判断するために，自己での脈拍測定が必要であると意思決定し，測定することができる
信頼できる資源(医療者など)からセルフケアについての技術的知識を獲得し，記憶し，実施する能力	看護師から脈拍測定部位，指のあて方，測定時間などの知識を得て，記憶し，実施できる
セルフケア操作をやり遂げるための認知技能，知覚技能，用手的技能，コミュニケーション技能，対人関係技能のレパートリーをもつ	急性増悪が起きたときの症状と対処について，医療者に相談することができる
セルフケアの目標達成に向けて，これまでと今後の行為を関係づけるために，セルフケア行為や行為システムを整理する能力	これまでの生活において心臓の負荷になる動作を知り，負荷にならないような方法に変更することができる
セルフケア操作を，個人，家族，および地域生活に合うように統合し，一貫して実施する能力	家族のなかでの家事の役割を調整し，心臓の負荷にならないように生活を送ることができる

[Orem DE: Nursing-Concepts of Practice, 6th ed, p.265, Mosby, 2001 を参考に作成]

が必要となる．また，自己価値観，自己受容，健康についての関心，習慣などが関係してくる．これらはセルフケア行為を行うための基本となる能力，資質である．これらのほかに，具体的な状況において，セルフケア行為を行うことを可能にする能力（パワー構成要素）[3] が必要となる（表Ⅳ-3-1）．

　学習することで修得可能な能力であることから，看護師が対象者とかかわるときには，潜在的な力を伸ばすようにかかわるとともに，必要な力を対象者が修得できるように教育的なかかわりも必要となってくる．その際，年齢や発達状態，健康状態，社会文化的背景，知識があるかどうか[4]，判断や決断を下すことができるかどうか，セルフケアの結果を生み出すような行動が期待できないようななんらかの理由，たとえば，活動のためのエネルギーが不足していないかなどをふまえたうえでセルフケア・エージェンシーをアセスメントする必要がある[5]．

2-2 ● セルフケア不足理論

　　セルフケア不足理論は，どのようなときに看護が必要になるかを説明している．

▶ 看護エージェンシーを用いた看護援助

　人が生命，健康を維持しがたい状況におかれたときセルフケア要件を調整し，生命や健康を維持するための一連の行為が求められる．これを**治療的セルフケア・デマンド**という．

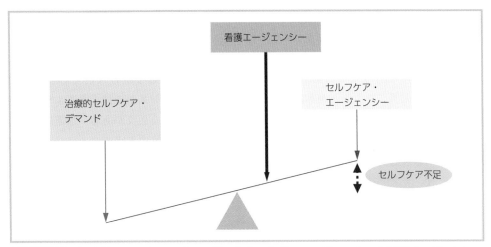

図IV-3-1　**治療的セルフケア・デマンド，セルフケア・エージェンシーと看護エージェンシーとの関係**

セルフケア・エージェンシーの程度により，セルフケア不足を補うための看護エージェンシー（看護の専門的能力）を用いた看護援助の割合が大きくなったり少なくなったりする（看護エージェンシーの矢印の位置が右に移ったり，左に移ったりする）ということを説明した図である．
［森　菊子：病気とともに生きる生活の支援. 慢性期看護論，第3版（鈴木志津枝，藤田佐和編），p.110, ヌーヴェルヒロカワ, 2014より引用］

治療的セルフケア・デマンドに対してセルフケア・エージェンシーが不十分であるときに，セルフケア不足が生じ，**看護エージェンシー**（看護の専門的能力）を用いた看護援助が必要となる（**図IV-3-1**）．セルフケア・エージェンシーが治療的セルフケア・デマンドを充足するのに下回る（不足関係）ときだけでなく，セルフケア・エージェンシーが現在の治療的セルフケア・デマンドを充足するのに十分か上回るが，今後セルフケア・エージェンシーの減少，治療的セルフケア・デマンドの質的・量的な増加，あるいはその両方のために，不足の関係が見込まれるときにも必要となる．セルフケア不足は，比較的永続することもあるし，一時的なこともある[2]．

2-3 ● 事例で考えるセルフケア不足理論

　ここで，セルフケア不足理論について，事例をとおして考えてみよう．

> **事例** 慢性閉塞性肺疾患で在宅酸素療法を開始したAさん
>
> 　Aさん（60歳，男性）は3年前に，歩行時の息苦しさを感じ，慢性閉塞性肺疾患（COPD）と診断された．最近は，平坦な道を100 mくらい歩くと息切れのために立ち止まらないといけなくなった．検査の結果（PaO_2：54.2 Torr），在宅酸素療法が必要と判断され，導入のために入院となった．鼻カニューレにて安静時0.5 L/分，体動時1.0 L/分が開始になった．
>
> 　Aさんは在宅酸素療法導入について，以前より医師から言われていたが，今までは拒否をし続けてきた．Aさんは入浴時に身体を洗うと息苦しくなってしまうため，3日おきくらいに入浴をしていた．入浴中の酸素飽和度は，酸素を吸入していても身体を洗っているときには88％に低下することがあった．

a. セルフケア要件と健康逸脱に対するセルフケア要件の調整

　AさんのPaO$_2$は54.2 Torrで低酸素血症があり，酸素化が十分できていない．そのため，酸素療法が開始となったが，退院後も酸素療法を行う必要がある．また，息苦しさのために入浴を行うことに影響が出ている．酸素を吸入しながら入浴をしても酸素飽和度が90％未満になることがあるため，活動と休息のバランスが維持できるよう，呼吸法を取り入れるなどのリハビリテーションを効果的に実施する必要がある．酸素療法を行わなければならなくなった自分，カニューレを付けることに対するボディイメージなど自己概念の調整も必要となる．

b. 治療的セルフケア・デマンド

　酸素療法が開始になったことにより，Aさんはベッドで過ごすとき以外にも，トイレに行くなど病棟で活動する際には酸素ボンベをもって歩く必要がある．また，安静時と体動時では酸素流量が違うために，酸素流量を変更することが必要となる．自宅に帰ってから酸素療法を継続するためには，どこに酸素機器を置くのか，買い物，入浴などの生活をどのように行うかを考え，実施することが必要になる．

　呼吸器疾患患者において，上肢を挙上して行う動作，上肢の反復動作，腹部を圧迫するような動作，息を止める動作は息苦しさ，低酸素状態を招くため，どのような日常生活動作において息苦しさが増すのか，低酸素状態になるのかを知り，呼吸リハビリテーションで呼吸法を学ぶとともに，生活のなかに取り入れるという，治療的セルフケア・デマンド（上記の下線部）をふまえた看護援助が必要になる．

c. セルフケア不足

　Aさんにとって酸素療法は初めてであり，上記のような治療的セルフケア・デマンドを実施するためには，酸素ボンベをもちながら身体の位置をコントロールする力，酸素流量を調整する手技などのセルフケア・エージェンシーが不足している．Aさんは退院後も酸素療法が必要になるため，酸素療法に関する管理を自分でしていくことが必要であるが，これまで酸素療法を拒否していたため，酸素の効果を実感し，酸素ボンベをもって活動することに慣れてくるまでは，看護エージェンシーを用いて看護師が治療的セルフケア・デマンドを行う．息切れが緩和されるなどAさんの動機づけが高まってきた段階で，Aさんのセルフケア・エージェンシーで治療的セルフケア・デマンドが実施できるようにセルフケアを支援していく．

2-4 ● 看護システム理論

　前述したように，看護師は，患者の治療的セルフケア・デマンドに対するセルフケア・エージェンシーの不足の状態に合わせて，看護エージェンシーという専門的能力を用いて看護援助を提供する．

　看護システム理論は，患者の状況に応じてどのような看護が必要であるのか，必要なセルフケア行為を誰が行うのかについて説明している．

a. 援助方法

　オレムは，援助を要する人がもつ目的を達成するためにその人の行為を代行したり，目的達成に向けて必要な能力を開発もしくは実践できるように諸条件を提供し，促進するた

めに看護を提供するとしている.

　看護援助の提供においては，人々の行動上の要求や健康に関連する行動制限を考慮しながら，以下の援助方法を選択したり，組み合わせたりする[2].

①他者に代わって行為する：援助を必要としている人に代わって援助者が行う．患者が非常に重症な状況にある場合などである.

②指導し方向づける：可能な2つの行為のうち1つを選ぶという選択をしなければいけない状況，指示を受けながら行為を遂行しなければいけない状況に用いられる.

③身体的もしくは精神的支持（サポート）を与える：身体的，精神的にその人の努力を支援すること．言葉だけでなく，そばに付き添うこと，手を触れることなどによっても支持を伝えることができる.

④個人の発達を促進する環境を提供・維持する：援助を受ける人が成長を促進できるような環境を整えること．必要となる環境条件には，心理・社会的なものもあれば，物理的なものもある.

⑤教育する：知識や技術を身につけるための指導を必要としている人々に対して，必要な知識と技術を提供すること．セルフケアに関連する行動を変容させる学習には，かなりの時間と，看護師たちとの長期にわたる関係が必要である.

　たとえば，浮腫があり水分と電解質のバランスが崩れている場合，患者は十分な水分摂取の維持という普遍的セルフケア要件と，水分摂取を1,000 mL以下にするという健康逸脱に対するセルフケア要件の調整が必要になる．看護師は，指導し方向づけたり，教育したり，精神的支援を与えるという援助方法を用いて，水分制限をしなければいけない状態であることの受容，自己決定を支援したり，水分摂取の時間配分を患者とともに考えたり，水分量の測定方法を教育したり，セルフケアの目的を意識しつづけることができるように精神的支援を与える.

b. 看護システムのタイプ

　セルフケア不足が起こった場合，患者のセルフケアを促進する方向に向けて，3つのタイプの看護援助が提供される[2].

(1) 全代償的看護システム

　患者は自分のセルフケア要件を満たす行為をまったく行うことができず，看護師が患者のセルフケア要件を満たすために全面的に働きかけるシステムである．看護師は患者のセルフケアを充足する責任を有している.

(2) 一部代償的看護システム

　患者はいくつかのセルフケア行為を遂行することができるが，一部に看護師のセルフケア行為の遂行が必要となるシステムである．たとえば，患者が普遍的セルフケア要件を遂行し，看護師が医師の処方する処置と普遍的セルフケア要件の一部を遂行する状況や，患者が新しいケア方策を学習している状況などである．5つの援助方法（前項参照）が同時に使用される.

(3) 支持・教育的システム

　患者はセルフケアで必要な行為を遂行する能力をもっているが，援助なしにはそれを遂行できない状況で，支持，方向づけ，教育などを必要とするシステムである．「他者に代

わって行為する」以外の4つの援助方法（前項参照）が組み合わされて使用される.

■ 引用文献 ■

1) 奥宮暁子：セルフケアとは何か. リハビリテーション看護研究5　リハビリテーション看護とセルフケア（石鍋圭子，泉キヨ子，野々村典子ほか編），p.2-5，医歯薬出版，2002
2) Orem DE：オレム看護論—看護実践における基本概念，第4版（小野寺杜紀訳），p.ix，40-65，116-148，206-266，308-361，医学書院，2005
3) Orem DE：Nursing-Concepts of Practice, 6th ed, p.265, Mosby, 2001
4) 本庄恵子：セルフケア能力の構成要素とアセスメント. リハビリテーション看護研究5　リハビリテーション看護とセルフケア（石鍋圭子，泉キヨ子，野々村典子ほか編），p.6-14，医歯薬出版，2002
5) 粕田孝行：セルフケア看護理論. セルフケア概念と看護実践—Dr.P.R.Underwoodの視点から（粕田孝行編），p19-38，へるす出版，1997

B. セルフ・エフィカシーを高める

1 ● セルフ・エフィカシー

　人がある行動をとるとき，その行動を自分はうまく行うことができると確信することは，その行動をやり遂げようとする努力を生み出す．たとえば，職場の検診で脂質異常症を指摘された人が，仕事前に毎朝30分の散歩を始めたとしよう．「自分は毎日散歩を続けることができる」と思えることは，この健康的な生活習慣を継続することに影響を与える．

　自分がある行動をうまく行うことができるという確信を**セルフ・エフィカシー**（**自己効力感**）という．セルフ・エフィカシーはバンデューラ（Bandura）[1]が社会的学習理論（社会的認知理論）のなかで提唱した概念である．セルフ・エフィカシーをもつことで，人は目標をもって行動を計画し，実行することが可能になる．病気を予防するためによりよい健康習慣を身につけたり，病気を悪化させないためにライフスタイルを改めたりするときに，自分はうまく成し遂げることができると確信をもてることは，その行動を実行し継続するうえで大きな力となる．

2 ● 結果予期と効力予期

　バンデューラは，人が行動を起こすための要因には2つの予期機能[1]があると述べている．1つは，ある行動がどのような結果を生み出すかという予測であり，「**結果予期**」とよばれる．もう1つは，ある結果を生み出すために必要な行動をどの程度うまく実行できるかという予測であり，「**効力予期**」とよばれる．セルフ・エフィカシーは，自分はその行動をうまく行うことができると「効力予期」を認知し自信をもつことを意味する．

　人が行動を起こすときには，結果予期と効力予期が影響を及ぼす（**図Ⅳ-3-2**）．散歩を例にとると，散歩を続ける（行動）ことで脂質異常が改善する（結果）という信念（結果予期）があり，自分は毎日散歩を続けることができると自信（効力予期）をもつことで，散歩を継続する努力がなされる（**図Ⅳ-3-3**）．散歩をしてもさほど健康には意味がない（結果予期）と散歩の効果に信念がもてない場合は，人は行動に移さない．また，散歩は健康によい（結果予期）とわかっていても，自分は何をやっても長続きしない（効力予期）と自信がもてないときは，散歩の継続はむずかしい．人が行動を起こすためには結果予期と効力予期の2つの予期機能が伴うことが必要である．

3 ● セルフ・エフィカシーに影響する4つの情報源

　医療の現場では，病気を予防し健康を維持するために，これまでのライフスタイルの見直しを患者に求める場合がある．長年にわたり培われたライフスタイルを変えることは容易ではない．しかし，患者が「自分ならできる」と思えるように支援をすることは，ライフスタイルを見直すという行動変容の実現において効果的である．セルフ・エフィカシーは，遂行行動の達成，代理的体験（モデリング），言語的説得，生理的・情動的状態の4つの情報源[2,3]によって高められる（**表Ⅳ-3-2**）．

a. 遂行行動の達成

　遂行行動の達成とは，課題を克服するための行動を努力によってうまく「できた」成功

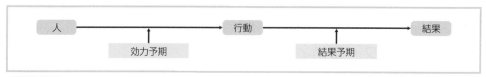

図Ⅳ-3-2　効力予期と結果予期
[Albert Bandura : Self-efficacy—Toward a unifying theory of behavioral change. Psychological Review **84**(2): 191-215, 1977 より翻訳して引用]

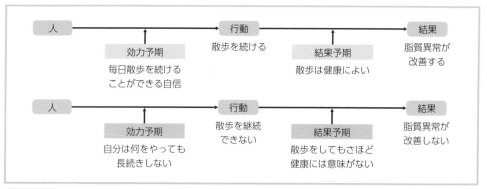

図Ⅳ-3-3　人の行動における効力予期と結果予期
(上図)効力予期と結果予期がともにある場合，(下図)効力予期と結果予期がともにない場合を表す．このほかに効力予期があっても結果予期がない(できるけど健康にはあまり意味がないと思うのでやらない)，結果予期があっても効力予期がない(健康によいのはわかるが，どうせ続けられないだろうからやらない)，という場合もあり，人が行動を起こすためには効力予期と結果予期の両方が伴う必要がある．

表Ⅳ-3-2　セルフ・エフィカシーに影響する情報源

情報源	特　徴
遂行行動の達成	課題を克服するための行動を起こし，自分の努力によって成功できた体験．成功した体験をもつことで，次もうまく対処できるとセルフ・エフィカシーが高まる．4つの情報源のなかでもっともセルフ・エフィカシーを高める
代理的体験（モデリング）	自分と条件がよく似た人（モデル）が行う行動を観察し，自分もできそうだと思うこと．モデルのうまくいった行動を学習することでセルフ・エフィカシーが高まる
言語的説得	ある行動を起こすときに信頼する他者から「あなたならできる」と自分の能力を認められたり，「うまくできている」と褒められたりすること．また，「自分は適切にできている」と自分に対する言い聞かせをすることでセルフ・エフィカシーが高まる
生理的・情動的状態	課題を克服するための行動を起こしたときに自覚される身体や感情・気分の状態．行動を起こしたときの身体状態や感情・気分をネガティブに受け止めるとセルフ・エフィカシーは弱まり，同じ行動を起こしても以前ほどは身体状態や感情・気分をネガティブにとらえなくなったことを自覚すればセルフ・エフィカシーは高まる

体験をもつことである．自分の行動により課題をうまく克服できたことで，課題への対処手段を身につけ，次も同じようにできるという自信が強まる．たとえば，毎朝の散歩は天候や気分によって出かけることが億劫になることもあるが，それでもがんばって1ヵ月続けられた成功体験が，やればできると自信になり，その後も散歩を継続する動機づけになる．遂行行動の達成は，実際に成功した体験に基づくため4つの情報源のなかでもっと

もセルフ・エフィカシーを高める. 反対に, 失敗した体験は,「またうまくいかないかもしれない」という予測を強め, セルフ・エフィカシーを低下させる.

b. 代理的体験（モデリング）

　代理的体験とは, 自分と同じような人（モデル）が行う行動を観察し, 自分もできそうだと思うことである. このモデルは, 自分と条件がよく似た人であると「あの人にできるのであれば自分にも」と思えてセルフ・エフィカシーを高める影響力が強く, モデルが自分とかけ離れていると「あの人だからできる. 自分とは関係ない」と思えて影響力は弱まる. たとえば, 自分と同じように運動習慣のなかった家族が自分と一緒に朝の散歩をがんばって続けている様子をみることは, 自分にもできると思わせ, 散歩を続ける動機づけとなる. 反対に, 努力しても失敗した人をみると「自分も失敗するかもしれない」と思い, その行動に対するセルフ・エフィカシーは低下する.

c. 言語的説得

　言語的説得とは, ある行動を実際に行うときに「あなたならできる」と信頼する他者から自分の能力を認められたり,「うまくできている」と褒められたりすることを意味する. また,「自分は適切にできている」といった自分に対する言い聞かせも言語的説得である. 他者からの言語的説得がセルフ・エフィカシーを高める情報源となるためには, 能力を認めたり褒めたりする人の専門性が高く信頼できることが必要である. たとえば, 信頼を寄せる職場の保健師に散歩を継続していることを褒められることで, 認められたと自信がつき, さらに散歩を続けようと思えるようになる. 反対に, 叱責や能力を低く評価されることは, セルフ・エフィカシーを低下させる.

d. 生理的・情動的状態

　生理的・情動的状態とは, 課題を克服するための行動を起こしたときに自覚される身体（生理的）や, 感情・気分（情動的）の状態である. 行動を起こしたときにひどく疲れたり, うまくいかないのではないかと緊張したりして, それをネガティブに受けとめたとき「自分にはできない」とセルフ・エフィカシーは弱まる. 反対に, 同じ行動を起こしても以前のようには疲れたり緊張しなくなったりすることを自覚すれば,「うまくやれるようになった」と思えてセルフ・エフィカシーは高まる. たとえば, 散歩後に心地よい疲労感を自覚することは, 散歩を継続する動機づけとなり, 自信を強める体験となる.

4● セルフ・エフィカシーを高める

　看護において, 患者のセルフ・エフィカシーを高める必要が生じるのは, 健康を守るための行動を「やっても意味がない」と思っていたり,「自分にはできない」と自信がなかったりして実行されない場合である. 患者のセルフ・エフィカシーを高め, 健康的な生活へと行動変容することを支援するために, 結果予期・効力予期の2つの予期機能ならびに, セルフ・エフィカシーに影響を与える4つの情報源から看護援助を考える.

a. 患者の結果予期と効力予期を理解する

　結果予期と効力予期の2つの予期機能が伴って人は行動を起こすことから, 必要な行動変容を起こすために, 患者がその行動に対してもつ結果予期と効力予期をアセスメントする. たとえば, 散歩などの有酸素運動は動脈硬化を予防する効果があるといわれるが, 散

歩がもたらす結果について患者が「散歩したって何の効果もない」（結果予期）と考えている場合は，結果予期への働きかけが必要となる．「効果がない」と考える理由をたずね，患者の結果予期が生じた背景を理解する．実際に散歩をしても効果を体感できないことが理由であれば，血液検査値が改善している事実を説明し，散歩とその効果が結びつくように援助することも1つの方法である．

　また，散歩の効果については理解している（結果予期）が，散歩を続ける自信がない（効力予期）場合は，4つの情報源を用いてセルフ・エフィカシーを高める援助を行う．

b. 4つの情報源を用いてセルフ・エフィカシーを高める

　効力予期が低く行動変容を起こせないときは，効力予期が低い理由を4つの情報源の観点からアセスメントする．たとえば，失敗体験を繰り返した，医療者から叱責された，身近に成功体験をしている人がいないなど効力予期を低める理由を理解する．そして，それをふまえ，4つの情報源を活用することでセルフ・エフィカシーを高める援助を行う．

　セルフ・エフィカシーにもっとも強い影響力をもつのは遂行行動の達成である．反対に失敗体験はセルフ・エフィカシーを大きく低下させる．したがって，自分で努力して達成できた成功体験を積み重ねられ，かつ失敗しないように，実行可能なレベルの行動から取り組めるように患者とともに計画を立てる．患者に散歩を始めるという行動変容を促す場合，歩く距離や時間を考慮して無理なく実行できる目標を患者とともに設定する．そして，当初の目標が達成できたら，次は散歩の距離や時間を延ばすなどレベルを上げた目標を設定し，成功体験を積み重ねることでセルフ・エフィカシーを高める．

　代理的体験のモデルは患者の条件と類似した人を選び，そのモデルの行動を学ぶ機会を提供する．身近にモデルがいなくても，仕事をもちながら散歩を続けている第三者の体験談など公開された情報を提供し，学習を支援することができる．

　また，患者の努力やうまくできていることを実際の成功体験に基づいて看護師が言葉で伝えることは，言語的説得として患者のセルフ・エフィカシーを高める．さらに，散歩後の心地よい疲労感や以前よりも散歩が億劫でなくなったといった生理的・情動的状態を患者が自覚できるように看護師が指摘することも，セルフ・エフィカシーを高める助けとなる．

引用文献

1)　Albert Bandura : Self-efficacy—Toward a unifying theory of behavioral change. Psychological Review **84**(2) : 191-215, 1977
2)　Albert Bandura : Sources of self-efficacy. Self-efficacy—The Exercise of Control, p.79-115, W.H.Freeman and Company, 1997
3)　A.バンデューラ：激動社会における個人と集団の効力の発揮．激動社会の中の自己効力（本明　寛，野口京子監訳），p.1-6，金子書房，2014

C. 成人学習を促進する

人は生涯発達し続ける存在であり，成長発達のためには学習することが必要不可欠である．「学習」というと，一般的には「学校での勉強」というようなとらえられ方をすることが多いが，それは学習の一側面である．成人期にある人が，自分の健康を増進したり，疾患や治療を理解し自分に必要な養生法を習得したりするために，新たに学習することを必要とする場合，看護師としてその学習を支援し促進することが重要である．この節では，そもそも「学習」とはどのようなことを意味し，また，成人が学習するということはどのような特性をもち，それを促進するための方法はどのようなものかということを考えていく．

1 ● 学習とは

生まれたばかりの赤ん坊は，生活のほとんどすべてを他者に頼っているが，そのなかでも空腹や満腹などの不快あるいは満足といった要求や感情を泣き声や表情で伝え，周囲の人々とコミュニケーションをとっていく．やがて自分で歩いて移動し，衣服を着脱し，スプーンや箸を使って食事ができるようになる．幼稚園や小学校などで集団生活を送るようになると，時間に間に合うように支度をしたり，友だちとやりとりをするなかで人間関係を築いていくというようなことも行われるようになる．学校生活では授業で教わったことを習得していくことが求められるため，勉強や練習を重ねて知識や技術を身につけようとする．成人し職業に就いてからは，職業上必要となる技能や社会人としての立ち居振る舞いを習得していく．これらは，周囲のおとなや教師・指導者などの導きによって行われることも多いが，その経験のなかで，その人が感じたり考えたり反省したりするような過程を経て習得されていくものと考えられる．クラントン（Cranton）は，学習を，「経験によってもたらされる思考，価値観，態度の持続的変化である」[1] と定義している．このように考えると，人は生涯を通じて学習する存在であるといえる．

学習とは何かという問いは，その学習がどのようにしたらよりよく行えるかという問いにつながる．この問いが個々人の内的問題としてだけではなく，ほかの人にも向けられること，すなわち「ほかの人がよりよく学習できるようにする」というケアリングの視線が他者に注がれると，「教育」と言い換えられる[2]．つまり，教育とは学習を支援することである．

2 ● 成人が学習するということ

生活のなかのあらゆるところで意識的にも無意識的にも「学習」は行われていると考えられるが，子どもにとって，学校とは「意識的に学習活動が行われているところ」そのものであるといえよう．一方，成人にとってとくに学習活動が意識されるのは就業の場や，新しく始めた趣味や地域での活動など多様な状況が想定できる．また，現代社会は高度な技術革新と情報化に伴い，めまぐるしく変化し複雑化している．これまで当たり前であったことが当たり前ではなくなり，既存の知識や技術では対応できないことに遭遇し，学習する必要に迫られる機会も多いといえる．

では，成人の学習にはどのような特性があり，どのように支援していけばよいのだろうか．

3 ● ノールズのアンドラゴジー理論

　アンドラゴジーとは,「成人の学習を援助する技術と科学」という意味で, 米国の教育学者マルカム・S・ノールズ（Knowles MS）によって理論から実践までが体系化された. アンドラゴジーは当初は「子どもを教える技術と科学」であるペダゴジーとはっきり区別され対立するものと考えられていたが, のちにそれらを連続したものの両端ととらえ, 学習の状況に合わせて両者を組み合わせた方法をとることが推奨されている. アンドラゴジーとペダゴジーの考え方の比較を表Ⅳ-3-3に, それぞれの考え方に沿った学習のプロセスの諸要素を表Ⅳ-3-4に示す.

　ノールズのアンドラゴジー論に示された成人学習の基本的前提と, それを基にした教育的実践への示唆[3] を以下に述べる.

表Ⅳ-3-3　ペダゴジーとアンドラゴジーの考え方の比較

要　素	ペダゴジー	アンドラゴジー
学習者の自己概念	依存的なパーソナリティ	自己決定性の増大
学習者の過去の経験の役割	学習資源として活用されるよりは, むしろその上に積み上げられるのもの	自己および他者による学習にとっての豊かな学習資源
学習へのレディネス	年齢段階ーカリキュラムによって画一的	生活上の課題や問題から芽生えるもの
学習への導入（方向づけ）	教科中心的	課題・問題中心的
学習動機	外部からの賞罰による	内的な誘因, 好奇心

［ノールズ MS：成人教育の現代的実践―ペダゴジーからアンドラゴジーへ, 第4版（堀　薫夫, 三輪建二監訳）, p.513, 鳳書房, 2015より許諾を得て改変し転載］

表Ⅳ-3-4　学習についてのペダゴジーとアンドラゴジーのプロセスの諸要素

要　素	ペダゴジー	アンドラゴジー
雰囲気	緊張した, 低い信頼関係, フォーマル, 冷たい, 離れている, 権威志向, 競争的, 診断的	リラックスした, 信頼できる, 相互に尊敬し合う, インフォーマル, 温かい, 共同的, 支持的
計　画	主として教師による	教師と学習支援者とが相互的に
ニーズ診断	主として教師による	相互診断による
目標の設定	主として教師による	相互調整による
学習計画のデザイン	教師による内容の計画 コースの概要 論理的な順序づけ	学習契約 学習プロジェクト レディネスに基づく順序づけ
学習活動	伝達的技法 割り当てられた読書	探求プロジェクト 個人学習 経験開発的技法
評　価	教師による集団基準（正規曲線）による	学習支援者, 専門家によって判定された, 学習者が集めた証拠による, 達成基準による

［ノールズ MS：成人教育の現代的実践－ペダゴジーからアンドラゴジーへ, 第4版（堀　薫夫, 三輪建二監訳）, p.513, 鳳書房, 2015より許諾を得て転載］

a. 学習者の自己概念

　ペダゴジーでは，学習者，つまり子どもはおとなによって面倒をみられる依存的な存在であるとしているのに対し，アンドラゴジーでは，学習者すなわち成人は自分自身を自己決定的であると認知し，他人からも自己決定的な存在としてみられたい心理的なニーズをもつ存在であるとしている．成人学習の支援者は，そのニーズに応えていかなければならない．まず，物的な環境としては，成人がくつろげるようなものにすべきである．たとえば，堅苦しい教壇と椅子が列になって並んだ，学校の教室を連想させる部屋よりも，テーブルを囲んで円になって小グループで座れる部屋のほうが成人にふさわしいといえるだろう．さらに重要なのは，学習者が，自分が受容され，尊敬され，支持されていると思える雰囲気づくりである．成人は自分のことを自分で決めて管理していく存在であるため，自分で学習の必要性を自覚している物事については，より深く学習したいと動機づけられている．したがって，学習ニーズの自己診断プロセスに学習者がかかわることを重視すべきである．つまり，何を学ぶべきか他者から指摘されるのではなく，学習者がある課題に対してどうありたいか，それに対して自分の状態はどうか，その間のギャップを埋めるために何を学習すればよいかということを自ら診断するように支援することが重要である．また，学習者が支援者から学習の進め方や学習内容に関する情報を受けながら，自ら学習を計画するプロセスにかかわることができるようにする．計画を立てるということは，学習者のニーズから特定の目標を導き，その達成のために学習を計画・実施し，目標が達成されたか評価することであり，その責任は，学習者と支援者との相互的なものである．アンドラゴジーでは，教育者の役割は，教育実践技術の熟達者，情報提供者，共同探求者と定義される．教育者は「教える」のではなく，人が学ぶのを「支援する」．学習の評価にあたっては，支援者は，学習者が自分の目標に向かって進歩しているという証拠を自分で見つけ，自己評価が行えるよう進めていく．またそのプロセスのなかで，教育的プログラムそのものの長所と短所も評価されなければならない．したがって，成人学習のほかのすべての局面と同様に，評価も学習者と支援者の相互的な行為として行われる．

b. 学習者の経験の役割

　成人は子どもに比べてより多くの，質的にも異なった経験をしている．たとえば，子どもにとっては家庭や学校生活での経験がほとんどであるが，成人は就業し生計をたてること，結婚し新たな家庭を築き子どもを産み育てること，地域で責任を伴う役割を引き受けることなど，多様な経験をしている．これは学習の豊かな資源となり，他者の学習にとっても貢献するものである．したがって，学習者の経験を引き出すような，集団討議，シミュレーション，ロールプレイングといった参加体験型の技法を活用する．また，学習者が，自らの学習を日々の暮らしにどのように応用するかを計画できるよう準備する．さらに，学習者が自分の経験を客観的に眺め，そこから「学び方を学ぶ」のを支援する活動を組み入れるようにする．

c. 学習へのレディネス

　学習へのレディネスとは，学習が効果的に行われるための心身の準備性をいう．ペダゴジーでは，学習へのレディネスは子どもの発達段階によって決まってくるものとされ，あることを学ぶのに適した時期にその学習が行われるようにカリキュラムが組まれる．一方，

　成人は，社会的役割を遂行したり，生活上の問題を解決したりするために，新たに学習の機会を求めることが多い．学習者が学ぶ必要性を感じ，レディネスが高まった時期であるかどうか，学習のタイミングを見極めることが重要である．学習者1人ひとりのレディネスに応じた，生活上の関心事に応えるようにカリキュラムを組むようにする．学習者をグループに分けるときは，発達のレディネス（**発達段階**）を考慮する．発達段階が同じグループで学ぶほうが効果的な学習もあれば，異なるグループのほうが好ましい場合もある．

d. 学習への方向づけ

　ペダゴジーでは，子どもの学習の方向づけを教科中心的に考える．子どもにとっての学習は，基本的には，のちの人生で役に立つであろう知識や技能がまとまった教科を蓄積的に勉強していくプロセスである．これに対してアンドラゴジーでは，多くの場合，現在の自分の生活のなかで解決しなければならないことに対応するために学習が行われる．つまり，成人にとっては現在直面している生活上の問題に取り組む能力を向上させるプロセスが教育である．したがって，支援者は1人ひとりの関心事に合った学習を展開していかなければならない．成人学習者は問題の解決を学習の中心に位置づけているため，成人の学習を組み立てるのに，教科ではなく問題領域に沿って構成することを原則とする．成人学習の初期の段階では，自分がより適切に扱うことができるようになりたいと思う特定の問題を，参加者が確かめられるような作業を設ける．

e. 動機づけ

　ペダゴジーでは，子どもの学習の多くが，学校や家庭で周囲から指示されたり何か賞罰を与えられたりすることによって行われるとしている．しかし，成人では学習動機は内的な**動機づけ**が中心となる．内的な動機づけには「このことを学びたい，できるようになりたい」といった具体的な関心や目標達成，「これを学ぶことで自分なりに満足感を得たい」といった主観的な充実感などがある．したがって，学習者の興味・関心に訴えること，問題意識につながるような情報の提供，学習の継続につながる励ましの言葉や目標達成に向けて本人が行っていることの**承認**など，内的動機づけに働きかけるような支援が求められる．

4 ● 成人患者の学習を促進する

　ノールズのアンドラゴジー理論では，学習者が成人であるという特性から，その教育的実践への示唆を示している．代表的な慢性疾患の1つである糖尿病の診断を受け内服薬による治療が必要となった患者を例として考えてみる．患者は，自己決定的であるという自己概念をもった成人である．教育に携わる看護師の基本的な姿勢としては，患者に「教える」のではなく，患者が学ぶのを「支援する」という立場でかかわる．患者の学習へのレディネスがどの程度であるか把握し，患者がどのようなことを目標にするのか，そのために何をどのように学んでいくのか，計画をともに立てていく．「糖尿病であることがなかなか受け入れられず，当分は最低限必要なことだけ聞いておく」という患者と，「なってしまったからにはしかたがない，病気のことをきちんと勉強して合併症にならないようにとにかくがんばりたい」という患者では，目標も学習する内容も大きく異なる．学習の場は，リラックスして話ができるような円卓と椅子が設置された部屋を用意し，患者のニー

ズに応じて，ほかの患者と意見交換ができる機会も設ける．自分の生活の改善点に気づいたなど患者の知識の習得やよい変化がみられた場合にはそれを言葉で伝えて動機づけを促す．

　ただし，すべてアンドラゴジーの考え方で主体的に学習するのがよいというわけではなく，たとえば初めて糖尿病と診断され知識がまったくない患者の場合には，講義形式やDVDの視聴といった方法でまずは糖尿病という疾患について知る，という学習方法も組み合わせて行うなど，ペダゴジーとアンドラゴジーの考え方を併用することも必要である．

　成人期にある患者は，家庭や職場など社会において役割を担って生活している．前述のように，広義では生活のさまざまな場面で「学習」が行われており，何らかの健康問題が生じると，疾病や合併症，養生法についてなどいろいろな学習の必要性に迫られることとなる．医療者が，患者に必要と考えられる知識や技術を教え込み，患者はそれを遵守するという従来の患者教育の考え方（**コンプライアンス**）では，必要な養生法の実行にいたらず，行動変容はみられないことが明らかになってきた．それに対し，患者の主体性を重視し，患者が医療者の推奨する養生法を理解し納得したうえで，自ら積極的にその方法を実行することを意味する**アドヒアランス**という概念や，医療者と患者が対等な関係で意思決定にかかわることを重視した理念であり，患者と医療者の調和であると同時に，患者の気持ちと行動の調和，さらには患者の未来と現在の方向性の一致をめざすものである**コンコーダンス**（第V章-4-C参照）という概念[4]が用いられるようになっている．看護師は，患者や家族が疾患を理解し，症状のマネジメントや合併症の予防を行っていくための方法について，知識や技術を習得できるよう教育的支援を行う役割が求められる．その際には，コンコーダンスの概念を念頭に置いて成人期にある患者と調和的な援助関係を築き，患者の主体的な学習をサポートするという姿勢が，患者のアドヒアランスを促進するうえで重要といえよう．

┃引用文献┃
1)　クラントン P：成人教育とは．おとなの学びを拓く（入江直子，豊田千代子，三輪建二訳），p.5，鳳書房，1999
2)　和賀徳子：学習理論と学習方法．NiCE看護教育学，第2版（グレッグ美鈴，池西悦子編），p.191，南江堂，2018
3)　ノールズ MS：アンドラゴジーとは何か．成人教育の現代的実践—ペダゴジーからアンドラゴジーへ，第4版（堀　薫夫，三輪建二監訳），p.33-67，鳳書房，2015
4)　安保寛明，武藤教志：コンコーダンス—患者の気持ちに寄り添うためのスキル21，p.6-10，医学書院，2010

学習課題

1. セルフケアの定義を説明しよう．
2. 普遍的セルフケア要件，発達的セルフケア要件，健康逸脱に対するセルフケア要件について例を挙げながら説明しよう．
3. 看護システムの3つのタイプについて説明しよう．
4. 結果予期と効力予期について説明しよう．
5. 効力予期に影響する4つの情報源を説明しよう．
6. アンドラゴジー理論を参考に，成人患者の学習を促進するための重要なポイントを説明しよう．

4 統合を支援する

この節で学ぶこと

1. 家族の考え方および成人期にある家族の健康について理解する.
2. 成人期にある人が身をおく日本の文化について理解する.
3. 成人期にある人の社会参加への支援について理解する.

A. 家族とともに生きる成人を支援する

1 ● 成人期にある人と家族

a. 社会システムの最小単位としての家族

　現代社会は**家族**の形態が多様化し, 構成人数とその続柄, 世代構成などの組み合わせでいくつかの家族形態のパターンにわかれるが, 核家族は増加し, 家族の小規模化が進んでいる. また, 晩婚化, 未婚化, 少子化, 高齢化, 離婚・再婚の増加など人口構造の大きな変化が生じ, 独身者, 単独世帯や夫婦世帯, 一人親世帯が増加している. 家族の定義はさまざまであるが, フリードマン (Friedman) は看護の視点から, 「家族とは, 絆を共有し, 情緒的な親密さによって互いに結びついた, しかも, 家族であると自覚している2人以上の成員である」[1]と定義している. 家族の特性としては, ①保育, 教育 (社会化), 保護, 介護などのケア機能をもっている, ②社会との密接な関係をもち, 集団として常に変化し, 発達し続けている, ③役割や責任を分担し, 不断の相互作用によって家族間に人間関係を育成している, ④結婚, 血縁, 同居を問わず, 家族員であると自覚している人々の集団である, ⑤健康問題における重要な集団であり, 1つの援助の対象である[2]などが挙げられる.

　成人が自らの人生を社会と統合し, 調和して生活していくことを支援するためには, 社会システムの最小単位である家族 (**図Ⅳ-4-1**) を理解することが重要である. 家族には社会と個人を媒介する機能があり, 社会的存在としての家族は, 常に社会から影響を受けるため, 社会の変化に対応していく力が求められている. 社会の構造やシステムが変われば家族の機能も変化し, その影響が1人ひとりの家族員に及ぶことで看護援助が必要になることもある. しかし, 家族は受け身的な存在であるだけでなく, 社会を変化させていく潜在力をもっている.

b. 家族の構造と機能

　家族は, 構造と機能という側面からもとらえられる. 構造は, 家族がどのように組織化されているか, どのような方法で調整されているか, そして相互にどのように関連しているかを表しているものであり, ①役割構造, ②価値システム, ③コミュニケーションの過程, ④勢力構造が含まれている[3]. 機能は, ①情緒的機能：成人のパーソナリティの安定

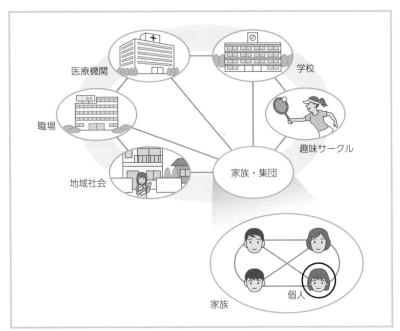

図Ⅳ-4-1　社会システムの最小単位である家族

をもたらし，家族員のニーズに応じる，②社会化の機能：社会にとって重要なメンバーを送り出すために子どもを育て，社会化を行う，③生殖的機能：家族の連続性を世代から世代へと保証し，人間関係を存続させる，④経済的機能：十分な経済的資源を提供し，有効に配分する，⑤保健（ヘルスケア）機能：家族の健康を維持・促進するために必要最小限のものを提供する[4]があるが，時代とともに変化する可能性をもっている．家族員に健康問題が生じると，普段は意識されていない潜在的な機能である家族のもつヘルスケア機能が重視される．家族周期のどこにおいても，成人は，自己の役割・機能をとおして家族全体のバランスを保持して生活しているが，健康問題が生じるとそのバランスが崩れ，家族のもつヘルスケア機能が十分発揮できなくなり，看護援助が必要な状態となる．

c. 家族ダイナミクス

　家族は，相互に心理・社会的なつながりをもって生活している．岡堂[5]は，「家族の人々の間の心理・社会的な交わりにみられる力の関係は，家族力動あるいは，家族ダイナミクスといわれるが，一般にそれは結婚に始まり，ときとして変動しながら一定の経過（家族過程）をたどることで発達するものである」と述べている．また，佐藤[6]は，家族ダイナミクスに関して，「家族の心理・社会的内部構造を意味する．家族が生活システムとして子どもを社会化し，成人に情緒的安定を与えながら機能するためには，役割，勢力，連合，情緒などをめぐってのダイナミックな要因が働いている」と述べている．家族が機能するためには，それぞれの家族員が役割を果たすことが必要になるが，そこには力関係が存在し，その関係は家族の発達過程において変化する．成人は，家族内で情緒的なつながりをもって心を交わして生活しているが，一方では，力関係をめぐって相互に葛藤している．そのため，家族に健康問題が生じ家族機能が変化した場合には，家族内の葛藤が強

くなり感情がもつれることがあり，看護援助が必要な状態となりうる．

d.　成人期にある人の家族内での役割

　役割とは，特定の社会的地位を占めている人に規範的に定義づけられ，期待されている比較的均質な一連の行動である[7]．たとえば，成人は，男性であり，息子であり，夫であり，社長である，のように複数の地位を有している．そして，それぞれの地位には，複数の役割が期待されている．成人は，家族の生活を維持するために，夫－父親の役割，妻－母親の役割などをもち，家事役割，扶養・養育する役割，所得を得る役割，情緒的統合を支える役割，性的な役割，レクリエーションの役割，親族関係を調整する役割などさまざまな役割を遂行しながら生きている．このような役割は，子どもの頃から家庭内で育まれ，成長・発達段階や状況に応じて学習を重ねながら獲得・修正されていく．家庭内での適切な役割関係は，①役割が明確で一貫性があること，②役割期待に矛盾がないこと，③役割を相互に補い合う相補性があること，④役割を柔軟に変えることができること，などが挙げられる[8]．しかし，家庭内では，役割期待や役割行動が必ずしも一致しているわけではないので，役割に伴う葛藤が高まれば，家族関係も不安定になる．

　また，成人は家庭人としてそれぞれの役割を担いながら，社会と相互作用し，社会経済の担い手としての役割や社会に必要な個人，次世代を生み育てるという重要な役割を担っている．しかし，家族の誰かが病気になった場合は，新たに病気管理が必要になり，これまで成人が担ってきた家庭内や地域社会における役割遂行が困難となり，家族が全体として役割調整や変更をしながら生活をマネジメントすることが求められる．看護者は，家族自身が家族の保健（ヘルスケア）機能を強化し，家庭内や社会での役割調整をして，その家族らしい生活をマネジメントしていくことができるように支援する必要がある．

2●成人期にある人と家族の健康

a.　家族の発達課題と健康問題

　成人の発達段階は，子どもからおとなへの移行期である青年期，人生の充実期である壮年期・中年期，老化や死に備えて準備をする老年（高齢）期に区分され，ハヴィガースト（Havighurst）はそれぞれの時期にどのような**発達課題**を達成すべきかを示している[9]（詳細は第Ⅰ章-2-B参照）．

　個人に成長・発達の過程があるように，家族の変化の過程を家族の成長・発達であるととらえ，その家族のたどる周期的変化を家族周期（ファミリー・ライフサイクル）という．それぞれの時期に特有の発達課題があると考えられている．成人期の家族を家族周期とその発達課題[10]の視点でみると（**表Ⅳ-4-1**），①新婚期から，②養育期，③教育期，④分離期までの発達課題がクローズアップされる．家族とともに生きる成人は，個人の発達課題を達成しつつ，家族の発達課題を達成していくことになる．そのため成人期に健康問題が生じると，家族の発達課題の達成が困難になったり，家族の機能を果たすことがむずかしくなったりする．また，発病前には潜在化していた家族内の問題が顕在化することもある．

b.　成人期の家族が直面する危機

　危機は，その発生の性質から成長・発達上避けることができない危機（発達的危機）と，人生において偶発的に発生する危機（状況的危機）の2種類に分けられる（第Ⅳ章-2-B参

表IV-4-1　家族周期による家族の発達課題

家族周期	特　徴	発達課題	家族の役割・立場
新婚期	新しい家庭を築く2人が，それぞれの属していた家族（出生家族）を離れ，新しい生活様式をつくり上げていく時期である．社会的にも1つの独立した家族として認められる	①新家庭の生活基盤を築く ②夫婦としての相互理解と絆を深める	夫 妻
養育期	子どもの出生により夫婦は親となる．親としての役割を新たに学習し，その役割を果たしていく．乳幼児への養育に必要な家事負担や子どもに関連した新たな人間関係も増大するため，夫婦で役割分担し，子どもの健全な発達を助ける養育やしつけをしていく	①健全な子どもの養育やしつけを行う ②夫婦が協力して新たな役割を分担する ③子ども・夫・妻がそれぞれの課題を同時に調和させる	夫-父親 妻-母親 子ども 　乳幼児
教育期	前期と後期に分けられる．前期は，子どもが学校に通い始め，学校を通した社会とのつながりや親としての責任が大きくなる．子どもの心身の健全な発達と社会化を促すための役割が求められる．後期には，進学や受験といった子どもの進路や将来の夢，職業について助言したり，経済的な要求も高まる時期となる．親としても職業的な地位や責任が高まり，家庭生活とのバランスに葛藤が生じたり，生活習慣病のリスクが高まる年代となる	①子どもの社会化を円滑に進める ②子どもの自立と依存の欲求をバランスよく満たす ③社会生活と家庭生活の両立 ④家族の健康を考慮した生活習慣の維持	夫-父親 妻-母親 子ども 　学童期 　思春期
分離期	子どもが最終的に自立していく時で，親離れと子離れを達成しなくてはならない．それに伴い夫婦2人の生活設計をする時期でもある．また，老親に介護が必要となることが多い時期でもあり，いかに介護と看取りを行っていくかなど新たな役割分担も必要となってくる．同時に，夫婦も更年期や初老期にさしかかり，その時期の健康問題に直面し対処しなくてはならない	①子どもの親離れと親の子離れの達成 ②夫婦2人の生活設計を立てる ③老親の介護 ④更年期・初老期の健康問題に対処する	夫-父親 妻-母親 （親の娘・息子） 子ども 　娘（姉妹） 　息子（兄弟） 孫
成熟期	子どもは完全に独立し，夫婦2人だけの生活になる時期である．職業生活からの引退に伴い，新たな老後の生きがいと，経済的には収入が減少し，安定した家計の維持が課題となる	①老化の進行に伴う健康障害への対処と日常生活行動の自立 ②安定した家計の維持 ③配偶者の看取り	夫 妻 子どもの両親 孫の祖父母
完結期	配偶者を失った後，1人で暮らすか，子どもと同居するか，施設ケアを受けるかの選択をすることになる．生きがいを見出すことと，心身の自立を保持し，場合によってはソーシャルサポートを受け入れることが課題となる時期である	①配偶者の看取り ②1人になったときの生活環境の選択 ③心身の健康の自立と他者の支援を受け入れること	子どもの親 孫の祖父母

［鈴木和子，渡辺裕子：家族看護学，第5版，p.46-49，日本看護協会出版会，2019を参考に作成］

照）．この2種類の危機は相互関係的に発生しやすいといわれている[11]．成人期の家族が直面する日常的な課題は，家族周期に沿って，出産・育児，社会的役割の遂行，定年退職，親の世話など一般的にどの家族も遭遇するものであり，これらの課題が乗り越えられないと発達的危機に陥る．また，家族自体が変化を求められるような出来事として，家族員の病気や事故，失業・転職，離婚，災害などがあり，これらの課題は多くの場合，偶発的で予期せず発生し，家族に状況的危機をもたらす．成人期の家族はこれらの2種類の危機を克服する過程をとおして成長・発達していくものである．

成人は，家族の生活場面や人生のあらゆる状況において適切な判断能力や意思決定能力が求められる．また，家族が直面する課題を乗り越えていくためには，出来事や状況に取り組むなかで，家族員が相互理解を深め，課題への対処能力を養いそれぞれの家族員が家

族として成長していくことが必要である．その過程において家族は，家族内の役割が再構成されたり，夫婦間や親子間で互いの存在に関して新たな発見がなされたり，絆を深めたりする．家族の相互理解が深まれば，家族はもてる力を結集し課題に取り組めたり，社会との関係性を調整したりして課題を乗り越えることが可能になるであろう．

　本来家族は，生活のなかで生じるさまざまな日常的な課題を乗り越える力を有している．しかし，家族の機能がなんらかの理由で適切に果たせない場合は，課題が解決されず，危機的状況に陥る可能性があるので看護援助が必要となる．家族の構造・機能はさまざまであるが，看護者は家族がどのようなことを大切にして生活しているのかを把握し，家族の価値観を重視して課題の解決への援助を行うことが重要である．

c. 疾病が患者・家族に与える心理・社会的影響

　家族員（成人）の疾病は，成人と家族全体に心理・社会的影響をもたらす（表Ⅳ-4-2）．疾病によって治療や入院が必要になる状況は，成人と家族に困難な状況を引き起こす可能性がある．がんの診断を伝えられた患者・家族は同様に衝撃を受けることは一般によく知られている．しかし，健康問題の程度にかかわらず，病気であることを伝えられた成人と家族は同じように混乱し，ショック・否認・迷い・不安・怒り・悲しみ・罪悪感・葛藤・無力感・抑うつ・孤独感・孤立感など，さまざまな感情やストレスを病気とともに生きる過程で体験する．また，家事や仕事など家族内や社会での役割の変化や経済的負担・介護負担などが生じることや，望ましくない家族関係の変化が起こることがある．成人と家族は，自己の尊厳を傷つけられたり，自己概念の脅かしや自尊感情の低下を体験し，生きる意味を揺るがされることもある．野嶋[12]は，病気が家族に及ぼす影響について示している．家族員は健康問題をもつことで，新たな課題が生じたり，家族生活を変化させること

表Ⅳ-4-2　疾病が患者・家族に及ぼす心理・社会的影響

心理的影響	社会的影響
心理的影響 ・不安，おそれ，あせり ・否認，抑圧，無関心，迷い，あきらめ ・怒り，抑うつ，悲しみ，無力感，喪失感 ・孤独感，孤立感 ・拘束感　など **心理的影響をもたらす出来事** ・診断，検査，治療，処置に伴う苦痛 ・病状や症状の変化 ・状況把握の不安定さ ・日常生活の不自由さ ・疾病の成り行きの不確かさ ・将来の見通し，展望の不確かさ ・社会的影響　など	**家庭内での役割の変化や喪失** ・家事や子どもの養育，親の介護 ・経済の担い手 **社会的役割の変化や喪失** ・仕事上の問題：配置換え，休職，失職・転職 ・地位，社会での役割の中断・中止 **他者との関係性の変化や喪失** ・人間関係，交友関係 ・コミュニケーションパターン ・依存と自立のバランス **日常生活活動の制限** ・活動範囲の制限 ・時間の拘束 **経済的負担や問題** ・検査や治療にかかる医療費 ・保険のきかない治療 ・通院や療養にかかる費用 ・民間療法への投資 **健康や生命，死について考える機会** ・人生の見直し，価値の転換 ・生活の再編成，再構築　など

が求められる．病気によって家族にはマイナスの影響がもたらされる面もあるが，家族は
受動的な動きだけでなく，家族の苦難のなかで成長し学んでいっている側面もある．看護
者は成人と家族が体験している感情やストレス，苦悩を理解して，成人と家族が病気とと
もに生きていかなければならない現実を受け止め，病気の受容ができるよう援助をしてい
くことが必要である．

d. 家族看護の視点

　家族は相互に影響し合って生活しているので，家族員である成人が健康問題をもつと家
族全体に影響が及ぶ（図IV-4-2）．**家族看護**は，家族をクライエントとしてとらえ，家族
自らが健康問題を解決し，より高次な健康的な家族生活を実現することができるように予
防的・支持的・治療的な看護介入を行う学問領域である[13]．家族看護の特徴は，家族の健
康増進，健康的な家族生活の維持・向上を目標にし，家族を個人−家族−地域社会のなかに
位置づけるとともに，複雑な多次元的な存在である家族を1つのケアの対象としてとらえ
て援助することにある．家族の健康は，1人ひとりの家族員の健康によって可能になると
ともに，家族をとりまく地域社会からの影響も強く受けている．

　家族は個人を含んだシステムであり，また，家族は地域社会システムに内包されている
ことになる．フリードマンは，家族をシステムとしてとらえたうえで，家族看護を，①個人
を家族のなかの一員としてとらえる視点，②家族のなかの二者関係，サブシステムとしてと
らえる視点，③家族を全体としてとらえる視点，④家族を外部との関係性をふまえてとら
える視点，の4つのレベルでとらえることを提唱している[14]．家族をシステムとしてとら
えることで，成人をほかの家族員や社会と相互に影響し合って変化・発達している力動的
な存在として理解する視点がもたらされ，また，家族ダイナミクスや家族全体として理解
することにつながる．看護者は，健康問題をもつ成人への看護援助において，家族を1つ

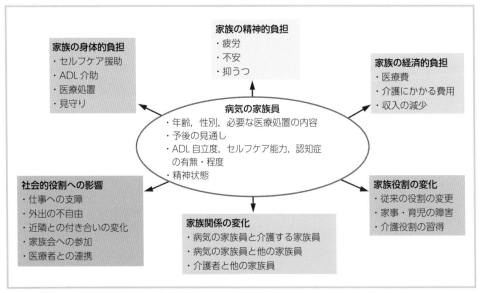

図IV-4-2　疾病が家族に及ぼす影響
［野嶋佐由美（監）：家族エンパワーメントをもたらす看護実践, p.11, へるす出版, 2005 より引用］

のケアの対象としてとらえ，システムとして全体像を理解し，家族全体の健康的な生活の実現をめざして，あるときは成人個人に働きかけたり，あるときは家族員個々から情報を得ながら家族全体に働きかけることが重要である．

3 ● 成人期にある人と家族のセクシュアリティとリプロダクティブヘルス／ライツ，ドメスティック・バイオレンス

a. 成人期にある人にとってのセクシュアリティの重要性

　家族発達の視点からみると，家族員それぞれのライフサイクルに沿って**セクシュアリティ**も発達していく[15]といわれている（セクシュアリティについての詳細は第Ⅱ章-4参照）．とくに成人期のセクシュアリティについては，夫婦単位でとらえられることが多く，病気や障害によってもたらされる問題は家族の視点での援助が必要となる．

　人は毎日の生活のなかで各自の性＝セクシュアリティを表現しつつ生きている．セクシュアリティはもっとも広い意味で，人とのふれあいやぬくもり，やさしさ，あるいは愛の欲求であるといわれており[16]，家族とともに生きる成人においては重要なものである．成人が病気や障害とともに生きていくうえでセクシュアリティの問題は避けては通れない．なぜなら，病気のなかには性的に健全な状態を脅かすものが多くあるからである．疾患そのものによる器質的原因や生理的原因によるもの，薬物治療をはじめとする治療によるもの，あるいは二次的に引き起こされた心理社会的因子などによって性的行動の不能や性的意欲の減退が生じる．しかし，セクシュアリティにまつわる問題はきわめて個別性が高くプライベートなことであり，成人の内面や夫婦・家族内に潜んでいることが多く，その実態が十分把握されているとは言いがたい現状にある．

b. 家族の多様性を形づくるセクシュアリティの理解

　現代社会は性が多様化し，成人1人ひとりのセクシュアリティは違っていて当たり前の社会となりつつある．たとえば，性同一性障害による性転換者，同性愛・同性カップル，セックスレスカップル，性的指向が多数とは異なる人々が存在する．また，性役割については従来の画一的な男らしさ・女らしさ，男性のあり方・女性のあり方といった考え方から柔軟になり，自分らしい性（ジェンダー）が語られるようになっている．看護者は，病気や障害をもつ成人期にある人のきわめてプライベートで多様性のあるセクシュアリティに，どのようにかかわればよいかを模索しなければならない．

　一方，日本では家族をセクシュアリティの観点でとらえ，セクシュアルマイノリティ（以下LGBT：lesbian, gay, bisexual, transgender）の子育てやLGBTを告知された家族の葛藤，家族への支援など[17,18]について実態が明らかにされつつある．シングルの男女，またLGBTも子どもをもちたいというニーズがある．欧米ではLGBTの挙児や育児に関する研究が継続的になされているが，ほとんどの研究が親のセクシュアリティと子どもの発達について関連性が見出せず，LGBTの子育てには問題がない[19]と結論づけている．また，LGBTの子どもに影響を及ぼしているのは，家族形態そのものではなく，むしろ特定の家族形態に対する人々の態度である[20]と指摘されている．今後，多様な家族のあり方が当たり前になるには，マイノリティを社会がどのようなかたちで受け入れ，家族の多様性を尊重したサポート体制を形成するかが重要となる．看護者はその過程に生じる家族

の健康課題の解決に向けて，役割の拡大が望まれる．看護者は自分自身の価値観，態度，行動が成人の性の問題に影響することを認識したうえで，セクシュアリティについての幅広い知識を獲得し，対象者である成人の多様な生き方や価値観を認め尊重し，多様な性のあり方を受け入れることが大切である．そのうえで，成人が，セクシュアリティに関する悩みを相談できる，もしくは相談したいと思えるような信頼関係を構築し，個別的な援助を展開することが重要である．

c. リプロダクティブヘルスと家族

　リプロダクティブヘルスは，1990年にWHOによって「単に生殖の過程に病気や異常が存在しないだけでなく，生殖過程が身体的，精神的および社会的に良好な状態（well-being）で遂行されること」と提唱されたものである．良好な状態とは，人々が希望する数の子どもを希望するときにもつことができ，安全に妊娠・出産を経験し健全な子どもを産み，性感染症のおそれなしに性的関係をもてることである．リプロダクティブケアとは，「リプロダクティブヘルスに関連する諸問題を予防または解決することで，リプロダクティブヘルスとその良好な状態に寄与する一連の方法，技術，サービスの総体」である（WHO，1994）．対象者は，女性・母親・胎児・子どもであるが，生殖・育児のパートナーとして男性も含まれ，看護者は，家族全体がリプロダクティブヘルスに関連する諸問題を予防または解決することができるように支援することが必要になる．

　家族の機能の1つに生殖的機能があるが，女性の「生殖の自律」を擁護する権利として，リプロダクティブヘルス／ライツ（性と生殖に関する健康と権利）がある[21]．これは子どもをいつ何人産むか，また，産まないかなどについて，当事者である女性に幅広い自己決定権を認めようとする考え方で，妊娠，出産，中絶にかかわる女性の生命の安全や健康を重視したものである（エジプトのカイロで開かれた国際人口開発会議で提唱，1994）．成人は夫婦（カップル）として，自分たちの家族を形成し発達させる過程において，夫婦がお互いの権利・義務を認識し，2人の間に子どもをつくり育てる経験を共有し，夫婦の絆を確かめ深めていく．看護者には，その過程でリプロダクティブヘルス／ライツが尊重され，夫婦が対等な立場での合意により家族を形成・発展させ，健やかな家族の基盤づくりができるよう支援する役割が期待される．一方，高齢出産と不妊治療の増加，がん治療による生殖機能の喪失や障害などが家族の基盤を揺るがすことにもなり，家族にとって新たな課題が生じている．看護者は，情報提供やがん看護カウンセリングの役割の重要性を認識[22]し，がんや生殖医療における妊孕性の問題[23]に対応していくことが求められる．

d. ドメスティック・バイオレンスと家族

　ドメスティック・バイオレンス（以下DV）は，明確な定義はなされていないが，家族の間で行われる身体的または精神的虐待行為のことであり，日本では「配偶者や恋人など親密な関係にある，またはあった者から振るわれる暴力」という意味[24]で使われることが多い．配偶者は，男女を問わず，事実婚や元配偶者も含まれる．恋人からの暴力行為についてはデートDVとよばれ，DVは家族の枠内にとどまらず，健康問題を生じさせるものである．

　DVは，歴史的に古くから存在していたが，ほとんど問題視されず，隠蔽され続けてきた背景がある．1970年代に欧米諸国を中心にDV被害者の運動が始まり，1993年に国際連

合総会で「女性に対する暴力の撤廃に関する宣言」が採択された．日本では，2001年に「配偶者からの暴力の防止および被害者の保護等に関する法律（DV防止法）」が公布され（2004，2007，2013，2019改正），全国の都道府県に配偶者暴力相談支援センターが設置されて被害者の相談や安全の確保，自立支援が行われている[25]．この法律では被害者を女性に限定してはいないが，配偶者からの暴力の被害者の多くは，女性である．DVには，身体的暴力（殴る・蹴る，凶器などを用いた脅し），精神的暴力（暴言，無視），経済的な暴力（生活費を渡さない，仕事の制限），性的な暴力（性行為や中絶の強要）などがあり，複数の暴力が重複して生じている場合も少なくない．WHOは，どのような形の暴力であっても女性の健康に深刻な影響を及ぼすと，健康の視点からDVについて指摘（1997年）している．

　内閣府男女共同参加局は，1999年から3年ごとに全国20歳以上の男女を対象に，無作為抽出による「男女間における暴力に関する調査」を行っている．2020年[26]，女性の25.9％は配偶者からの暴力の被害経験があり，暴力の内容は17.0％が身体的暴行，14.6％が心理的攻撃，8.6％が経済的圧迫，8.6％が性的強要であった．被害を受けた女性の60.4％は別れたいと思っており，18.2％は命の危険を経験している．男性は，18.4％が配偶者から被害を受けているがそのうち40.6％は，別れたいとは思わなかったと回答している．また，被害を受けても女性の41.6％，男性の57.1％はどこにも相談していない．さらに被害を受けた家庭の26.5％は子どもにも被害が及んでいる．交際相手からの暴力被害は女性16.7％，男性8.1％，同居（同棲）中の相手からは男女とも約4割に被害経験がある．しかし，被害を受けた女性の34.0％，男性の39.8％はどこにも相談していない．

　DVの多くは，家庭内などの密室のなかで起こり，継続的，反復的に繰り返され，社会的場面や家庭外では起こらず，周囲がDVに気づくことがむずかしいという特徴がある．DVを受けた被害者への影響は，心理的な影響のみならず，うつ病や心的外傷後ストレス障害（PTSD）や深刻な精神疾患に罹患することもあり，ときには暴力による死や自殺なども生じる．子どもや高齢者の虐待や，親の暴力をみた子どものPTSDなど，女性や子どもの健康に深刻な影響を及ぼすことが多くの研究でも報告されている．DVが起こる背景には，ジェンダー，貧困，規範などさまざまな社会的・文化的・経済的要因がある．家族の問題，家族の機能不全として片づけられない人権侵害や社会構造的な問題が関与している．医療者においてもDVに関する知識不足や誤った認識，DVに対する教育の欠如や無力感などが指摘[3]されている．それゆえ，保健医療福祉の分野を含めたアプローチが必要である．看護者は，家族の機能を早期に把握して，いつもと異なる家族個々のサインに気づき支援につなげることや相談機能の役割を拡大していくことが重要である．

引用文献

1）鈴木和子，渡辺裕子：家族看護学―理論と実践，第4版，p.29，日本看護協会出版会，2012
2）鈴木和子，渡辺裕子：家族看護学―理論と実践，第4版，p.29-30，日本看護協会出版会，2012
3）森岡清美，望月　崇：新しい家族社会学，第4版，p.73-74，培風館，1997
4）野嶋佐由美（編著）：明解看護学双書1 基礎看護学Ⅰ，第2版，p.183，金芳堂，2004
5）岡堂哲雄（編）：講座家族心理学　第6巻　家族心理学の理論と実際，p.30-31，金子書房，1988
6）佐藤悦子：家族内コミュニケーション，p.42，勁草書房，1986

7) 野嶋佐由美（監訳）：家族の役割構造. 家族看護学―理論とアセスメント, p.218, へるす出版, 1993
8) 野嶋佐由美（編著）：明解看護学双書1 基礎看護学Ⅰ, 第2版, p.189, 金芳堂, 2004
9) ハヴィガースト RJ：ハヴィガーストの発達課題と教育（児玉憲典ほか訳）, 川島書店, 1997
10) 森岡清美, 望月　崇：新しい家族社会学, 第4版, p.50-52, 培風館, 1997
11) 藤田佐和：成人看護によく活用する理論―危機理論. 明解看護学双書5 成人看護学（山崎智子監）, p.93, 金芳堂, 2003
12) 野嶋佐由美（監）：家族エンパワーメントをもたらす看護実践, p.11, へるす出版, 2005
13) 野嶋佐由美（監）：家族エンパワーメントをもたらす看護実践, p.4, へるす出版, 2005
14) 野嶋佐由美（監）：家族エンパワーメントをもたらす看護実践, p.5, へるす出版, 2005
15) 野嶋佐由美（監）：家族エンパワーメントをもたらす看護実践, p.29, へるす出版, 2005
16) Poorman SG：セクシュアリティ 看護過程からのアプローチ（川野雅資監訳）, p.1, 医学書院, 1991
17) 光田香織：性をめぐる家族の諸問題と心理臨床実践―LGBTの告知と家族の葛藤. 家族心理学年報34：71-79, 2016
18) 林　直樹：ゲイ／レズビアンのライフサイクルと家族への支援. 精神療法42(1)：35-41, 2016
19) 遠矢和希：誰がARTを利用できるか―性的マイノリティにおける家族の形の多様化の可能性. 生命倫理19(1)：71-78, 2009
20) 柳原良江：育児・子育て希望者の多様化がもたらす課題―同性愛カップルの事例から. 生命倫理17(1)：223-232, 2007
21) 北村邦夫（編著）：リプロダクティブ・ヘルス／ライツ, p.10-22, メディカ出版, 1998
22) 上澤悦子：がん・生殖医療の現状と展望―若年婦人科がん患者へのがん・生殖医療に関する看護カウンセリングの実際. 産科と婦人科81(10)：1219-1224, 2014
23) 西島千絵, 鈴木　直：がんサバイバーの妊孕性―がん・生殖医療における妊孕性の問題. 癌と化学療法42(3)：283-288, 2015
24) 内閣府男女共同参画局：ドメスティック・バイオレンス（DV）とは, 〔https://www.gender.go.jp/policy/no_violence/e-vaw/dv/index.html〕（最終確認：2021年10月12日）
25) 宇野日出男, 宇井志緒利, 青山温子：ドメスティック・バイオレンス（DV）―公衆衛生の視点から. 日本公衆衛生雑誌51(5)：305-310, 2004
26) 内閣府男女共同参画局：男女間における暴力に関する調査報告書（概要版）, 〔https://www.gender.go.jp/policy/no_violence/e-vaw/chousa/pdf/r02danjokan-gaiyo.pdf〕（最終確認：2021年10月12日）

B. 成人が身をおく文化を尊重する

1 ● 対象が身をおく文化を尊重する意義

a. 人が身をおく文化とはどのようなことをさすのであろうか

　人が家族や社会などの環境から多大な影響を受けながら暮らしていることは，誰もが実感していることであろう．そして周囲と共通した考えを抱いたり，対立する考えを抱いたりしていることに気づく．このことはどのように説明され，個人個人にとってどのような意味をもつかを考えてみよう．

　学者たちは，人が集団からの影響によって似たような考え方や価値観を形成しているとし，それを**文化**という語を用いて説明している．たとえば，「文化とは後天的・歴史的に形成された外面的および内面的な生活設計（デザイン）の体系であり，集団の全員または特定のメンバーにより共有されるものである」（クラックホーン［Kluckhohn C］）[1] という説明や，「ある社会の一員としての人間によって獲得された知識・信仰・芸術・道徳・法およびそのほかの能力や習慣を含む複合体」（テイラー［Tylor E］）[1] という説明などである．

　この項でも，人が，「属する集団の一員として後天的に得た知識や習慣などからデザインされた価値の体系」を身につけて暮らしていることを「文化に身をおく」と表現する．

b. 医療現場のもつ価値の体系と患者のもつ価値の体系との摩擦

　では，身をおく文化に注目することと看護実践とはどのように関係するのであろうか．

　人々は自分の身をおいている価値の体系とは異なる価値の体系に触れるとまずは違和感を抱く．戸惑い，興味，拒否などのさまざまな反応となり，ときには摩擦が生じてストレスと感じる．一般的に医療施設という環境下で共有されている価値の体系は人々の心に大きな摩擦を生じさせる．病んでいる状況下では，その人の社会的環境の変化への適応力が減退し，ストレスととらえやすい．すなわち医療に携わる組織メンバー（看護師もその1人である）のもつ価値の体系が，患者のストレス源となりやすいことを知っておく必要がある．そして看護師自身が摩擦の原因とならぬように心がけ，さらにそれを軽減して患者の安心，納得を得るようなかかわりをすることも大切である．

2 ● 日本文化に裏打ちされた，人々の考え方の特徴

　日本人は，有史以来大陸の文化を受容しつつ，これを消化・吸収し，独自の文化を形成してきた．多くの研究者がそれぞれの言葉で日本文化を説明している．代表的なものを**表Ⅳ-4-3**に挙げた．人は，日本文化の歴史的流れを受け継いだその時々の日本という集団に共有されている価値の体系から影響され，自身の価値の体系を身につける．

a. 「集団に身をおく」という特徴

　クラーク（Clark G）[2] や山岸[3] は，「日本人は民族性として，集団を離れては生きていくことはできないという本能的な理解・感覚を，世界のそのほかの"主要国"と比べて，強くもっている」と述べている．日本文化を語る際には，集団との関係のもち方が1つのポイントであることを知っておく必要がある．

表Ⅳ-4-3　　代表的な日本文化研究

『善の研究』, 西田幾多郎, 1911 年
『風土』, 和辻哲郎, 1935 年
『菊と刀』, ルース・ベネディクト, 1946 年
『日本社会の家族的構成』, 川島武宜, 1948 年
『雑種文化』, 加藤周一, 1956 年
『日本の思想』, 丸山真男, 1957 年
『タテ社会の人間関係―単一社会の理論』, 中根千枝, 1967 年
『甘えの構造』, 土居健郎, 1971 年
『文明としてのイエ社会』, 村上泰亮, 1979 年
『文明の生態史観』, 梅棹忠夫, 1998 年
『心でっかちな日本人―集団主義文化という幻想』, 山岸俊男, 2002 年
『日本文化論の系譜―「武士道」から「甘えの構造」まで』, 大久保喬樹, 2003 年
『日常・共同体・アイロニー――自己決定の本質と限界』, 宮台真司, 仲正昌樹, 2004 年
『日本文化における時間と空間』, 加藤周一, 2007 年
『日本辺境論』, 内田　樹, 2009 年

(1) 日本の社会における「ムラ」の重要性

　「ムラ」という集団は, 局所的で小さくまとまった社会であり, 農業や漁業などの第一次産業が主な産業であった時代には村落共同体としてあちこちに存在した. 「ムラ」では, 「ムラ」に属するものが助け合って生産のための作業を行い, 収穫されたものは分け合う. 生産から離れた年寄り世帯もそのなかに含まれた. 「ムラ」では, 能力があっても自分だけが潤うようなことはせず, また不作の年には助け合って皆が生き残れるようにすることが「奥ゆかしい者」とされた[4]. 日本の経済発展に伴う産業構造や地域の姿の変貌はあるものの, このような地域社会集団が原型となって人々の考えの深層を形成しており, 自己主張を控え, 他者との協調を優先する行動を是とする考え方が現在までも続いているとされている.

(2)「イエ」制度の影響

　商業などの家業によって暮らす人々の場合を考えると「イエ」制度の重要性が浮かぶ[5]. 家業は地域的な広がりよりも同族一門の労働の提供によって営まれた. 戦前の民法のイエ制度によって, それが制度的に確固としたものになって全国に広がった. そこでは, 親族集団のまとまりとその継続的発展を重視し, 家族員を「イエ」に従属する存在とみなし, 対外部的にひとまとまり（ウチ）としてとらえる心理を形成した. イエ制度では, 長男（男子がいなければ養子や婿などの跡取り）による「イエ」の単独相続が行われ, 長男夫婦は親の扶養の義務を負い, 同居して親の介護をすることが当たり前と考えられた（イエ制度規範）. イエ制度は戦後廃止されたが, 長男を特別視する扱いや長男の嫁の役割規範などに現在もみられ, その考え方は根強く人々の価値体系に組み込まれ, 受け継がれている.

(3) 現代社会における「ムラ」や「イエ」

　現代社会では地域社会の様子, 家族のあり方は大きく姿を変えている. 農業や漁業も人力だけに頼らず機械の導入やコンピュータ管理などの近代化が図られている. 子どもは平等に親の財産を相続することができ, 親の扶養は長男の義務ではなくなった. しかしその変化が急であるほどには考え方は急激には変化しておらず, 「ムラ」や「イエ」によった考え方は家族のなかにも, 会社組織においても根底に存在して人々の価値の体系に影響を及ぼしている[6].

b. コミュニケーションの特徴

　身をおいた集団の内部では義理と人情が働きやすく，主観が大事にされる．そして相手の「気持ち」を尊重することを大事にし，言語で明確に表現するより思いやったり察したりする「以心伝心」をコミュニケーション手段とすることへとつながっている．このことは，気持ちや意見を明言することへの「気後れ」へともつながっている．医療場面では医療者からの説明であるインフォームド・コンセント，患者側から治療法についてのセカンドオピニオンを求める時代を迎えているが，まだまだ言語による意思表示をしない患者がたくさんいる．このように日本の風土のなかで培われたコミュニケーションのもつ特徴は，場合によっては誤解や曲解を招くことにもつながる．

c. 日本文化における対人関係上の特徴

　哲学者のアリストテレスは，人間は社会的な動物であると表現した．社会的な営みにおける人と人のつながり方は国，民族，宗教などによりさまざまである．日本に暮らす人々は，他人との相互依存と相互信頼を中心におき，対人関係を重視したつながり方をすると分析されている．すなわち日本人は，ほかの人との関係のなかで自分のとるべき態度や役割を見出す．これは濱口惠俊によって間人主義と称された[7]．これに対し，個々の人間の人格の独自性と自律性を重んじ，一個人としての責任ある行動を高く評価するというつながり方を個人主義という．

d. 社会・家族の変遷と文化の連続性（図Ⅳ-4-3）

　日本文化に裏打ちされた人々の考え方の特徴を概観してきたが，それらは都会と地方都市，農村，漁村，離島，僻地などの地域特性，交通の便の変化や産業構造の変化などに応じてさまざまな濃淡がある．時代とともに農地が減り住宅地が増えている．人々の側も，定住し続ける者，仕事や勉強のために移住する者とこちらもさまざまである．

　図Ⅳ-4-3に示すように社会の変遷とともに近年，家族にも大きな変化がみられる．戦後は，イエ制度の廃止，経済復興と給与労働者の増加により，3世代で住む複合家族から核家族へと形態が変化した．男は仕事，女は家事・育児という性別の役割分業と，子ども中心の核家族単位の幸せをよしとする考え方を核家族規範とよぶ（近代家族）．

　それに続く現代の家族は，高学歴化とそれに伴う女性の社会進出によって，共働きが一般化し，結果として性別役割分業の崩壊がみられる．国民皆年金制度ができて親の扶養にまつわる費用が補助されることで子ども世代の経済的負担が軽くなり，また家族が果たしていた機能の一部が介護保険制度や保育園・学童保育の整備などによってさらに外部化される現象も生じている．加えて近年は，結婚そのものに対する「個人の自由の拡大」という観点から，未婚化やパートナーシップの多様化が注目されるようになった[8]．

　このように，地域社会における暮らし方や家族の形態・機能は戦前，戦中，戦後そして現代までの数十年の間に著しい変化を遂げてきた[9]．人々の価値の体系も少なからず変化していると思われるが，嫁の立場に象徴されるような「イエ」的な考え方，自己主張を控えがちな「ムラ」的な考え方も潜在的には継続している．土居健郎が『甘えの構造』で述べているように，「母子」関係における子どもの母親依存や，源家族（その人にとっての出身家族）で身につけた母親との相互依存性が，結婚後もその人の精神的よりどころとなり続けているという例も少なくない．

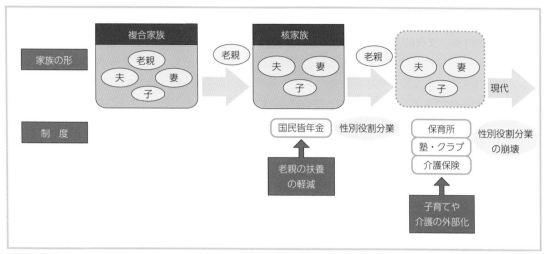

図Ⅳ-4-3　社会・家族の変遷

3 ● 国際化と日本文化

　交通網の発達や通信手段の進歩によってもたらされた地球上の社会経済的グローバリゼーションにより，各国とも大きな文化的影響を受けており，日本も例外ではない．また，日本人が海外に滞在することもまれではなくなってきた．海外での生活体験により，異なる価値体系に触れたからこそ日本の価値体系が相対化して理解でき，いっそう日本で身につけた文化へのこだわりが生じるという結果にもつながっている[9]．人々の国際化を歓迎する気持ちの裏には自分のルーツに対する気づきがあり，表面的に現れた「社会形態」や人々の行動の変化ほどには，人々の心の深層にある歴史的な「文化の連続性と持続性」は変化を遂げていないのが現実である[10]．

a. 世界的な文化的多様性と文化的障壁

　上記のように，他国と比較して相対視すると，日本の人々の身をおく文化の特徴がより明確になる．同様に世界各地の文化はそれぞれ特徴をもち，民族や居住する地域によってさまざまであることが示されている[11]．以下に文化的多様性に関する世界宣言（ユネスコ宣言）の第1条および第2条を示した．高い見地に立って文化の多様性が人類にとっての遺産であり，そのすべてが疎外されることなく維持できる民主主義が重要であることをうたっている．

　文化的多様性は，グローバリゼーションの進展によって「言語の急速な消滅，および製品，法規範，社会構造やライフスタイルの画一化により脅かされている」（2002年のヨハネスブルグサミット）との指摘もある．むしろ現代では，西洋的なものの見方に一方的に傾倒するのではなく，文化的多様性を尊重し，個々の文化の価値を認め直そうという声が大きくなっている．

　一方で，文化的多様性の尊重を意識しすぎると，地域や国，民族のアイデンティティを強く意識することになり，これが一種の文化的障壁をつくり出してしまうおそれがある．文化の障壁を乗り越えて，調和に向かっていくにはどうしたらよいかが大きな問題である．

文化的多様性に関する世界宣言（2001年）

第1条　文化的多様性：人類共通の遺産

　時代，地域によって，文化のとる形態はさまざまである．人類全体の構成要素であるさまざまな集団や社会個々のアイデンティティは唯一無比のものであり，また多元主義的である．このことに，文化的多様性が示されている．生物的多様性が自然にとって必要であるのと同様に，文化的多様性は，交流，革新，創造の源として，人類に必要なものである．この意味において，文化的多様性は人類共通の遺産であり，現在および将来の世代のためにその重要性が認識され，主張されるべきである．

第2条　文化的多様性から文化的多元主義へ

　地球上の社会がますます多様性を増している今日，多元的であり多様で活力に満ちた文化的アイデンティティを個々にもつ民族や集団同士が，互いに共生しようという意志をもつとともに，調和の取れた形で相互に影響を与え合う環境を確保することは，必要不可欠である．すべての市民が網羅され，すべての市民が参加できる政策は，社会的結束，市民社会の活力，そして平和を保障するものである．この定義のように，文化的多元主義を基礎とすることで，文化的多様性に現実的に対応する政策をとることが可能である．文化的多元主義は，民主主義の基礎と不可分のものであり，文化の交流と一般市民の生活維持に必要な創造的能力の開花に資するものである．

b. 個人が身につけた文化の共通性と個別性

　以上のように，国，地域，民族単位で，それぞれが特徴のある文化を有しているが，一方，個人に目を向けると，そこには個別性が潜んでいる．日本人で考えると，同じような職業・学歴，同じ世代・性別・地域などにおける経験は共通の価値の体系を形成する一方（共通性），人は同じ環境下におかれても同じように経験するとは限らず，その人の性格・個性やその時々の立場によっても経験の内容が異なる．このように日本のなかの個人であっても，それぞれの経験を基にした個別の価値の体系を身につけている（個別性）[12]．

4● 患者が身をおく文化を理解するために必要な視点

a. 地域社会と文化

　人が生まれ，成長し，暮らす場所は地域社会である．地域社会では，土地の広がりのなかで人々の暮らしがつながっている．そのつながり方は，歴史的な経過，気候風土的な特徴，地理的な条件によってさまざまである．前述した「ムラ」的な側面はこれらによって濃淡ができ，住民の価値観や生活習慣もそれに伴って異なっている．これらはそこに住む人々の考え方や行動様式の背景となり，個人個人の身をおく文化を形成するもととなる．

　多くの人にとって，生まれ，成長する場は地域社会そのものである．子どもの行動範囲は狭く，自宅と学校周辺が中心のほぼ一定の地域社会である．親の仕事の都合などで転校することなどもあるが，子どもはその環境に順応して育つ．

　具体例を以下に示す．

山間部

　山間部にありがちな例として，人口規模が10,000人程度で，数個の集落からなっており，それぞれの集落間は山や谷で区分けされた形になっている．このなかの1つの集落で生まれた子どもは，その集落内ではその子のことを知らない人は1人もいないという環境で育つ．そして，親だけでなくその集落のおとなたちからも日常的にたくさんの声をかけられながら，その地域社会のよしとする生活習慣や考え方を知らないうちに身につける．たとえば，隣近所どうしの助け合いや公私の区別の少なさ，親戚づきあいや集落の行事への協力などである．

都　会

　現代では，たとえばマンションとその周辺の公園などが子どもにとっての生活の場で，出会うおとなは見知らぬ人が圧倒的に多いという環境で育つ．身につける生活習慣や考え方は，家庭の影響が強く，隣近所や親戚との行き来もあまり多くはない．したがって同じ地域で育った子どもどうしでも身につける価値観は多様である．むしろ，親の学歴や親の職業などによって共通性がみられたりする．しかし，公園という準備された場で遊ぶ経験や，同年代の仲間集団でうまくやっていく経験は，成人してからの考え方に影響していく．

　どのような生育環境であろうとも，そこでの経験の積み重ねによって子どもはおとなになり，その地域社会から受ける影響を知らず知らずのうちに受け，その子の個性と調和した価値の体系を身にまとっていく．

　高齢者が昔を懐かしむように，人は幼いころ経験したことが，心の奥に存在する．都会に住みつつ，生まれ育った田舎を折にふれて思い出している人もいる．このような人々の考え・価値観・行動様式を形づくる地域社会に内在する文化的背景は，病気になったときのさまざまな考え方や行動にも影響する．その個人の考え・価値観・行動様式がどんな基準をもっているのかについて関心をもち，生育環境と関連づけながら理解する試みは役に立つことが多い．

b. 世代と文化

　世代は，生まれた年代によって区別されるものである．戦後のベビーブームといわれる時代に生まれた人は団塊の世代*と称され，人数の多さと相まってその特徴が注目されている．この世代は，**図IV-4-4**にあるように三種の神器に始まる生活の合理化と経済成長の時代を生きてきた．団塊の世代より上には戦前，戦中の経験をした世代があり，その世代はすでに高齢期を迎えている（**図IV-4-4**）．同じ世代の人々は，無意識下であっても共通の情報のもとで暮らす．たとえば，国家に対する姿勢や人権意識などは，戦前生まれと戦後生まれでは大きく異なる．このように時代のバックグラウンドとなる考え方の存在は

---

*団塊の世代：1947～1949年にかけて毎年270万人近い子どもが産まれ，その前後の年と比べて100万人近い多さであったことから団塊の世代とよばれる（名づけ親は堺屋太一である）．敗戦直後の価値観の転換時代の出生であり，戦前の価値観と戦後の価値観が同居している者が多い．日本の戦後の近代化とともに歩み，高校進学率を高める一方，地方からは大都市にあこがれて中卒後に集団就職する者も多かった．また，それまでの見合い結婚に対し，恋愛結婚が多数になった．人数の多さが日本経済からの注目を浴び，米国文化への傾倒や近代的な生活などの関心や好みが常に流行の先端となった世代である．

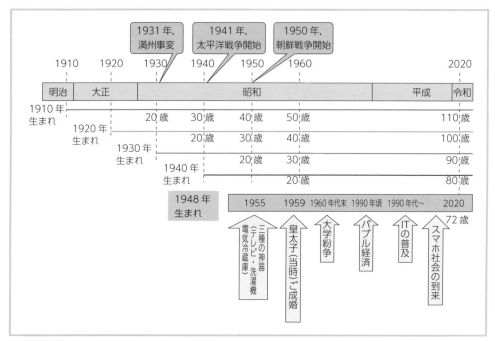

図Ⅳ-4-4　高齢者，団塊の世代のたどってきた時代

否応なく，そこを生きた人々に一様な影響を与えている．

c. 医療者の文化

　職業集団には特有の決まりや考え方，目的がある．これらは職業に特化した文化を成すもととなると理解され，医療者集団も例外ではない．組織は，組織や制度などの構造的側面と，組織メンバーの行動を規定する価値規範や習慣的な行為などの「文化」的な側面をもっている．医療という大きな枠組みにおいても日本全体を横断する保健医療福祉機関に共通する文化と，施設ごとや診療科ごとなどの個別性の高い文化とがある．

　さらに医療者のなかでも，看護師，医師，理学療法士（PT），作業療法士（OT），臨床検査技師，診療放射線技師，歯科医師，歯科衛生士，言語療法士，視能訓練士，臨床工学技士，栄養士，薬剤師など，その専門性によって固有の文化をもち，患者の何を優先するかなど，それぞれの価値観がある[13]．連携や協働には相互の文化を理解し合っておくことが必要である．

　総じて医療者の最優先する課題は健康であったり治療であったり，医療環境への適応であったりするが，患者は生活や仕事，家族であったりすることもあり，必ずしも一致していない．患者は病気の治療を最優先しているだろうという先入観で接すると，患者からの信頼を得られないという結果を招く．

d. 価値観が多様化する「患者」

　患者側の態度として，以前は病気になったら医師などの専門家の言うとおりにする「おまかせ医療」が通常であった．今日ではインフォームド・コンセントを求めたり，セカンドオピニオンを求めたりするという傾向が強まっている．さらに日本全体の高学歴化により，以前に比べて医療者と患者の学歴差は狭まっていることから，学歴偏重の考え方も通

用しなくなっている．誰でも医療の情報がインターネットなどからたやすく手に入れられる時代を迎え，適切な医療，安全な医療を求める人々の機運が高まっている[14]．人々のライフスタイルの多様化はとりもなおさず考え方や価値観の多様化であり，患者を古いままの固定観念でとらえることの危険性を認識しておく必要がある．

5 ● 患者が身をおく文化に配慮するには

患者の身をおく文化に配慮したかかわりをするには，以下に説明するように，患者の語りに耳を傾け，看護師自身の文化的能力を高め，患者の身をおく文化と医療組織の場にある文化の差や摩擦を解消するように，文化的障壁を低くすることが必要である．

a. ナラティブから文化を理解する

健康や病気に関する考え方や仕事に対する姿勢・考え方，家族として大切にしたいことなどは，それぞれの人の身をおく文化と大きくかかわっている．たとえば，看護師は，医療者側の推奨する神経難病患者の治療や，ターミナル期の働き盛りの成人がん患者の緩和ケアの選択の是非，そして生活習慣病の予防のための生活改善などの，病気の治療・苦痛の緩和・症状悪化の予防方針などにおいて，療養者本人や家族の意向との乖離や家族間の葛藤に出会う．このようなとき，ナラティブアプローチといわれるやり方を勧めることも1つの方法である．すなわち，療養者あるいは家族のそれぞれが自分のそれまでの経験を物語として振り返り，語ること自体によってあるいは他者からのアドバイスによって自分が考えていた物語以外の視点で物語を再構築する体験をすることによって，自ら対立・膠着していた考えを柔軟にとらえなおし，自分が納得できるように考えや価値観を整理して事態を収拾する方向性を見出す．

このように，対象のもつ価値観に踏み込んだケアをすることが必要なこともある．このことは決して対象のもつ文化を踏みにじるものではない．あくまでも成人の身をおく文化的背景は最大に尊重されるべきものであることは言うまでもない．

b. 文化的能力を高める

文化的能力（cultural competence）とは，異なる文化にある人々と効果的にかかわる能力のことをさし，欧米で発展してきた概念である．文化的能力が何であるかは一定の定義はないが，米国のジョージタウン大学の定義はよく引用されており，①文化的多様性に対して取るべき態度や姿勢，②異なる価値観に対する自身の振る舞いへの気づき，③異文化どうしの接触において生じる力動への認識，④異文化についての知識，⑤異文化に接触したときの技術，の5つが挙げられている．

看護師としての文化的能力を高めるには，もともと人は多様な価値観や信念をもっていることを前提とする考え方をもち，対象の現在の価値観はこれまでの経験や環境の延長線上にあることを理解し，当事者の視点から現実を再構成することを心がけることが重要である．また，自分のもっている価値観・対人的な好み・何を好意的に評価しがちか，などをわきまえておき，職業人として公平な視点で相手をとらえる姿勢をもつことも大切である．そのうえで対象の好むコミュニケーションスタイルに配慮しながら，表情や態度を含めて総合的なコミュニケーションを図ることが効果を高める．

ⓒⓄⓁⓊⓂ

自分の経験を振り返ってみよう

1. あなたの生まれた地域はどのような地理的な特徴がありましたか. 同級生や, あなたの育った家庭の主な職業は何でしたか. 今のあなたに対して, 幼い頃のあなたの生活は, どのような影響を及ぼしていますか.
2. あなたはこれまで自分の気持ちや学校であったことを親にどのくらい説明してきましたか. どのようなことは言いやすく, どのようなことは言いにくかったか（言わなかったか）, そしてそれはなぜだったかを振り返ってください.

c. 文化的障壁を低める

　患者は, 患者の身をおく文化と医療組織のもつ文化的特殊性の間に大きな差異を感じると, それが文化的障壁となって遠慮, 居心地の悪さ, 不安, 恐怖, 場合によっては猜疑心や拒絶感を抱く. 患者が安心や安楽を感じ, 患者と医療者が協力し合った納得ずくの医療の提供を実現するためには, 看護師の文化的能力をもって患者の身をおく文化を尊重し, 医療組織側との仲介・調整をすることによりできるだけ患者と医療組織との間の文化的障壁を低めることが必要となる. 患者にとってこのような看護師の存在は心強いものである.

d. 対象に合ったコミュニケーションスタイルを使いこなす

　前述したように「以心伝心」というタイプのコミュニケーションは, 一般的に人々の間でよく使われる. 医療現場においても, 患者がそれを望んでいると感じられることが多々ある. 患者と看護師の援助関係形成に関する研究からも, 「察する」という方法が頻繁に用いられることが明らかになっている. 一方で, 言語化されていないことを, 「察する」型のコミュニケーションでやり取りすることは, 同じ日本文化を身につけた看護師と患者の間では行いやすいが, 対象が外国人である場合は通用しないことがある点にも気をつける必要がある. また日本人のなかにも言語的なコミュニケーションを重視する人も増えている. 看護師は, 「察する」型のコミュニケーションと同時に, 相手に合わせて明確な言語的コミュニケーションを行う能力も兼ね備えている必要がある.

▌引用文献▌

1) 森岡清美ほか（編）：新社会学辞典, 有斐閣, 1993
2) グレゴリー・クラーク：ユニークな日本人, 講談社, 1979
3) 山岸俊男：心でっかちな日本人—集団主義文化という幻想, 筑摩書房, 2002
4) 桑子敏夫：合意形成論の観点からみた看護研究. 文化看護学会誌1(1)：42-45, 2009
5) 濱口惠俊：日本型信頼社会の復権, p.215, 東洋経済新報社, 1996
6) 濱口惠俊：日本型信頼社会の復権, p.130, 東洋経済新報社, 1996
7) 濱口惠俊：日本型信頼社会の復権, p.6, 東洋経済新報社, 1996
8) 岩間暁子, 大和礼子, 田間泰子：問いからはじめる家族社会学—多様化する家族の包摂に向けて, 有斐閣, 2015
9) 青木　保：「日本文化論」の変容, p.18-19, 中央公論新社, 1999
10) 青木　保：「日本文化論」の変容, p.22-23, 中央公論新社, 1999
11) 文化の多様性に関する世界宣言（UNESCO Universal Declaration on Cultural Diversity）, 〔http://www.mext.go.jp/unesco/009/1386517.htm〕（最終確認：2019年2月8日）
12) 石垣和子：地域文化のケアカースキーマと文化ケア. 文化看護学会誌10(1)：101-104, 2018
13) 山本則子, 石垣和子ほか：看護実践に見られる文化差の検討：タイ・韓国・米国・英国・スウェーデンと日本の看護実践の比較. 第4回COE国際シンポジウム, 2007
14) ジェレミー・リスキン：限界費用ゼロ社会〈モノのインターネット〉と共有型経済の台頭, NHK出版, 2015

C. 成人が社会に支えられ，社会に貢献することを支援する

　　成人が自立した生活を営み社会参加を果たすことは，発達課題の観点において重要と考えられている．人間をとりまく環境としての社会と相互作用を図り，個人の選択に基づいた環境で，新たな関係性の構築を繰り返すことによって，人は成熟し自分に合った生活をつくり上げていく．**自立**（independence）とは，他者に依存しない状況をさす．障害者と健常者が区別されることなく，社会生活をともにすることを通常とみなす思想や運動，施策などを意味する**ノーマライゼーション**という考え方に基づくと，自立のなかには「職業的自立」「経済的自立」「日常生活動作（ADL）の自立」「社会的自立」「精神的自立」が含まれる．たとえば，病気の療養のために休職が必要であったり，もしくは退職によって経済的に自立が困難となることもあるかもしれない．または後遺症によって1人での外出が困難となり，他者の支援が必要な場合もある．これまでの生活が維持されれば，社会的や精神的にはこれまでのスタイルを維持できることもある．したがって，成人の生活を考えるうえで，どのような側面の自立が維持または障害されているのか，その結果QOL（生活の質）がどう変化しているのかを知ることは不可欠である．さらに，**社会参加**について明確な定義はしがたいが，社会参加の意義は，自分が属する社会的環境から与えられるだけでなく，自立した成人として主体的に参加し役割を果たすこと，つまり先に述べた社会との相互作用にあると考えられる．このうち，公共の利益に資する直接的または間接的な活動を社会貢献とよぶ．その代表的なものとして，ボランティアという形がよく知られている．さらに，ボランティア以外の社会参加の例についても以下で紹介したい．

1 ● ボランティア

　　ボランティア（volunteer）とは，「自発的（voluntary）に行為する人」という意味であり，その語源はラテン語の「意思（voluntas）」であるといわれる．17世紀頃から，「自由意思に基づいて，自発的に奉仕活動する人」という意味で使われるようになった[1]．しかし，ボランティアという言葉はさまざまに定義されている．たとえば，「自発的意図に基づき社会活動を行う者」「無償で社会にかかわる自発的意識をもった人々」である[2]．一般に無償と考えられていることが多いが，本来言葉が意味するところには含まれていない．たとえばNPOのように，有償ではあるが営利的な目的の組織ではないものも存在する．大きな組織には国連や赤十字，また身近な組織には病院や介護施設で長期の療養を余儀なくされている人に対する傾聴ボランティア，地域における子育てボランティアなどがある．奉仕活動として他者のために行っている印象を受けるかもしれないが，活動をとおして「自分と向き合う」ことを必然的に求められる．そこで，どの場合においても「自主性」と「主体性」が重要視されている．この「自分と向き合う」機会を得られることがボランティアの魅力ではないかとする意見もある[3]．なぜなら，ボランティアを行うことは他者のためになると同時に，ボランティアの経験をとおして自らも社会に参加していることを感じられる，または，自分が役に立てる存在であるという実感が得られた場合，本人にとっても大きな意味をもつからである．人は相互関係のなかで自身の存在意義や価値観に気づくことができる．それは，自分の可能性を広げることにもつながっている．

2 ● ピアカウンセリング

　ピアカウンセリング（peer counseling）のピアは仲間を意味し，体験者による相談支援活動をさしている．ピアカウンセリングには2つの柱があり，1つは実体験に基づく心理的なサポート，もう1つは情報を提供するサポートをさす．相談者に自由に語ってもらい，同じようなことで悩み苦しんだ体験を分かち合い，深い共感を得るところが特徴である．その際，ピアカウンセラーは解釈や診断は行わず，話の流れを誘導することもしない．実体験を伴う対処法や患者どうしのネットワークからの情報は，一般書を超えた実践的なものとなる．たとえば，乳がんで乳房を切除することによって，性生活への影響を心配したり子どもへの伝え方に悩んだりするかもしれない．通常，臨床心理士がカウンセリング行う場合，自己のプライベートについて触れない．しかし，ピアカウンセリングでは実体験を交えて乗り越え方や周囲からの理解の得方，さらにパートナーとのスキンシップのしかたや補整下着に入れるパッドの工夫なども情報提供することがある．

　ピアカウンセリングの効果には，次に述べるセルフヘルプグループと重なる点もあるが，ピアカウンセリングでは双方向性よりも，ピアカウンセラーによる相談者への支援が主となっている．社会で生活する成人が，自己を取り戻し統合していく過程において，そのプロセスを理解して寄り添う存在は重要といえる．しかしながら，ピアカウンセラーには社会的に認められた明確な資格制度がなく，その能力評価や活動形態は個人の感性や経験，洞察力，周囲の理解にゆだねられている．ピアカウンセラーが社会のなかでどのように専門性や活躍の場を確立していくかは，これからの課題となっている．

3 ● セルフヘルプグループとサポートグループ

　セルフヘルプグループ（self-help group）とは，共通する悩みや障害，病気をもつ人たちによってつくられた小グループをさし，その目的は，仲間のサポートを受けながら，自分が抱えている問題を自分自身で解決あるいは受容していくことにある．問題解決をめざして社会に対して働きかけたりするグループもあるが，障害や死別のように解決がつきにくい領域の問題や，医療が直接のサービスを提供しにくい家族に対しても有効なアプローチを検討できるという特徴がある．一方，**サポートグループ**（support group）も同じ体験をした人々の交流の場であるが，その活動は専門家あるいは当事者以外の人々によって開設・維持される．サポートグループを主催する専門家は，ファシリテーターとして機能し，メンバーどうしの交流が促進するように働きかける必要がある．

　欧米では，1930年代にAA（アルコール依存症者のグループ）がつくられ，1950〜1960年代に多くのセルフヘルプグループが誕生したとされる．また日本においては，第二次世界大戦後の結核やハンセン病の患者会，さらに1960〜1970年代半ばにさまざまな疾患の患者会が誕生したといわれている[4]．

　セルフヘルプグループとサポートグループの相違点を**表Ⅳ-4-4**に示したが，典型例を挙げているので，当てはまらないグループもある．当事者どうしの交流による効用には，以下の3点が挙げられる．①自分1人ではないという安心感を得ることや，当事者交流だからこそ得られる深い共感や励ましによる心理的効果，②他者の体験をとおした実践的な情報である体験的知識の獲得，③自分の体験に基づいた知識や発言が他者の支援につなが

表Ⅳ-4-4　セルフヘルプグループとサポートグループの相違点

	セルフヘルプグループ	サポートグループ
中心となる企画・運営者	当事者（患者・家族）	非指示的専門家（医療従事者）
活動の構造化度	低い（活動内容はグループによってさまざま）	高い（プログラム進行がほぼ決まっている）
主な活動の場所	特定の病院から独立した地域の施設が多い	病院内が多い
活動内容	講演，会員同士の情報交換，体験発表，親睦旅行，会報発行など	リラクセーション訓練，専門家による情報提供，小グループ単位の体験の分かち合いなど
参加者とグループの関係	団体の会員になる（年会費）	プログラムに参加する（無料または実費）

［高橋　都：がん患者とセルフヘルプ・グループ―当事者が主体となるグループの効用と課題. ターミナルケア13(5)：358, 2003より引用］

ることをとおして，自分自身の経験に意味を見出すといった自尊感情の回復，である．支えられること，支える側に立つこと，そして仲間を見つけること，すべての体験がグループに参加する意義であり，これらは医療者が行う支援とは異なる側面から支える資源となる．医療の進歩と在院日数の短縮によって，がんだけではなく慢性疾患を経験して社会で生活する人々が増えることが予測される．セルフヘルプグループ，サポートグループ活動は，社会で人々が支え合うには，今後ますます欠かせない資源となるだろう．

4 ● 社会参加がもたらす効果

　成人が社会のなかで取り組んでいる活動が，かかわる人々を支え合うだけの関係にとどまらず，社会そのものに働きかけるほど発展することもある．ここで，がん領域で実際に患者や家族の声が政治を動かした例を挙げたい．

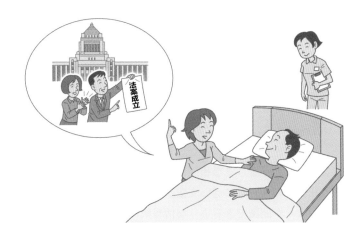

　日本人の死因は1981年より悪性新生物（がん）がトップとなり，1984年からがん対策の取り組みが行われている．2004年から開始されている「第3次対がん10ヵ年総合戦略」では，総合的ながん研究，医療の推進により罹患率と死亡率を減らすことを掲げ，全国どこにいても同じ医療が受けられる「均てん化」の推進が加えられた．実際には，施設間に

おける治療水準の格差や緩和ケアが十分に浸透していない現状に対する患者，家族の不満が募っていた．このような状況の改善に向けて，がんを体験した患者たちの活動が高まり，広報誌による情報や患者団体による「患者団体協議会（JCPC）」が設立された．そして2005年には，20以上の団体が共催する「第1回がん患者大集会」が開催された[6]．このような動きが国政に反映され，短期間における立法化に結びつき，2007年4月に**がん対策基本法**」が施行された．「がん対策基本法」の第4章では，がん対策推進協議会に関して述べられており，その委員には「がん患者及び家族または遺族を代表とする者」を含めることが明文化されている．また，同年6月に策定された「がん対策推進基本計画（第Ⅲ章-4-C参照）」には，「がん患者及び患者団体等は，がん対策において担うべき役割として，医療政策決定の場に参加し，行政機関や医療従事者と協力しつつ，がん医療を変えるとの責任や自覚をもって活動していくこと」と示されており[7]，ほとんどの都道府県の協議会においても患者や患者会関係者がメンバーに入れられている．がん対策におけるこのような潮流は，患者や市民の声を重視して医療政策が策定される先行事例になるものとして，注目されている[8]．

5 ● 情報提供の調整と他職種・非専門職との連携

近年，インターネットの普及により身近でさまざまな情報を得る機会が増え，さらにSNSやブログを介したコミュニティの交流も盛んになっている．しかしながら，それらは個人の発信能力によって内容の信頼性に格差が生じ，有益な情報と不確かな情報が混在する現状を招いている．たとえば，がんにおける健康食品や薬品といった代替療法では，個人的な体験が強調され，主観に偏った情報となりやすいが，悪徳でないものを判別する基準はなかなか見当たらない．さらに，**セカンドオピニオン***（second opinion）が認知されるようになり，ほかの専門家の意見を聞く機会を得られやすくなった反面，複数の意見によってますます決断が困難となることもある．そこで，人々が情報を的確に判断し，医療機関や医療者とよいパートナーシップをとりながら病気や症状と付き合っていけるように，調整をする役割が必要となる．

先に述べた「がん対策推進基本計画」には，すべての二次医療圏にがんの相談窓口を設置することが明記されており，2021年1月現在，全国のがん診療連携拠点病院などに約450ヵ所の相談窓口がある[9]．相談員として看護師，医療ソーシャルワーカー（medical social worker：MSW）が配置されている施設が多いなか，臨床心理士に加えピアカウンセラー，患者図書室司書といった患者体験者が，相談業務の一員となっている施設もある．窓口に寄せられたさまざまな相談に対して，ほかの職種や非専門職と連携することによって，より相談者のニーズに近い支援が行える．このような支援は体制の整備にとどまらず，その存在を人々が認識できるような情報網の発達と広報活動が必要である．そして，これらの資源を人々が積極的に活用し，情緒的なサポートを受けつつ納得のいく自己選択が行いやすい社会への発展が望まれる．

---

*セカンドオピニオン：患者が納得のいく治療法を選択することができるように，治療の進行状況，次の段階の治療選択などについて，現在治療を受けている担当医とは別に違う医療機関の医師に「第2の意見」を求めること[10]．

┃ 引用文献 ┃

1）内海成治，入江幸男，水野義之：ボランティア学を学ぶ人のために，p.6，世界思想社，1999
2）福祉士養成講座編集委員会（編）：新版社会福祉士養成講座7，中央法規出版，2001
3）三本松正之，朝倉美江（編）：福祉ボランティア論，有斐閣，2007
4）谷本千恵：セルフヘルプグループ（SHG）の概念と援助効果に関する文献検討―看護職はSHGとどう関わるか．石川看護雑誌1（1）：57-64，2004
5）高橋　都：がん患者とセルフヘルプ・グループ―当事者が主体となるグループの効用と課題．ターミナルケア13（5）：357-360，2003
6）難波美帆：患者立法「がん対策基本法」成立―参加型医療への一歩．Nursing Today 21（11）：74-75，2006
7）がん情報サービス：がん対策推進基本計画，〔https://www.mhlw.go.jp/stf/seisakunitsuite/bunya/0000183313.html〕（最終確認：2018年12月19日）
8）埴岡健一：がん対策基本法とは―患者の声が"市民立法"に結実．千葉県がん対策推進基本計画，p.5-6，2008
9）がん対策情報センター：がん情報サービス―がん相談支援センターを探す，〔https://hospdb.ganjoho.jp/kyotendb.nsf/fTopPage?OpenForm〕（最終確認：2020年12月14日）
10）国立がん研究センターがん対策情報センター患者必携，〔https://ganjoho.jp/hikkei/chapter2-1/02-01-07.html〕（最終確認：2018年12月18日）

学習課題

1．家族周期による発達課題および家族の役割について説明しよう．
2．疾病が家族に与える影響について説明しよう．
3．患者の身をおく文化に配慮したかかわりについて説明しよう．
4．団塊の世代の人々の身につけている文化を説明しよう．
5．成人期にある人が社会参加する意義について説明しよう．
6．成人期にある人の社会参加の例を挙げよう．

第V章

健康状態に応じた看護

学習目標

1. 健康の保持・増進，疾病の予防に向けた看護について理解する．
2. 健康状態が急激に変化し急性の状態にある人の特徴およびその看護について理解する．
3. 生活機能障害および生活機能障害を有する人への看護について理解する．
4. 慢性的な経過をたどる健康障害を有する人の特徴およびその看護について理解する．
5. 人生の最終段階にある人の特徴およびその看護について理解する．

1 ヘルスプロモーション, ヘルスプロテクション ──健康の保持・増進, 疾病の予防に向けた看護

この節で学ぶこと

1. 一次予防に関連する概念と成人のヘルスプロモーションの関連施策について理解する.
2. 特定健康診査・特定保健指導と看護職の支援について理解する.
3. 健康診断と労働衛生の3管理について理解する.
4. 労働者の長時間労働とメンタルヘルスに関する国の取り組みについて理解する.

　時代の流れとともに, 人々の疾病の構造も変化し, 感染症などの急性疾患から, 生活習慣病などの慢性疾患が死亡原因の主流を占めるようになった. 1986年のオタワ憲章では, 人々の健康増進において, 「健康を増進する能力を備えること」と「健康に影響する環境の整備」の重要性が強調され, 「ヘルスプロモーションというのは, 健康だけにかかわるのではなく, 健康的なライフスタイルから, よりよい状態へ進むものなのだ」ということが明確に打ち出された[1]. このような流れから, 一次予防の概念として, **ヘルスプロモーション** (積極的な健康の保持増進)と**ヘルスプロテクション** (環境保全・健康障害の予防)の理解とそれに基づく支援が, 成人期の看護においても必要である. ここでは, 成人期の健康の保持・増進, 疾病の予防に向けた看護について学ぶ (がん対策や健康日本21については, 第Ⅲ章-4参照).

A. 保健行動と行動変容

　「ヘルスプロモーション」と「ヘルスプロテクション」を展開するうえで重要な概念が, **保健行動**と**行動変容**である. 保健行動は, 健康の維持・回復・増進に関連する行動パターン, 行為や習慣と定義され, 以下の3つのカテゴリーに分類される[2].

①予防保健行動または健康時行動 (疾病の予防と発見)
②病気対処行動または不調時行動 (病識と受診)
③病者役割行動または疾病時行動 (治療と受療)

　健康維持・回復のために不適切な行動を望ましいものに改善することを行動変容という. この場合の行動が保健行動にあたる. 保健行動の代表的なものに, 食行動, 飲酒, 運動, 喫煙, 服薬, 血糖値測定などがある[3].
　疾病の発症と予後には, 遺伝子の異常や加齢を含めた遺伝要因, 病原体や有害物質, 事故やストレッサーなどの外部環境要因, 食生活や運動, 喫煙, 飲酒などの生活習慣要因など, さまざまな要因が相互に関連し, 影響し合っている. なかでも, 生活習慣要因は個人

の対処が可能なものである．一方，適正な生活習慣への行動変容の準備段階については，個人差がある．そのため，対象者の身体面（病歴，現病歴，体格，医学情報など），行動面（食行動，身体・社会活動など），心理社会面（本人の考え，気持ち，意欲，ストレスなど）について全人的な評価を行い，理解することが大切である[4]．

B. 生活習慣病の予防対策

1 ● 保健指導と健康教育

　適正な生活習慣への保健行動に向けて人々の行動変容を導く方法として，代表的なものに保健指導と健康教育がある．保健指導は，「集団または個人を対象として，健康を保持増進し，疾病を予防・増進・管理するために専門的な助言と援助を与えること」，健康教育は「保健行動の変容をめざす実践的活動」と定義される[5]．いずれの方法においても，最終目標は知識の習得や理解のみならず，適正な生活習慣への行動変容である．このことから，健康教育には保健指導の要素も含まれている．

　人々は健康に対して好ましい行動を自己選択し，自己決定をするプロセスを経て初めて行動の変容を成功させることができる．しかし，生活習慣の行動変容は一朝一夕にできるものではなく，一定の年月をかけて完成する．したがって，保健指導や健康教育を実践する看護職は，このことをふまえ，対象者の知識の獲得，技術の習得，態度の変容，行動の変容が一体化して形成されるよう支援する必要がある[1]．

2 ● 行動変容のための理論の活用

　行動変容の支援において，行動科学の理論を応用することは，非常に効果的である．その1つとして，プロチェスカ（Prochaska）らが考案した「変化（行動変容）のステージモデル」がある（トランスセオレティカルモデル［transtheoretical model］ともよばれる）．表V-1-1に変化（行動変容）のステージモデルと具体的な働きかけについて示す．このモデルでは，人の行動が変わり，それが維持される過程では5つのステージを通るとし，対象者の行動変容の準備段階によって，行動変容・維持を促すための働きかけの方法も異なるとする．たとえば，定期的な運動習慣を現在行っておらず，6ヵ月以内に始めようと考えていない無関心期の対象者については，行動変容の必要性を自覚してもらうことで，6ヵ月以内に行動を変える気がある関心期に進むよう支援を行う．その具体的な支援

表V-1-1　変化（行動変容）のステージモデルと働きかけ

段　階	内　容	次の段階への働きかけ
無関心期	6ヵ月以内に行動を変える気がない時期	行動変容の必要性の自覚を促す
関心期	6ヵ月以内に行動を変える気がある時期	動機づけと行動変容に対する自信をつける
準備期	1ヵ月以内に行動を変える気がある時期	行動計画の立案について支援する
行動期	行動を変えて6ヵ月以内の時期	行動変容の決意と維持について支援する
維持期	行動を変えて6ヵ月以上の時期	再発予防のための問題解決を支援する

［松本千明：医療・保健スタッフのための健康行動理論の基礎, p.29-36, 医歯薬出版, 2007／日本健康教育学会：健康教育―ヘルスプロモーションの展開, p.70, 保健同人社, 2003を参考に作成］

としては，知識を増やし行動変容をすることの利点や行動変容をしないことでのリスクを説明するとともに，病気や行動変容に対する対象者の考えや気持ちを表現してもらうなどである[6,7]．このように，看護職は対象者の行動変容に対するステージを知ることで，次のステージに進むための働きかけを行い，より効果的な行動変容とその維持に向けての支援が可能となる．

3 ● 成人のヘルスプロモーションに関する法令

成人のヘルスプロモーションについては，前述した「健康に影響する環境の整備」の重要性から，日本においては国レベルで法を整備し，取り組みを展開している．以下に，代表的な法令を3つ挙げる．

①**高齢者の医療の確保に関する法律**（以下，**高齢者医療確保法**）：成人期の健康の維持・増進における生活習慣病の対策に関する法令
②**労働安全衛生法**：労働者の健康の保持増進に関する法令
③**健康増進法**：健康づくりや疾病予防を重点においた住民主体の施策（健康日本21）に関する法令

なお，高齢者医療確保法においては，特定健康診査の結果，健康の保持に努める必要がある者に対し，毎年度，計画的に実施する保健指導・健康教育を「特定保健指導」と定義して，実施を義務づけている．この法律における生活習慣病の予備軍に対する保健指導とは，対象者の生活を基盤とし，対象者が自らの生活習慣における課題に気づき，健康的な行動変容の方向性を自ら導き出せるように支援することである[8,9]．

4 ● 保健指導・健康教育を実施する職種

医師・保健師・管理栄養士・一定の保健指導の実務経験のある看護師が，成人の保健指導・健康教育を実施する職種として，上記の①と②の法令で規定されている[8,9]．

労働安全衛生法では，「一般健康診断の結果，特に健康の保持に努める必要があると認める労働者に対して，医師又は保健師による保健指導を受けさせるよう努めなければならない」（第66条の7第1項）としている．また，高齢者医療確保法（第18条第1項）では，特定保健指導は「保健指導に関する専門的知識及び技術を有する者」すなわち，医師・保健師・管理栄養士が実施しなければならないと規定し，保健指導事業の統括者に位置づけている．なお，面接による指導のうち，行動計画の策定以外の動機づけに関する指導は，医師・保健師・管理栄養士および保健指導に関する一定の実務の経験を有する看護師（2023年度末まで）に加え，食生活の改善指導や運動指導に関する専門的知識および技術を有すると認められる者（実践的指導者）も支援ができる[8,9]．

C. 高齢者医療確保法における特定健康診査と特定保健指導

1 ● 特定健康診査・特定保健指導の対象者

特定健康診査の実施対象は，医療保険（国保・被用者保険）の40～74歳の加入者（被

表Ⅴ-1-2　特定保健指導の対象者の判断基準

腹　囲	追加リスク				喫煙歴	対　象	
	①血糖　②脂質　③血圧					40〜64歳	65〜74歳
≧85 cm（男性） ≧90 cm（女性）	2つ以上該当					積極的支援	動機づけ支援
	1つ該当				あり		
					なし		
上記以外で BMI≧25 kg/m²	3つ該当					積極的支援	動機づけ支援
	2つ該当				あり		
					なし		
	1つ該当						

①血糖：空腹時血糖 ≧100 mg/dL，HbA1c（NGSP値）≧5.6%，どちらかもしくは両方 → 該当
②脂質：中性脂肪 ≧150 mg/dL，HDLコレステロール ＜40 mg/dL，どちらかもしくは両方 → 該当
③血圧：収縮期血圧 ≧130 mmHg，拡張期血圧 ≧85 mmHg，どちらかもしくは両方 → 該当

［厚生労働省保険局：特定健康診査・特定保健指導の円滑な実施に向けた手引き，第3.2版，p.15，2021 より引用］

保険者・被扶養者）である．また，**特定保健指導**の実施対象者は，健康診査の受診者のうち，一定の条件で必要性が高い者（動機づけ支援・積極的支援に該当），および該当者以外で医療保険者の判断で必要とされた者である[8,9]．**表Ⅴ-1-2**に特定保健指導の対象者の判断基準を示す．

2 ● 特定健康診査・特定保健指導の内容と流れ

特定健康診査の具体的な項目を**表Ⅴ-1-3**に示す．特定健康診査の結果から保健指導の実施までの流れを**図Ⅴ-1-1**に示す．動機づけ支援・積極的支援にそれぞれ該当する者に対しては，法で示された頻度，期間，支援形態，内容で保健指導が行われる．以下，各支援の概要と保健指導の内容について説明する[8,9]．

a. 動機づけ支援

（1）目　的

対象者への個別支援またはグループ支援により，対象者が自らの生活習慣を振り返り，行動目標を立てることができるとともに，保健指導終了後，対象者がすぐに実践（行動）に移り，その生活が継続できることをめざす．

（2）頻　度

面接（保健指導または健康教育）による支援のみの，原則1回である．

（3）支援形態・期間

面接による支援は，1人あたり20分以上の個別支援（情報通信技術を活用した遠隔面接は30分以上），または1グループ（1グループはおおむね8名以下）あたりおおむね80分以上のグループ支援（情報通信技術を活用した遠隔支援はおおむね90分以上）とする．また，初回面接から3ヵ月経過後に面接または通信（電話または電子メール，FAX，手紙など）を利用して実績評価を行う．電子メールなどを利用する場合は，指導対象者との双方向のやりとりを行い，評価に必要な情報を得るものとする．

（4）動機づけ支援者への保健指導

動機づけ支援者に対する看護職の保健指導については，対象者が自分の生活習慣の改善

表Ⅴ-1-3　特定健康診査および定期健康診断の項目

	高齢者医療確保法	労働安全衛生法	学校保健安全法	項目名
身体測定	○	○	○	身長
	○	○	○	体重
	○	○	○	BMI
	○	○	○	腹囲
診　察		○		業務歴
	○	○		既往歴
	○	○		自覚症状
	○	○		他覚症状
血　圧	○	○	○	血圧（収縮期/拡張期）
生化学検査	○	○	○	中性脂肪
	○	○	○	HDLコレステロール
	○	○	○	LDLコレステロール
	○	○	○	GOT（AST）
	○	○	○	GPT（ALT）
	○	○	○	γ-GTP（γ-GT）
	□	□		血清クレアチニン
血糖検査	●	●	●	空腹時血糖
	●	●	●	HbA1c
	●	●	●	随時血糖
尿検査	○	○	○	尿糖
	○	○	○	尿タンパク
血液学検査	□			ヘマトクリット値
	□	○	○	血色素量［ヘモグロビン値］
	□	○	○	赤血球数
生理学検査	□	○	○	心電図
		○	○	胸部X線検査
		□	□	喀痰検査
		□		（ガフキー）
			○	胃の疾病および異常の有無
		○	○	視力
		○	○	聴力
	□			眼底検査
その他保険者が任意に行う検査（主なもの）				CRP
				血液型
				梅毒反応
				HBs抗原
				HCV抗体
				便潜血
				PSA（前立腺特異抗原）
医師の判断	○	○	○	医師の診断（判定）
		○	○	医師の意見
質問票	○	※		服薬
	☆	○		既往歴
	☆			貧血
	○	※		喫煙
	☆			20歳からの体重変化
	☆			30分以上の運動習慣
	☆			歩行または身体活動
	☆			歩行速度
	☆			咀嚼
	☆			食べ方
	☆			食習慣

○：必須項目，□：医師の判断に基づき選択的に実施する項目，●：いずれかの項目の実施で可
☆：情報を入手した場合に限り保険者に報告する項目
※：服薬歴および喫煙歴については，問診等で聴取を徹底する旨通知

［厚生労働省：特定健康検査・特定保健指導の円滑な実施に向けた手引き，第3.2版，p.6-7, 2021より引用］

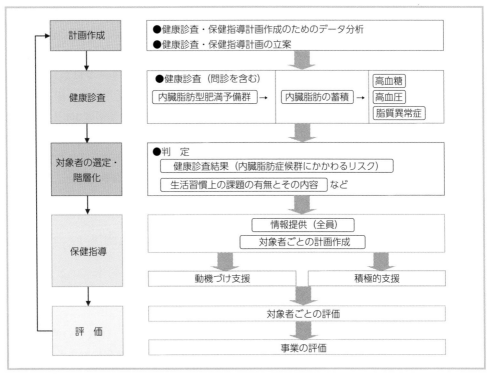

図Ⅴ-1-1　特定健康診査・特定保健指導のプログラムの流れ
〔厚生労働省：健診・保健指導の進め方（流れ）．標準的な健診・保健指導プログラム【平成30年度版】，p.1-18,〔https://www.mhlw.go.jp/file/06-Seisakujouhou-10900000-Kenkoukyoku/04_1.pdf〕（最終確認：2021年10月11日）を参考に作成〕

点・伸ばすべき行動などに気づき，自ら目標を設定し行動に移すことができる内容とする．具体的に実施すべき支援内容を以下に紹介する．

- 生活習慣と特定健康診査の結果との関係の理解，生活習慣の振り返り，**メタボリックシンドローム**や**生活習慣病**に関する知識の習得，それらが生活に及ぼす影響の認識を促し，生活習慣の改善の必要性について説明
- 生活習慣を改善する場合の利点および改善しない場合の不利益についての説明
- 食事，運動など，生活習慣の改善に必要な事項についての実践的な指導
- 行動目標や実績評価の時期の設定，必要な社会資源の紹介と有効活用の説明
- 体重および腹囲の計測方法
- 行動目標および行動計画の作成

b. 積極的支援
(1) 目 的
「動機づけ支援」に加えて，定期的・継続的な支援により，対象者が自らの生活習慣を振り返り，行動目標を設定し，目標達成に向けた実践（行動）に取り組みながら，支援プログラム終了時には，その生活が継続できることをめざす．

(2) 頻度，支援形態・期間

　初回時に面接（保健指導または健康教育）による支援を行う．その後，3ヵ月以上の継続的な支援を行う．初回の面接は1人あたり20分以上の個別支援（情報通信技術を活用した遠隔面接はおおむね30分以上），または1グループ（1グループはおおむね8名以下）あたりおおむね80分以上のグループ支援（情報通信技術を活用した遠隔支援はおおむね90分以上）とする．初回面接から実績評価を行う期間の最低基準は3ヵ月経過後となる．ただし，医療保険者の判断で，対象者の状況などに応じて6ヵ月経過後に評価を実施することや，3ヵ月経過後の実績評価の終了後にさらに独自のフォローアップなどを行うこともできる．なお，継続支援についてはポイント制に基づき，最低条件として実施すべき内容，方法，時間などによって，その頻度も細かく規定されている．

(3) 積極的支援者への保健指導

　積極的支援者に対する看護職の保健指導に関し，具体的に実施すべき支援内容を以下に紹介する．

- 生活習慣の改善に向けた自主的な取り組みを継続して行うことができる内容の保健指導
- 特定健康診査の結果および食生活，運動，喫煙，飲酒，休養その他の生活習慣の状況に関する調査の結果をふまえ，対象者の身体状況の変化に対する理解の促進
- 対象者の健康に関する考え方を受容し，実践可能な行動目標の選択と優先順位の設定への支援
- 行動目標の達成のための保健指導支援計画の作成と，対象者の生活習慣や行動の変化の状況の把握およびその評価，計画の変更
- 行動変容の継続と意識づけの定期的な支援

c. 対象者の特性に関する情報と留意点

　動機づけ支援・積極的支援のいずれの場合においても，看護職は健康診査の結果をふまえ，具体的な生活習慣の課題に気づいてもらうよう保健指導を実施する．その際には，**表Ⅴ-1-4**に示すような食生活，運動，喫煙，飲酒，休養などの基本的な生活習慣上の留意点をふまえると同時に，対象者の特性に関する情報を収集することが，前提として必要である[3,8]．以下に対象者の特性に関する情報の具体的な内容を紹介する．

(1) 基本属性

　年齢，性別，婚姻状況，職業（勤労者であれば自営業か社員か，専業主婦か，パートの仕事をもつ主婦かなど）．

(2) 生活習慣と環境など

　①食生活習慣（食事の時間帯，回数，内容，量および間食や外食の習慣，よく噛む習慣，主たる調理者など）

　②身体活動状況（身体活動の種類，強度，時間，回数など）

　③運動習慣（日常的に実施している運動の種類，頻度，1日あたりの実施時間など，運動習慣の有無と程度）

　④休養・睡眠（休養の取り方，睡眠の質，睡眠時間など）

表V-1-4　保健指導における生活習慣上の留意点

①運動不足

国内の死亡の危険因子として喫煙，高血圧に次ぐ第3位である身体不活動（身体活動が十分でない状態）は，通勤や家事，子どもと遊ぶなど日常生活での身体活動量を高め，運動を習慣化することで解消する．日常生活では通勤や買い物などで歩行時間を1日30分程度，確保する．運動では「ややきつい」と感じる運動種目（ウォーキングや水泳など）によりほどよく汗をかく程度の強度を継続する．男性9,000歩，女性8,500歩を1日の目標歩数にする．強度が高すぎると疲労困憊となり継続が難しくなるため，開始時はウォーキングを1日30分程度，週5回を目標とし，徐々にジョギングを含め強度を上げる．

②食生活の改善

- 総エネルギー量（kcal/日）：標準体重（kg）[1]×身体活動量（kcal/kg標準体重）[2]を目安にする．
  [1]：身長（m）^{2}×22），[2]：軽労作で25～30，普通労作で30～35，重い労作で35～
- 栄養素などの摂取：総エネルギー量の50～60％を糖質，15～20％をタンパク質，20～25％を脂質とする．食物繊維は20g／日以上，食塩は8g／日未満，高血圧などの所見がある場合は6g／日未満をめざす．
- 食品の摂取：微量栄養素やビタミンを確保するため，緑黄色野菜を含めた野菜や糖質含有量の少ない果物を積極的に摂取する．低カロリーで食物繊維を多く含む海藻類やキノコ類，大豆タンパクは，積極的にとる．一方，血糖コントロールに悪影響を及ぼす単純糖質やその加工品の摂取は制限する．
- 食行動：特定の食品ばかり食べる単品ダイエットは微量栄養素を不足する可能性があるため慎む．30回咀嚼法の実践は過食予防や食事摂取量の減少に有効である．朝食欠食，遅い時間帯の夕食摂取，就寝前の夜食など，個々人の病態と生活習慣を把握し適宜，評価し，食行動に介入する．

③喫　煙

国内の死亡の最大の危険因子である喫煙は，血管内皮の障害や凝固系の亢進や線溶系の抑制，糖代謝や脂質代謝の異常などを引き起こすため，厚生労働省の短時間・標準的支援を参考に，禁煙に向け指導する．

- 短時間支援：問診票による喫煙状況の把握（A：Ask），禁煙の助言と解決策の提案（B：Brief advice），禁煙希望者に禁煙治療を行う医療機関や禁煙補助薬の入手法等の説明を行う（R：Refer）．
- 標準的支援：問診票による喫煙状況の把握（A：Ask），禁煙の助言と解決策の提案（B：Brief advice），1ヵ月以内の禁煙を考える準備期の者には個別支援として，禁煙開始日の設定と禁煙実行のための問題解決カウンセリング（C：Cessation support），禁煙治療のための医療機関の紹介などを行う（R：Refer）．

④飲　酒

少量の飲酒は虚血性心疾患の危険性を低減する効果があるが，大量飲酒はアルコール性肝障害やがん，循環器疾患などの危険性を高めるため，適量飲酒に努める．1日あたりのアルコール消費量は，男性20g（アルコール度5％のビール500mL），女性はその半分～2／3の量（4％の発泡酒で350mL）を目安にし，具体的な飲酒量と飲酒頻度の目標は対象者自身に決めてもらい，適量に近づけるようにする．

⑤ストレスへの対処行動

心理的なストレスは交感神経系亢進などを介し，循環器系などへの影響に加え，睡眠にも悪影響を及ぼすため，運動や趣味といったストレス解消の機会をもつことを推奨する．また睡眠時間の確保とともに睡眠障害の解消として，就寝前の入浴やストレッチなどの実施，同時刻の起床を推奨する．

⑤飲酒状況（飲酒量，頻度など飲酒の状況）

⑥喫煙状況

⑦健康意識・知識（健康観や健康管理に関する知識など）

⑧生活習慣改善に関する行動変容のステージ（準備状態）

⑨過去にとった保健行動（健康のために，過去に何か実施したことがあるか）

⑩治療中の疾病など

⑪その他（仕事の内容，勤務時間，家族の状況，ストレスの有無や対処方法など）

(3) 食生活・栄養

　エネルギー・食塩・脂肪・糖・野菜の摂取状況，食事バランス，食嗜好（しこう），外食やインスタント食品の摂取量と頻度，欠食・間食，食事時間と頻度，食べる速さ，食事環境など．

(4) 運　動

　定期的な運動習慣の有無，その頻度と1回あたりの時間，通勤・仕事・家事育児など日常生活における活動量，運動に対する意識・意欲など．

d. 看護職等による保健指導上の留意点

　特定保健指導で位置づけられる保健指導の目的は，生活習慣病の一次予防のためのセルフケアを，対象者が自らできるようになることである．ここでいうセルフケアとは，行動変容により生活習慣の改善が達成できることである．生活習慣病の予防では，高血圧などの症状の1つひとつを抑えても根本的な改善にはつながらず，運動，栄養・食育，たばこやアルコール，睡眠などの生活習慣を見直し，発症を予防することが必要である[8~10]．そのため看護職は，①対象者が自らの生活習慣などの課題に気づき，②生活習慣を振り返り，③行動目標を設定し，④実践・維持することを，対象者が自ら決定できるように保健指導・健康教育を通じて支援することが重要である．このプロセスにおける支援上の留意点を4点挙げる．

　第1に，対象者のやる気を起こさせること，第2に，行動変容が対象者のためになり楽しくなるという気持ちを起こさせることである．これらのためには，対象者が自らの課題に気づくよう多面的な情報を収集・提供するとともに，対象者が心を開くように本人の価値観を大切にし，共感的な理解を示しながら，尋ね上手・聴き上手に徹することが大切である．第3に，生活習慣の行動変容の計画について対象者が実践・維持することに自信がもてるよう支援すること，第4に，行動変容が現実的で確実なものとなるよう，多様な選択肢を与え，自己分析・決定できるよう支援することである．これらのためには，対象者の価値観を大切にしながら，生活習慣の改善で必要な条件と本人の価値観との接点を見出すことが大切である．また，行動変容がつらく苦しいものでなく，自身のためになるという気持ちになるよう，継続可能なレベルであるか，行動変容の内容を十分検討する必要がある．

D. 定期健康診断と保健指導

1 ● 労働者の健康診断と目的

　労働者のなかには，高齢化社会が進み生活習慣病をもちながら就業する者も国内で増加している．そのため，経営者である事業主は，常時使用する労働者に対して，生活習慣病をはじめとする疾病の早期発見や予防とともに，就業時とその後の適正な配置の判断によって，健康を維持しながら仕事に従事できるよう配慮する必要がある．日本においては，労働者が常に健康な状態で働くことができるよう，事業主が**健康診断***を実施し，労働者の健康状態を経時的な変化を含めて総合的に把握することを法令において義務づけている．代表的な法令として，労働安全衛生法とじん肺法がある．

　健康診断の目的として，主に以下の3点が挙げられる．

---

*健康診断は法令（労働安全衛生法やじん肺法）に基づくもの以外に，行政指導（厚生労働省労働基準局長通達）に基づくものが，30業務（例：「紫外線，赤外線にさらされる業務」「VDT作業者」など）についてある．また，労務福祉など企業のニーズに応じて各事業所で独自に行われているもの（人間ドック，家族健康診断など）もある．

表V-1-5　健康診断の種類

法	種　類	健康診断もしくはその対象となる業務の種類
労働安全衛生法	一般健康診断	雇い入れ時健康診断
		定期健康診断
		自発的健康診断
		特定業務従事者の健康診断
		海外派遣労働者の健康診断
		給食従業員の検便
	特殊健康診断	高圧室内作業または潜水作業
		X線，その他の有害放射線にさらされる業務
		特定化学物質業務
	東日本大震災により生じた放射性物質により汚染された土壌などを除染するための業務などに係る電離放射線障害防止規則	鉛業務
		四アルキル鉛業務
		有機溶剤業務
		石綿業務
		除染等業務
		歯科医師による特殊健康診断
じん肺法	じん肺健康診断	24の粉じん作業（例：土石，岩石または鉱物を堀削する作業，研磨剤の吹き付け作業など）に従事した労働者に，1. 就業時，2. 定期，3. 離職時，の健康診断

［中央労働災害防止協会（編）：労働衛生のしおり令和2年度，p.196-204，中央労働災害防止協会，2020を参考に作成］

①職場で健康を阻害するさまざまな因子（有毒なガス，粉じん等）による健康影響を早期に発見する

②労働者の総合的な健康状態を把握する

③労働者が予定する作業に就業してよいか（就業の可否）や引き続き作業に従事してよいか（適正配置）を判断する

2●定期健康診断の内容と流れ

労働安全衛生法に基づく健康診断には，一般健康診断と特殊健康診断の2種類がある．そのうち，定期健康診断は，6種類ある一般健康診断の1つである（表V-1-5）．

a. 定期健康診断の対象者

定期健康診断の対象者は，常時使用される労働者（①期間の定めのない契約により使用される者であること，②その者の1週間の労働時間数が当該事業場において同種の業務に従事する通常の労働者の1週間の所定労働時間数の4分の3以上であること，のどちらも満たす者）である．

b. 定期健康診断の項目

定期健康診断の具体的な項目は，表V-1-3を参照．定期健康診断の有所見率は2020年では58.5％と年々増加している（図V-1-2）．なかでも脂質異常症，高血圧症など生活習慣に関連する所見を有する者の割合が高くなっている[11]．これらの生活習慣病を有する労働者に対し，職務上の適切な配慮や健康管理がなされない場合，疾患が増悪することがあ

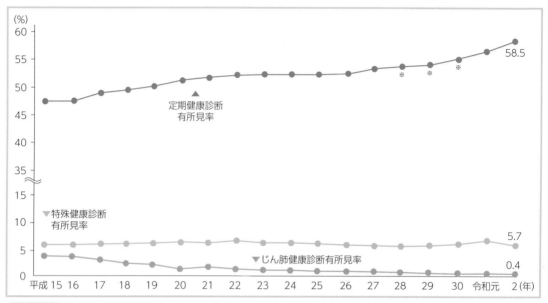

図Ⅴ-1-2　年別定期健康診断の有所見率
※平成28年〜30年の数値は概数.
[中央労働災害防止協会（編）：労働衛生のしおり令和3年度, p.20, 中央労働災害防止協会, 2021より引用]

る. こうしたことから, 疾病の早期発見, 予防のみならず, 労働者の就業時およびその後の適正配置の判断の参考とするため, 健康診断の項目に, 血糖検査や血中脂質検査, 肝機能検査, 心電図などが含まれている.

　一方, 定期健康診断の項目は特定健康診査の項目と多くで重複する. そのため, 高齢者医療確保法では, 事業者による定期健康診断などを労働者が受けた場合, その記録の送付を医療保険者が受けたときは, 特定健康診査に相当する健康診断の全部または一部を行ったものとみなすことができる（高齢者医療確保法 第20条, 第21条）[9].

c. 健康診断の事後措置と保健指導

　職場における労働者の健康管理について事業主は, 健康診断の的確な実施に加え, 受診した労働者に対し, 健康診断の結果を通知するとともに, とくに健康の保持に努める必要がある労働者に対し結果に基づく事後措置や保健指導を行う必要がある（労働安全衛生法第66条）. なお, 特定健康診査と定期健康診断の両方を受診した場合の保健指導に関しては, 労働安全衛生法に基づく健康診断後の保健指導は努力義務であることから, 保健指導が義務づけられている高齢者医療確保法による特定保健指導に基づく保健指導が優先される[9].

　定期健康診断後の保健指導では, 定期健康診断で明らかとなった生活習慣病のみならず, 労働者の業務とかかわりの深い職業疾患についてアセスメントを行ったうえで, 一次・二次・三次予防の観点から保健指導を展開する必要がある. そのため, 保健指導を行う看護職は, 前述の高齢者医療確保法の動機づけ支援・積極的支援の対象者に保健指導を行ううえでの知識や留意点はもとより, 職業疾患とそのアセスメントに関する知識をふまえたうえで, 保健指導を実施することが必要である.

表V-1-6　労働衛生の3管理と看護職の支援内容

管理の種類	目　的	看護職の支援内容
作業管理	作業方法の改善や労働時間・作業内容の適正化を図ることで，労働負担を軽減し，働く人々に対する労働の悪影響を少なくする	日常の作業や職務を把握，作業方法の改善や保護具の選定・整備・点検についての関係者との協働，労働者の適正な作業条件についての提言と設定についてのかかわりなど
作業環境管理	働く人々の作業環境の物理的・化学的有害要因を排除し，健康障害の発現を防止するとともに，良好な作業環境を維持する	作業環境に関する情報収集，作業環境測定の計画と実施への協力，作業環境の改善計画の立案，施設・設備改善などについてのかかわりなど
健康管理	働く人々の健康と障害を未然に防ぎ，快適な状態で仕事ができるよう，健康と職場環境および作業との関連を把握する	健康障害を未然に防ぐ快適な職場環境づくりのための保健計画，健康診断と保健指導・健康相談・疾病管理の実施，救急処置，健康教育などの健康づくり事業に関する主体的なかかわりなど

E.　職業疾患とその予防

1 ● 労働衛生の3管理と看護職の支援

　職業性疾病の予防とともに職場の労働者の安全と健康を保持・増進し，快適な作業環境の形成を図るために，事業主は，**作業管理，作業環境管理，健康管理**（これらを**労働衛生の3管理**とよぶ）の3つの視点から労働衛生管理を行う必要がある[11]．**表V-1-6**に労働衛生の3管理の目的と看護職の支援内容について示す．看護職は産業保健スタッフの一員（産業看護職）*としてこの目的を果たすために，労働者が従事する業務に関連した職業性疾病・健康障害とそれらの原因を理解し，リスク評価を行うと同時に，組織内外のスタッフと連携・協働しながら，対象者への支援を展開する．一例としてVDT作業の3管理について，以下に説明する．また，そのほか，代表的な職業性疾病の特徴と具体的な労働衛生の3管理について，**表V-1-7**に紹介する[11]．

a. VDT作業に対する労働衛生管理（図V-1-3）

　作業管理として，作業時間帯と作業時間の管理（一連続作業時間が1時間を超えないようにし，次の連続作業までの間に10〜15分の休止時間を設け，かつ一連続作業時間内において1〜2回程度の小休止を設けること），VDT機器や関連什器（じゅうき）などの整備（ディスプレイ・キーボード・マウス・椅子・机などの作業者の特性に応じたものに整備）を行う．

　作業環境管理では，照明・採光・グレア（眩しさ（まぶ））の防止，騒音の低減，室内の環境（室温，湿度など）の整備を行うとともに，VDT機器等および作業環境の維持管理（日常と定期の点検，清掃）を行う．

　健康管理では，健康診断や健康相談，職場巡視などを実施する．また，労働衛生教育としてVDT作業に関する教育を職場単位などで実施する．

---

*産業看護職（occupational health nurse）とは，産業の場で働く保健師・看護師の総称である．その役割は，産業保健専門職（産業医，保健師，看護師，衛生管理者など）の一員として，産業看護（事業者が労働者と協力して産業保健の目的を自主的に達成できるように，事業者・労働者の双方に対して，看護の理念に基づいて，組織的に行う個人・集団・組織への健康支援活動［日本産業衛生学会産業看護部会による定義］）を，産業の場で行うことである．

表Ⅴ-1-7　代表的な職業性疾病の特徴と3管理

職業性疾患の要因	特　徴	3管理	看護職の役割
石綿（アスベスト）	石綿は繊維状の珪酸塩鉱物の総称である．建物解体・改修工事による新たな石綿の曝露が問題となっている．石綿肺，肺がん，中皮腫などの重度の健康障害を誘発する．昨今，労災認定件数が増加している	電動ファン付き呼吸用保護具などの着用（作業管理）や粉じん作業場での十分な散水（作業環境管理），各種の法（じん肺法，労働安全衛生法，石綿障害予防規則）に基づく健康診断と保健指導（健康管理）などの実施	産業保健スタッフの一員として左記の3管理をふまえた支援を行うとともに，作業現場の巡視や衛生教育を行い，新たな石綿曝露による健康障害の防止に努める
有機溶剤	揮発性が高いため，蒸気となって作業者の呼吸器から吸収されやすく，皮膚からも吸収される．塗料の製造や，塗装，洗浄，印刷，物の接着などに広く用いられている．有機溶剤による健康障害は，中枢神経抑制作用（麻酔作用），肝臓や造血器などの慢性中毒がある	有機溶剤に直接触れない衣類や保護マスクの着用（作業管理），局所排気装置による有機溶剤の拡散防止とともに全体換気による気中濃度の低減（作業環境管理），法（労働安全衛生法，有機溶剤中毒規則）に基づく有機溶剤健康診断と保健指導（健康管理）などの実施	現場で扱う有機溶剤の種類をふまえ，左記の3管理についての支援を行う．作業現場の巡視による各種排気装置の定期的自主検査などの確認や衛生教育を行う
腰　痛	業務上疾病に占める割合がもっとも多く，疾病全体の約6割を占め，発生業種も製造業・保健衛生業・商業など多岐にわたる．不自然な姿勢をとった際に，瞬間的に力を入れたときに発症することが多い	作業姿勢や動作，休息時間などへの留意（作業管理），作業床面や作業場内の温度・照明，作業設備などへの人間工学的な配慮（作業環境管理），腰部に著しい負担がかかる労働者に対する配置前と半年に1回の健康診断と保健指導（健康管理）などの実施	厚生労働省から出された「職場における腰痛予防対策指針」を参考に，左記の3管理と衛生教育などについての支援を行う

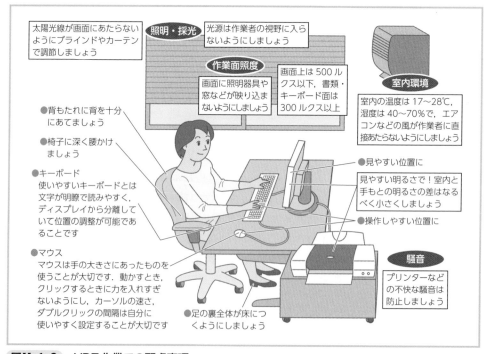

図Ⅴ-1-3　VDT作業での配慮事項

［中央労働災害防止協会（編）：労働衛生のしおり令和2年度，p.265, 中央労働災害防止協会, 2020より引用］

F. 快適な職場環境づくり

労働者は一般に，1日の3分の1の時間を週に5日間，職場で過ごす．生活の一部である職場の空気が浮遊粉じんで汚れていたり，臭気があったり，暑すぎたり，寒すぎたり，騒音でうるさかったり，不自然な姿勢での作業を強いられたりする場合には，労働者にとって不快であるだけでなく，生産性の面からも能率の低下をきたす．そのため事業者は，労働者が仕事による疲労やストレスを感じることの少ない，働きやすい職場づくりをめざし，作業環境や施設設備の現状を的確に把握することが必要である．

1 ● 長時間労働による健康障害の予防と看護職の支援

昨今，わが国の労働者においては長時間労働が大きな問題となっている．長時間にわたる時間外・休日労働を行った労働者に対し，看護職は面接指導を行い，健康問題の早期発見・早期治療の支援を行う．同時に，労働時間の適正管理や拘束時間，交替勤務や深夜勤務などの状況を把握し，健康課題とその背景要因を明らかにすることで，再発や健康障害に発展しないよう努める必要がある．とくに，労働者が医師による面接指導を申し出た場合は，健康問題の早期発見・早期治療と健康障害の予防に向け，職場や人事労務担当者と連携し，確実に面接指導を実施する．同時に，面接指導の申し出を行った労働者が不利益な扱いを受けることのないよう，職場の管理職や衛生委員会を通じて，理解を促す必要がある．このように看護職は，医学・保健・看護学のみならず労働衛生学的な視点をもって，働く人々の労働と健康の調和を図り，労働者の健康かつ安全な，快適な職業生活に向け，関係者や関係機関と連携・協働し支援を展開することが大切である．

2 ● メンタルヘルス対策に関する国の指針と看護職の役割

労働者のメンタルヘルス対策として，2006年に「労働者の心の健康の保持増進のための指針（以下，指針）」が厚生労働省から示された（労働安全衛生法 第70条の2第1項に基づく指針）．指針では，事業主は「心の健康づくり計画」を策定するとともに，「4つのケア（セルフケア，ラインによるケア，事業場内産業保健スタッフらによるケア，事業場外資源によるケア）」を効果的に推進することが含められている[11]．

「心の健康づくり計画」の4つのメンタルヘルスケア[11]

①セルフケア（労働者自らが行う）

・ストレスへの気づき　・ストレスへの対処　・自発的な相談

②ラインによるケア（職場の管理監督者が行う）

・職場環境などの改善　・労働者からの相談への対応

③事業場内産業保健スタッフらによるケア（産業医や看護職，人事労務管理スタッフなど）

・職場環境などの改善　・労働者に対する相談対応など　・専門スタッフの確保と活用など

④事業場外資源によるケア（都道府県産業保健推進センター，精神保健福祉センターなど）

・事業場外の専門機関が事業場に対して，心の健康づくり対策を支援する

　また，2004年には，「心の健康問題により休業した労働者の職場復帰支援の手引き」が示され，心の健康問題により休業した労働者に対し事業所が行う職場復帰支援の内容が総合的に示された[11]．

　さらに，2015年12月からは「ストレスチェック制度」，すなわち，労働者数50人以上の事業場において，常時，使用する労働者に対し1年以内ごとに1回，心理的な負荷の程度を把握するための検査であるストレスチェックを実施することを義務づける制度が開始された（**図Ⅴ-1-4**）．この制度は，労働者にストレスの気づきを促すとともに，ストレスの原因となる職場環境の改善につなげることで，労働者のメンタルヘルス不調の未然防止（一次予防）を図ることを目的としている[10]．

　職場のメンタルヘルス対策において，事業場内産業保健スタッフの一員である看護職は，うつ病などの疾病が疑われるメンタルヘルス不調者あるいは治療者への支援（一次・二次予防）とともに，疾病がない状態だけでなく，より積極的に生き生きとした職業生活を労働者が送るための支援（一次予防），さらに休職者への社会復帰への支援（三次予防）を行う．看護職のメンタルヘルス不調者に対する具体的なケアとしては，①産業医や（本人の了解を得たうえで）主治医をはじめとする関係者との連携，②関係者や本人からの職場復帰や継続のための情報収集，（心身の健康に関する情報や生活状況，仕事への意欲，職場の受け入れ態勢や労働環境，作業条件など），③対象者の固有のストレッサーとストレスへの耐性の把握，④カウンセリングなどによる自助力を高める支援，⑤ケースワーク技術を用いた再発・再燃予防と復職後の就業継続のための支援，などが挙げられる．

　看護職については，これらをトータルしたアプローチを通じ，職場全体のメンタルヘルスの向上に努め，労働者のQOLのみならず職場の活性化に寄与することが望まれる．

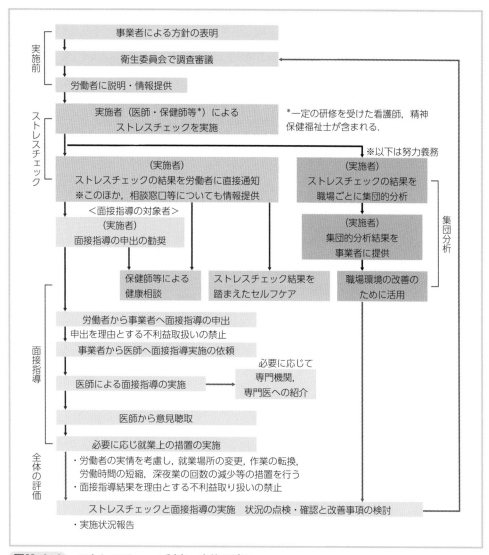

図Ⅴ-1-4　ストレスチェック制度　実施の流れ
［中央労働災害防止協会（編）：労働衛生のしおり令和2年度, p.80, 中央労働災害防止協会, 2020より引用］

学習課題

1. ヘルスプロモーションとヘルスプロテクションに関連する概念と関連用語について説明しよう．
2. 特定保健指導における対象と方法，看護職が行う保健指導の留意点について説明しよう．
3. 労働者の健康障害を予防するための対策について労働衛生の3管理から説明しよう．
4. 労働者のメンタルヘルス対策に関する国の指針と看護職の役割について説明しよう．

┃引用文献┃

1) 日本健康教育学会（編）：健康教育における社会的アプローチ．健康教育—ヘルスプロモーションの展開，p.114-136，保健同人社，2003
2) 土井由利子：行動科学と行動変容．行動科学—健康づくりのための理論と応用（畑　栄一，土井由利子編），p.1-5，南江堂，2006
3) 門脇　孝，津下一代（編）：第三期特定健診・特定保健指導ガイド，p.178-226，南山堂，2018
4) 足立淑子：行動変容をサポートする保健指導バイタルポイント，p.1-46，医歯薬出版，2007
5) 和田　攻，南　裕子，小峰光博（編）：看護大事典，p.2529-2530，医学書院，2003
6) 松本千明：医療・保健スタッフのための健康行動理論の基礎，p.29-36，医歯薬出版，2007
7) 日本健康教育学会（編）：健康教育の実際．健康教育・ヘルスプロモーションの展開，p.62-82，保健同人社，2019
8) 厚生労働省：標準的な健診・保健指導プログラム，〔https://www.mhlw.go.jp/content/10900000/000496784.pdf〕（最終確認：2021年2月28日）
9) 厚生労働省：特定健康診査・特定保健指導の円滑な実施に向けた手引き（第3.2版），〔https://www.mhlw.go.jp/stf/seisakunitsuite/bunya/0000172888.html〕（最終確認：2021年2月28日）
10) 厚生労働省：生活習慣病予防，〔https://www.mhlw.go.jp/stf/seisakunitsuite/bunya/kenkou_iryou/kenkou/seikatsu/seikatsuyuukan.html〕（最終確認：2021年2月28日）
11) 中央労働災害防止協会（編）：労働衛生のしおり令和3年度，p.436，中央労働災害防止協会，2021

2 健康状態が急激に変化し急性の状態にある人への看護

この節で学ぶこと

1. 急性の状態をもたらす要因と，侵襲に対する生体の反応について，身体的，心理的両側面から理解する.
2. 急性期看護，周手術期看護，救急看護・クリティカルケアとは何かを理解し，急性の状態にある成人期の患者とその家族に対する看護を理解する.

A. 健康状態が急激に変化し急性の状態にある人とは

1 ● 急性の状態をもたらす原因

　人の身体には，侵襲に対してホメオスタシス（恒常性）を保とうと調節する機能が備わっている．そのため，侵襲に対する生体の反応は，侵襲を受けた部位，侵襲の大きさ，侵襲に対する処置の適切性，迅速性のほか，生体の恒常性維持力，生体防御機構因子により大きく異なる．侵襲により通常のホメオスタシスの保持が困難となり，なんらかの医療的措置を講じないと健康破綻をきたし生命の危機に陥る状態を急性状態とよび，この状態にある時期を急性期という．急性期にある人の最大の特徴は，身体に大きな侵襲を受け，迅速かつ適切な医療的介入を必要とすることである．急性の状態を生じる原因として以下が挙げられる.

①急性疾患の発症

　細菌やウイルス感染による急性肺炎，腹部大動脈瘤，食道静脈瘤の破裂，急性心筋梗塞，脳梗塞，劇症肝炎など

②外傷，熱傷，中毒，異物などの外的要因による損傷

　交通外傷，転倒・転落などによるあらゆる部位の外傷（骨折，内臓破裂を含む），刺傷，切傷，銃傷，温熱・化学薬品・電気による熱傷，気道内・消化管内異物など

③侵襲の大きい治療後の重篤な症状

　手術療法，化学療法，放射線療法など

④慢性疾患の急性増悪

　慢性呼吸不全，高血圧，糖尿病，慢性腎炎，慢性肝炎など

2 ● 急性の状態にある患者の身体的反応

　生体のホメオスタシスを乱す外的刺激，すなわち侵襲をストレッサー（stressor）とよび，それに対する反応をストレス（stress）という．侵襲には，手術，外傷，感染，疼痛

など生体に直接影響を与える要因，出血，脱水，低血糖などの体液変化による生理的要因，緊張，不安，恐怖などの精神的な要因，さらには飢餓（きが），寒冷などの環境要因など，幅広い因子が含まれる.

　　侵襲に対する生体反応は，これまで神経系および内分泌系の反応として体系化されてきた．近年ポリペプチドの一群である**サイトカイン**が，侵襲時の生体反応において中心的な役割を果たすことが明らかとなり，種々の炎症反応の発症に関与する炎症性サイトカイン，炎症反応の抑制に関与する抗炎症性サイトカイン，神経内分泌系反応との相互ネットワークについても示されている（**図Ⅴ-2-1**）.

3● 成人期にある人の健康状態が急激に変化するということ

　　対象が成人期にある場合，発達段階の視点も必要となる．成人期初期の青年期は，身体的能力，性的機能がもっとも高く，社会的自立に向け準備を始める時期である．したがって，この時期にある人は，往々にして健康に不安を感じておらず，進学，独立，就業，結婚など，この先の人生に向けたさまざまな取り組みを進めている．そのため，思いもよらない健康状態の急激な変化は到底受け入れられるものではなく，将来の展望が無に帰する

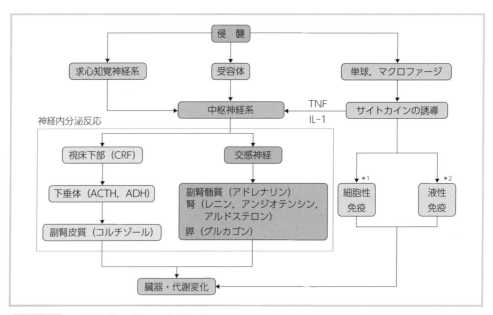

図Ⅴ-2-1　**手術侵襲に対する生体反応**
・CRF：ACTH分泌，ACTH：コルチゾール分泌，ADH：尿細管の水分再吸収，コルチゾール：糖新生・脂肪分解・骨格筋アミノ酸放出
・アドレナリン：心刺激・血管収縮・グルカゴン分泌・グリコーゲン分解
・アルドステロン：遠位尿細管のNaとClの再吸収
・グルカゴン：糖新生・グリコーゲン分解・脂肪分解
・コルチゾールはACTHの遊離，炎症性サイトカインの産生を抑制する
・コルチゾール，アドレナリンは細胞性免疫，液性免疫の抑制に関与する
*1 細胞性免疫：ウイルスに感染した細胞やがん細胞に対する免疫では，キラーT細胞やナチュラルキラー細胞(NK細胞)，マクロファージの役割が重要であり，これを細胞性免疫という.
*2 液性免疫：細菌に対する免疫では，B細胞が産生する液性因子である抗体(免疫グロブリン)が中心的な役割を果たす．これを液性免疫という.
［篠澤洋太郎：外科的侵襲の病態生理．標準外科学，第11版(松野正紀監)，p12，医学書院，2007を参考に作成］

ような強い衝撃ともなる．壮年期は，身体機能を維持しながら，社会を支える働き手として自立した社会活動を行う一方で，家庭を築き次世代を養育する時期でもある．同時に自身の身体の衰えを徐々に自覚し，さらに老いていく親の介護へのかかわりも生じ始める時期である．成人期のなかでも，壮年期はとくに家庭的役割，社会的役割が大きく，人生のなかでもっとも活動が多く充実している．この時期にある人は，自身の健康問題を少しずつ自覚しながらも，そのことに十分な時間をかける精神的，時間的ゆとりなく過ごしていることが多い．そのため健康状態が急激に変化することで，改めて自らの人生に限りがあることを自覚し，また，現在自分が担っている社会的役割，家庭役割を果たせないことによる苦悩を抱く．向老期は身体機能の衰えを自覚しながらも，これまで築いてきた社会的役割を一区切りさせ，老年期に向けて次なる自立の準備を始める時期である．この時期にある人の健康状態が急激に変化すると，第2の人生に向けて新たな一歩を踏み出そうという思いと，遠からぬ問題として感じ始めた死が，急激に身近な問題として認識される．

　このように，急性の状態にある成人期の患者に対する看護は，個々が有する社会的，家庭的役割を視野に入れ，セルフケア能力の回復，獲得につながる援助である必要がある．

B. 急性期看護とは

　成人看護学における**急性期看護**とは，対象の健康状態に応じて必要とされる看護援助の特性に焦点をあてた考え方に基づく．したがって，疾病経過で示すところの"急性期"にある患者の看護のみならず，慢性疾患の急性増悪など一般に慢性長期的な経過をたどるとされる患者の急変と，事故などによる外傷，窒息も含む．すなわちなんらかの原因で健康レベルが著しく低下し，生命の危機状態にあり，高度かつ集中的な医療を必要とする人に対して行われる特徴的な看護全体を包含する．その守備範囲は周手術期のみならずICU（intensive care unit），CCU（coronary care unit），救命救急センターなど集中的治療を要する患者に対する看護までを含む．

　近年クリティカルケア，クリティカルケア看護という用語が汎用されているが，クリティカル（critical）という語が意味する危機，危篤，危険という意味から，集中治療室や救命救急センターで行われる看護と同義として使用されることも多い．しかし，2004年に設立された日本クリティカルケア看護学会では，クリティカルケアについて「あらゆる治療・療養の場，あらゆる病期・病態にある人々に生じた，急激な生命の危機状態に対して，専門性の高い看護ケアを提供することで，生命と生活の質（QOL）の向上をめざす」ものと定義し[1]，外科病棟，術後管理病棟，ICU，あるいは救命救急センターなどの治療の場や，疾病経過の概念によらないものとしている．本書においても急性期看護をこの観点でとらえ，急性期看護はクリティカルケアを含むものとする．

C. 周手術期看護とは

　周手術期（perioperative phase）とは，手術の実施が決定されたときから，手術が終了して退院し外来通院にいたる一連の期間をさす．周手術期には，手術前期（preoperative

phase），手術期（intraoperative phase），手術後期（postoperative phase）の3つの時期
があり，これらを合わせて周手術期とよぶ．この周手術期にある患者に行われる看護を**周
手術期看護**という．

　手術患者は，術操作と麻酔によりきわめて大きな身体的侵襲を受ける．同時に，手術を
決定する過程で，疾患の告知から生命予後に対する不安，手術・麻酔に対する不安や恐怖，
ボディイメージの変容による自己概念の変化など，さまざまな心理的ストレスに曝される．
このように周手術期の患者は身体的，心理的状態が時々刻々と変化することも大きな特徴
である．周手術期看護に携わる者には，病棟，手術室，回復室，集中治療室など，治療の
場がさまざまに変わるなかで一貫したケアを提供することが求められる．

　近年，入院期間の短縮化に伴い，外来で可能な治療・検査はすべて外来で行い，手術前
日あるいは当日に入院するケースも増えている．このため，これまでは術前に病棟看護師
が行っていた術前処置や術前オリエンテーションについても，その役割が徐々に外来看護
師に移行している．病棟看護師にも，短時間のかかわりで患者をアセスメントし，必要な
援助を提供することが求められる．このため，外来，病棟，手術室間の連携が従来にも増
して重要である．

手術に対する生体反応と回復過程

　人がなんらかの身体的侵襲を受けると，恒常性を保つべく神経内分泌系反応，免疫炎症
反応による非特異的反応を示す．手術内容にもよるが，外科的侵襲は生体にきわめて大き
なダメージを与える．これに対し，さまざまな医療機器や薬，輸血，輸液などによる集中
的治療をもって生体の治癒力を支えることで，生命を維持し回復過程をたどることが可能
となる．

　ムーア（Moore FD）は術後患者の回復過程を傷害期（異化期），転換期，筋力回復期
（同化期），脂肪蓄積期の4相に分類し，段階的に侵襲から回復することを示した．**図Ⅴ-2-2**
に術後の生体反応と回復過程を示す．

　手術を受けた患者は，心身ともに危機的な状態におかれる．術後患者の身体的・心理的
回復過程は，次のように考えられる．

▶ 第1相：傷害期（異化期）

　傷害期（injury phase）は，手術直後から2〜3日頃をさし，麻酔や手術による侵襲に対
して神経内分泌系のさまざまな反応が亢進する時期である．視床下部-下垂体前葉系-副腎
皮質系を介した副腎皮質刺激ホルモン（adrenocorticotropic hormone：ACTH），副腎皮
質ホルモン（コルチゾール）の分泌が亢進し，タンパク質代謝（タンパク異化），糖新生，
脂肪分解を促進する．また，交感神経系の反応では，アドレナリン・ノルアドレナリンの
分泌亢進が起こり，心拍出量の増加，血管収縮による血圧の維持を図ろうとする反応が生
じる．また肝臓，骨格筋でのグリコーゲン分解により血糖値上昇をもたらす．また，脳下
垂体系の反応により抗利尿ホルモン（antidiuretic hormone：ADH），成長ホルモン
（growth hormone：GH）の分泌が亢進し，水分の再吸収が促進される．これにより体液
量が維持されるほか，腹部内臓領域の血管収縮による昇圧，肝臓でのグリコーゲン分解に
よる血糖上昇が起こる．さらに腎-副腎系を介して，レニン−アンジオテンシン-アルドス
テロンの分泌が亢進し，アルドステロンは遠位尿細管および集合管に作用して，ナトリウ

相			時　期	主たる症状と生体反応
異化相	第1相 傷害期 (異化期)	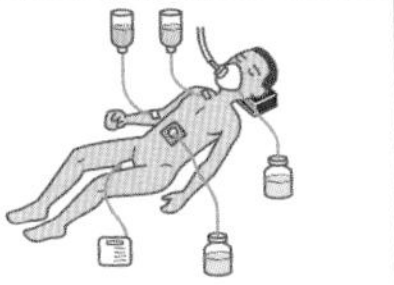	術後 2〜3日頃	発熱，頻脈，疼痛，腸蠕動減弱〜消失，タンパク異化亢進，糖新生，高血糖，尿量減少，尿中N↑，尿中K↑，尿中Na↓，周囲への関心低下，気力の低下
	第2相 転換期 (変換期)	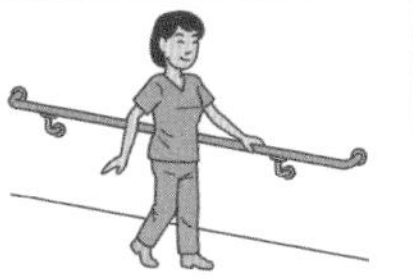	術後 3日目頃から 1〜2日間	体温・頻脈正常，創部痛軽減，腸蠕動回復，排ガス，尿中N正常化，尿中K↓，尿中Na↑，尿量増加，タンパク合成は十分なエネルギー補給により行われる，周囲への関心・活動量は徐々に戻る，体力の回復は不十分
同化相	第3相 筋力回復期 (同化期)	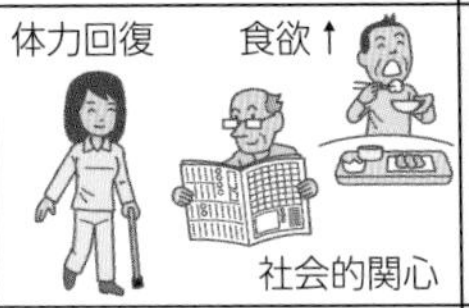 体力回復　食欲↑ 社会的関心	術後1週間〜 数週間	バイタルサイン安定，体動時の苦痛消失，便通正常化，タンパク合成，脂肪合成はない，食欲回復，体力は徐々に回復
	第4相 脂肪蓄積期	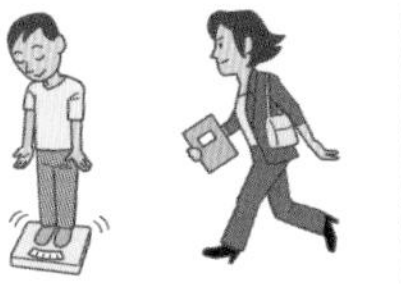	第3相後〜 数ヵ月	日常生活に戻る，体力の回復，性機能の回復，脂肪合成，体重増加，社会復帰

図Ⅴ-2-2　術後の生体反応と回復過程

ム再吸収の促進とカリウムの排泄を促す．

　これらより，第1相では一時的な高血糖，血圧上昇，尿量減少，尿中ナトリウムの低下と尿中カリウムの上昇といった身体的反応が生じる．

　この時期は生命維持に全エネルギーを注ぐ時期であり，心理的には認知，思考，感情などの活動は弱まり，苦痛症状に対する不快の感情，苦痛が緩和されたことへの喜びと生命が保たれていることへの安心など，生理的ニーズに関連した心理的反応が主となる．この時期に身体的・精神的安全と安定を保つような配慮と愛情を得ることが，生きる希望へとつながる．

▶ 第2相：転換期（変換期）

　傷害期から回復過程に移行する時期を転換期（turning point phase）という．手術後3日目頃から1〜2日間持続する．傷害期に亢進した神経内分泌系反応は，正常レベルに戻る．抗利尿ホルモンやアルドステロンによって貯留した体液が体循環系に戻り，尿として排泄されるため，尿量が増加する．身体の回復とともに，活動範囲もベッド周囲から病棟内へと少しずつ広がる時期である．この時期は，いまだ回復途上にある身体のさまざまな症状を抱えつつ，手術により生じた機能の変化や喪失という現実に直面し，さまざまな心理的葛藤を経験する．一進一退しながらも，徐々に変化した自己の身体を適切に認知し受容していくことが，次の段階への鍵となる．

▶ 第3相：筋力回復期（同化期）

　筋力回復期（muscle strength phase）は，手術後1週間から数週間ほど持続する．傷害期のタンパク異化亢進により喪失した筋力を回復する時期である．医療者に保護された入

院環境から，退院して元の生活に戻り，変化した身体に応じた生活の再構築に取り組み始める時期である．入院以前に担っていた社会的役割の再調整，すなわち職場復帰の時期，仕事内容の検討，住環境や家事の調整を始める．この時期に，改めて変化した自己の身体と向き合い，それに伴って生じた役割の変化に直面する．社会的役割の認知を含む自己概念の変化を受容できることが，この時期の課題となる．

▶ 第4相：脂肪蓄積期

脂肪蓄積期（fat gain phase）は，第3相後から数ヵ月の時期にあたる．筋タンパクの合成が進むとともに，脂肪が蓄積され体重が増加する．この時期は日常生活のリズムも整い，体力の回復とともに心理的にも現実的な目標をもち，心身ともに現実に適応すべく取り組む時期である．変化した身体を受容し，将来を見据えた体力の維持，増進にも関心が向けられる．

D. クリティカルケアとは

過大侵襲により，緊急かつ集中的医療処置，治療を必要とする人は，さまざまな苦痛症状を抱え，さらに生命の危機に瀕するという大きな不安・恐怖に直面している．このような大きなストレスに曝されている患者に対し，ほかの医療職と協働して救命処置を行い，心身の回復を促すケアを**クリティカルケア**という．クリティカルケアの特徴は，①24時間，病院の内外を問わずあらゆる場所で救命のための集中的な治療・処置が必要なときに実践されること，②対象の年齢・性別，疾患，臓器を問わないこと，③対象の病態や傷病の経緯が不明であることも多く，限られた情報と患者が呈する病態から緊急度・重症度をアセスメントし，必要な看護を瞬時に判断し実践することが求められること，④医療的介入の初療段階から，社会復帰を見越した看護が求められること，の4点に集約される．

クリティカルケアは，救命救急センターの看護師やICU/CCUの看護師のみならず，病棟・外来の看護師，助産師，訪問看護師，養護教諭，保健師などすべての看護職がその役割を担っている．そのなかで，とくにクリティカルケアを専門とする看護師は，救急患者が多く搬送される救急外来やICU，CCUなど集中治療が行われる場で医療に携わっている．日本看護協会は，1995年に救急看護を認定看護分野として特定，さらにクリティカルケアの専門看護師として急性・重症患者看護（旧：クリティカルケア看護）専門看護師の資格を特定した．

クリティカルケアに携わる看護師の役割は，第1に救命処置を確実に実施・介助することである．生命の危機に瀕する患者にとって，初期段階で救命処置が確実に行われたか否かは，患者の予後を決定する鍵となる．その際，迅速かつ的確な観察により患者の緊急度・重症度を判断し，処置の内容と順序を決定することが求められる．救急搬送された患者を例に考えると，患者は外傷や急な発病により，疼痛や呼吸困難，悪心・嘔吐，しびれなどさまざまな苦痛症状を呈する．このような状況では原因検索のための検査や処置の介助を行うとともに，苦痛症状の緩和に努めることも重要である．それとともに，清潔，排泄，安楽／休息，活動，安全，コミュニケーションなど，患者の基本的ニーズを満たす看護を行う．家族に対しても，患者のそばにいられるよう環境を整え，不安な思いを傾聴し，

表Ⅴ-2-1　クリティカルケア認定看護師に期待される能力

1. あらゆる場で急性期にある患者の症状及び重症度・緊急度に応じて，高い臨床推論力と病態判断力に基づき，問題の優先順位を迅速に判断し，適切な初期対応を行うことができる.
2. 急性かつ重篤な患者の健康問題をアセスメントし，高い臨床推論力と病態判断力に基づいた重篤化回避及び早期回復に向けた実践を行うことができる.
3. あらゆる場で急性期にある患者と家族に対し，心理・社会状況をアセスメントし適切な支援を行うことができる.
4. クリティカルケア分野において，役割モデルを示し，看護職への指導を行うことができる.
5. クリティカルケア分野において，看護職等に対し相談対応・支援を行うことができる.
6. クリティカルケア分野において，多職種と協働しチーム医療のキーパーソンとして，役割を果たすことができる.
7. クリティカルケア分野において，患者・家族の権利を擁護し，自己決定を尊重した看護を実践できる.

[日本看護協会：認定看護師教育基準カリキュラム（クリティカルケア分野）]

必要に応じて家族に対する医師からの説明の場をもつよう調整を図る（**表Ⅴ-2-1**）.

　危機的状態を脱したあとも，全身状態の回復に必要な循環機能・呼吸機能を中心とした生体機能の安定化を図る. 救命第一で処置や検査が進められるため，ともすると開放的な空間で患者情報が交換されたり，身体を露出する機会も多くなる. 看護師は患者の人権を擁護しプライバシーの保護に努め，不必要な露出を避けるよう配慮することも大切な役割である.

　短期的な回復目標とともに，社会復帰をめざしできる限り早期から身体機能の回復・維持に向けたリハビリテーションを安全かつ効果的に導入する.

E. 急性の状態にある患者と家族に対する看護

1● 急性の状態にある患者の心理的反応

　急性の状態にある患者は，身体侵襲により，痛み，呼吸苦，発熱などさまざまな苦痛症状を呈すること，循環機能，呼吸機能，腎機能，神経系機能など生命維持にきわめて重要な身体機能に支障をきたしている，あるいはきたしうる状態であるという共通点がある. また，集中治療下におかれ，日常生活とはかけ離れた無機的空間で，ときに生命維持のために多くのカテーテルやチューブ類につながれ身動きもままならない状況におかれること，突然の，急激な身体の変化による死への恐怖，あるいは身体の一部を喪失することに対する危機感など，看護援助を必要とする要点がきわめて多く存在する.

　急性の状態にある患者と家族の心理的反応として，不安，抑うつ状態，怒り，パニック・せん妄がある（**図Ⅴ-2-3**）.

a. 不 安

　急性の状態にある患者は，自分自身がおかれている状況，さらにこれから先どのようになるのか予測がつかないことに対する不安を感じる. とくに突然発症した場合，すべてが初めての経験であり，状況に対処する術をもたないこと，さらに自身の健康状態が著しく低下しているために自らの意思のもと身体を動かしたり，物事を適切に判断する能力が働かない. このような変化が患者をいっそう不安に駆り立てる. 不安は患者にとって当然起こりうる心理的反応であるが，不安が強すぎたり遷延するとほかの心理的機能も低下する. この場合は不安の存在を知り，不安を引き起こす原因に働きかけることが重要である.

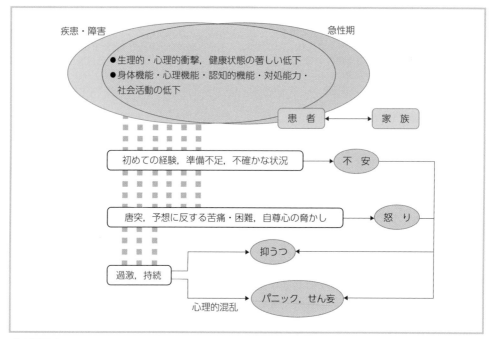

図Ⅴ-2-3　急性期の患者と家族の心理的反応

[水野道代：急性の状態にある患者と家族の心理的反応. 看護学テキストNiCE 成人看護学　急性期看護Ⅰ—概論・周手術期看護（林　直子, 佐藤まゆみ編）, 第3版, p.18, 南江堂, 2019より引用]

b. 抑うつ状態

　心理的機能が低下し，気分の落ち込みや感情表出の減少，気力や活力あるいは活動量の低下などが認められる状態を抑うつ状態という．突然発症した疾患や手術など人為的にもたらされた侵襲は，合併症などが生じなければ時間の経過とともに回復する．身体機能の回復に相まって心理的機能も回復することが多いが，心理的衝撃が強度であった場合や，心理的機能が低下したところに身体侵襲が加わった場合，あるいは侵襲が長期に及ぶ場合など，心理的機能の低下が遷延し，抑うつ状態を生じる．患者の心理的変化が，自身を守るために自らの身体症状に関心を寄せる正常な反応か，自身に向けられる関心・感情がすべて否定的で，かつそれが持続した状態になっていないかをアセスメントすることが，抑うつ状態の発見に大切である．

c. 怒　り

　急性疾患の発症，事故，健康に有害なものへの曝露など，急性の状態を引き起こす原因の多くは，突然，理不尽に生じる．まったく想定しなかった事態に，人は自分自身がおかれている状況を到底受け入れることができず，強い怒りを感じ，感情のコントロールを失う．この強い怒りの感情を理性で制御しきれなくなると，場や対象をわきまえず周囲に当たり散らすといった行動をとることがある．看護師は患者の感情を揺り動かしている原因を理解し，冷静に対応することが大切である．また可能な限り患者の怒りの原因となる要因を排除し，新たな怒りの種を増やさないよう心がける．

d. パニック

　パニックとは，突然生じた極度の不安や恐怖により，心理的混乱をきたし予想外の行動を突発的にとるような状態をいう．ここでいうパニックとは，精神疾患の不安障害に分類されるパニック障害とは異なり，生命の危機をもたらすような強い侵襲を受けたことで，精神的なバランスを失い恐慌（恐れ慌てる状態）に陥ることを意味する．パニック状態にある患者に対し，患者の心身を守る医療者がそばにいることを伝え，落ち着かせるよう働きかける．その後，今何が起こっているのか，またそれに対しどのような医療的処置を行っているのかを患者の理解に応じて説明し，タッチングなどを適宜取り入れながら深呼吸を促す．

e. せん妄

　せん妄とは，急激に生じる注意力や思考力の低下，あるいは一時的な意識レベルの変化や見当識障害を生じた状態をいう．全身のさまざまな苦痛症状と，身体の拘束，さらには慣れない環境におかれ電子音を発する医療機器が装着されるという非日常的な環境にさらされること（誘発因子）で，せん妄が惹起される．また，患者の年齢，認知症，循環器系・呼吸器系疾患などの既往症（準備因子），急激に変化した病態や治療的侵襲による脳神経系・内分泌系の機能障害，水・電解質バランスの乱れ，呼吸障害，代謝障害，肝性脳症など（直接因子）によってもせん妄は引き起こされる．したがって，これらせん妄を引き起こす危険因子の鑑別も重要である．急性の状態で生じるせん妄は，ほとんどの場合可逆性である．そのため，せん妄の危険因子をできる限り取り除き，発症の予防に努めることが肝要である．せん妄症状をきたしている場合には，患者の安全確保を第一に考え，ルート類を整理し，危険物が手に届かないようベッド周りの環境を整える．また患者が少しでも精神的安寧を得られるよう，面会時間や付き添う人への配慮を行う．

2 ● 急性の状態にある患者に対する看護

a. 生命の維持

　急性の状態では，生命維持の要である呼吸・循環機能を維持することがきわめて重要である．それには患者の平常時の呼吸状態，循環状態と比べ，現在の状態はどのようであるか，異常がある場合，どのような異常であるのかを判断し，適切な対処をすることが求められる．生命維持のために患者に人工呼吸器を装着したり，循環維持薬を輸液ポンプを介して注入したりする．このような医療機器は生命維持に欠かせないものであるが，一方で患者の拘束感や苦痛を増悪し，家族に脅威を感じさせる．機器および投与薬を確実に管理するとともに，機器類の使用目的や今後の見通しを患者の状態変化に応じて患者と家族に伝える．

b. 苦痛の緩和

　患者は，病気や外傷そのもの，あるいは治療として行われた医療行為，さらには同一体位の保持により，疼痛や呼吸困難，悪心・嘔吐などさまざまな苦痛を体験する．身体的苦痛は心理的苦痛も引き起こし，苦痛症状が持続することへの不安や恐怖から苦痛の閾値が下がり，呼吸も浅薄となっていっそう身体的苦痛が増幅されるという悪循環に陥る．

　苦痛症状の原因をアセスメントし，薬物療法を確実に行うほか，ポジショニングや罨法，

マッサージなどを取り入れ症状の緩和に努める．また，睡眠を確保する，生活リズムを整える，家族がそばにいられるよう環境調整を図る，家族のニーズを満たすということを通じて，情緒的安寧を図り精神的機能の回復をもたらす援助を行う．情緒的安寧を図ることで，患者が自分のおかれている状況を冷静に理解し，必要時に治療方針に対する意思決定を自ら行うことが可能となる．

c. 合併症予防と早期のリハビリテーション

侵襲が大きく回復のための治療が奏効しない，あるいはなんらかの合併症により病状が悪化したり回復が遷延することがある．生命の危機をもたらす合併症に，心臓，肺，腎臓などの重要臓器の機能低下，感染症，廃用症候群が挙げられる．これらを防ぐために，安静を保ち心臓への負荷を軽減する，体動によるエネルギー消費量を低下させる，十分な換気を促し酸素化を図るなど，安静保持のための環境整備と日常生活援助を行う．

一方，廃用症候群予防のため，治療上必要な安静を守りながら，回復状態に応じて徐々に活動範囲を拡大する．身体機能の回復状態を判断し，いかに早い時期からリハビリテーションを行うかによって，その後の回復と社会復帰の時期が異なる．医師，薬剤師，理学療法士，作業療法士など多職種と連携し，患者に適したリハビリテーションを早期から行えるよう調整することが必要である．

3 ● 急性の状態にある患者の家族に対する看護

急性の状態にある患者の家族は，その発症が突然であるほど，健康状態の急激な変化を受け止めることは困難である．直面している理不尽な事態に対する理由が見出せず，不安や抑うつ，怒り，パニック状態に陥ったり，罪悪感や後悔の念を抱くなど，さまざまな心理的反応を呈する．このような状態にある患者家族もまた，看護の対象となる．まずは患者にかかわることで不安なこと，不明なことを尋ね，反応をみながらひとつずつ丁寧に説明する．そのうえで家族の心身の負担軽減のため，休息や休養をとれるよう面会や環境の調整を行う．また，感情のコントロールを失った患者の暴言が，家族に向けられることもある．そのようなときは患者の怒りが侵襲に対する反応のひとつであることを家族に伝え，共感的態度で家族に寄り添う．患者家族にとり，医療者が患者の尊厳を守り，治療，ケアを丁寧に行っていると感じられることが，一番のよりどころとなる．患者に対するケアは，患者のみならず家族ケアにもつながる．

学習課題

1. 急性の状態をもたらす要因について説明しよう．
2. 急性の状態にある人の身体的・心理的特徴を説明しよう．

▌引用文献▌
1）　井上智子：蓄積から挑戦へ．日本クリティカルケア看護学会誌1(1)：15-19，2005

3 生活機能障害のある人への看護（リハビリテーション看護）

この節で学ぶこと

1. 生活機能および国際生活機能分類を説明できる.
2. リハビリテーションの考え方と定義を説明できる.
3. リハビリテーションを行う成人への看護を説明できる.

A. 生活機能と生活機能障害

　リハビリテーション看護の対象は「障害のある人」である.「障害」という言葉は,「問題点」「機能障害」「能力障害」「社会的不利」などの概念を含んでいるが, どの用語にも否定的な意味が付加されている. ノーマラーゼイションの進展とともに障害者の自立運動が展開され, 消費者としての決定権が強まるにつれて,「障害」を有する当事者を中心に, これらの用語への重大な批判が展開されていった. すなわち「社会的不利」とは当事者が受けている不利益であり, それは当事者の「障害」が原因であるとは限らない. 社会的なシステムの整備不足（バリア）が原因である場合が多いこと, 当事者の移動の「能力障害」は階段や段差などの物理的環境（バリア）によって発生している場合が多いという指摘に対して用語の検討がなされてきた. 治療を中心に据えると, 障害を医学モデルでとらえることは必要であるが, 障害は治療ができなくなったあとも対処していくべき性質を含んでおり, その対処は障害のある人の個人的努力のみでは達成し得ない. 社会が障害あるいは人間の状態の多様性を受け入れ, 社会が個人に適応しやすいしくみをつくっていくことが必要である. そして1980年から始まった国際障害者年を契機に障害のとらえ方が「医学モデル」から「社会モデル」へと変化していった[1].

　この変化を受けて2001年, WHOは**国際生活機能分類**（International Classification of Functioning, Disability and Health : **ICF**）と概念モデルを発表した（**図V-3-1**）. この概念モデルは,「人が生きていくための機能全体」を生活機能ととらえたものであり, 健康に関連する広い範囲の情報を分類するための枠組みと共通言語を提供するWHO健康分類ファミリーの一部である[2].

　生活機能は身体構造機能, 活動, 参加の3つの要素から構成されている. 身体機能は身体システムの生理学的機能であり, 身体構造とは身体の解剖学的部分である. 活動（activity）とは, 課題や行為の個人による遂行のことであり, 参加（participation）とは生活・人生場面へのかかわりのことであると定義されている. また人間が生活していくうえで, 生活と互いに影響し合う要素として, その人の健康状態, 環境因子, 個人因子が影響し合うことが明示された. 活動と参加は概念図では分類されているが, 実際には, 活動・参加

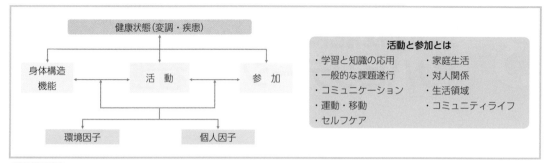

図Ⅴ-3-1　国際生活機能分類と概念モデル
［世界保健機関(WHO)：ICF国際生活機能分類(障害者福祉研究会編), p.17, 中央法規出版, 2002より引用］

という連続概念で表現され，その内容は，学習と知識の応用，一般的な課題遂行，コミュニケーション，運動・移動，セルフケア，家庭生活，対人関係，生活領域，コミュニティライフによって構成されている[3]．

　これら9領域が，人間がその身体機能を活用し実践している「生活」である．すなわち生活機能の障害とはこれら9領域の活動がなんらかの原因や誘因によって支障をきたし，活動の制限あるいは参加の制約が生じている状態のことをいう．

　活動制限（activity limitation）とは，個人が活動を行うときに生じるむずかしさのことをさし，参加制約（participation restriction）とは，個人がなんらかの生活・社会に参加するとき経験する制約のことをさす．この概念モデルでは「障害」という否定的な意味をもつ用語が消え，制限，制約という用語に置き換わったことが重要な変更点であった．

　どのような人でも生活機能は制限され制約される可能性がある．リハビリテーションとリハビリテーションを必要とする人への看護はその制限と制約を包括的に解消し，自立と自律を実現するという理念によって導かれている．

B.　リハビリテーションとは

1●リハビリテーションの哲学

　すべての個人には，その人固有の価値があり，自分のヘルスケアの専門家になる権利がある[1]，という視座がある．すなわち，障害のあるなし，健康状態のよしあしにかかわらず，人間1人ひとりは自分の健康を自分で高めていく権利があり，そのようにする価値が備わっているという見方で人間をとらえることがリハビリテーションという活動を支える前提である．

　このような見方に立つと，リハビリテーションの活動の目的は，セルフケアの育成，最大限の自立レベルの促進，機能の維持，合併症の予防，最適な機能の復元，潜在能力の最大限の引き出し，能力の強化，適応の促進，QOLの復元，尊厳の保持，再教育，コミュニティへの再統合の支援，ウエルネスの改善となる[4]．

2 ● リハビリテーションの定義

　リハビリテーションは「障害」を対象とする活動である．そのため，どのような状態を社会は障害としてきたか，という社会の障害のとらえ方の変化に伴い，リハビリテーションの定義も変遷してきた．

　1960年代のリハビリテーションは個人への教育と訓練であった．そして，国際障害者年における障害のある人の権利の拡大の高まりとともに，社会統合をめざした地域での総合的なリハビリテーションという，社会変革を含んだ考え方に変化したことがわかる．そして最新の2017年の定義では，リハビリテーションの対象について，あらゆる健康状態の人と明記された．また，その国の医療保健介護制度（ヘルスシステム）のなかにリハビリテーションが社会的なシステムとして組み込まれ，必要な人に必要なリハビリテーションが届けられる（ユニバーサル・ヘルス・カバレッジ）ことを明確にした．

WHOにおけるリハビリテーションの定義の変遷

1969年

「障害（disability）の場合，機能的能力（functional ability）が可能な限り，最高の水準に達するように，<u>個人を訓練あるいは再教育するため</u>，医学的，社会的，職業的手段を合わせ，かつ調整して用いることである」[5]

1981年

「能力障害あるいは社会的不利を起こす諸条件の悪影響を減少させ，障害者の社会統合を実現することをめざすあらゆる手段を含むものである．<u>リハビリテーションは障害者を訓練してその環境に適応させるだけでなく，障害者の直接的環境および社会全体に介入して社会統合を容易にすることを目的とする．</u>障害者自身，その家族そして彼らが住む地域社会はリハビリテーションに関係する種々のサービスの計画と実施に関与しなければならない[6]」

2017年

「リハビリテーションは，<u>環境との相互作用における健康状態の個人の機能の最適化と障害を軽減するために設計された介入のセットである．</u>急性慢性の疾患，障害，外傷，妊娠，老化，ストレス，先天異常などの状況を含んだ<u>あらゆる健康状態の人</u>に対して，生きて働き，学び，<u>潜在能力を最大限に引き出すための活動である[7]</u>」

3 ● 日本の保健医療介護における成人期にある人のリハビリテーション

　日本では，2018年には障害者総合支援法の整備が完了した．これは，障害の有無によらず，地域で自立した生活を営む権利として「基本的人権を享有する個人としての尊厳」が明記され，先天性の疾患や障害，難病も対象にし，障害ある人を権利ある主体として基本理念に掲げたものである．この法律で定められた福祉サービスには，自立支援給付（教育リハビリテーション，職業リハビリテーション）と，地域生活支援事業（社会リハビリテーション）の2つがある．

　このような法整備により，これからの日本において，中途障害のある人を対象としたリ

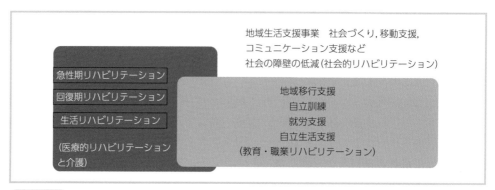

地域生活支援事業　社会づくり，移動支援，
コミュニケーション支援など
社会の障壁の低減(社会的リハビリテーション)

急性期リハビリテーション

回復期リハビリテーション

生活リハビリテーション

(医療的リハビリテーション
と介護)

地域移行支援
自立訓練
就労支援
自立生活支援
(教育・職業リハビリテーション)

図Ⅴ-3-2　**日本の医療・介護・福祉サービスにおけるリハビリテーションの位置づけ**

ハビリテーションは，日常生活活動だけでなく，障害のある人の「社会参加」を促進することにより，「年老いても，障害があっても，住み慣れたところで，その人らしく暮らす」ことを支援するという地域基盤のリハビリテーション（community based rehabilitation）が共通のビジョンとなった．

　社会参加を促進するというリハビリテーションのビジョンは，どの場でどの対象に行われるリハビリテーションであろうと，共通している（**図Ⅴ-3-2**）．すなわち，その人個人の回復と適応のみならず，社会の障害への適応の促進，能力の最大化，その人全体をケアする，障害が患者だけでなく家族に与える影響への考慮，合併症の予防とともに発症第1日目からのリハビリテーションの開始[4]である．

C.　リハビリテーションを展開するための基本的な考え方

　リハビリテーションは評価，計画立案，実施，評価のプロセスをたどる目標志向のシステムアプローチである．患者のリハビリテーションの目的や意義の実現のために（使命），達成すべきゴール（目標・めあて）であるリハビリテーションのゴール（以下，リハゴール）を設定し，患者およびリハビリテーションチームと共有する．そして生活機能にかかわる事柄をすべて評価し，方針を決定し，期間と目標を設定し，計画立案，実施そして再評価する．このように目標に向かって進んでいくプロセスを計画し，実際に患者，チームメンバーとともにルールを守りながら実行していく．この使命（目的）に基づいたゴール設定をまず行い，それを達成するということが目標志向である．すなわちリハビリテーションとは患者に説明責任を果たしつつ展開するシステム的活動である．

　リハビリテーションの展開のためには，達成すべき目標を設定し，達成に必要な期間を設定することが必要である．またこれらを根拠に基づいて予測し，見積もり，実践し，成果を評価しつつ，療養場所が移行してもこのサイクルを途切れさせることなく次の取り組みを計画するというPlan → Do → Seeのサイクルが必要である．このプロセスに患者が主体的に参加し，リハビリテーションチームの一員として自らのQOLを主体的に高めていく，すなわち患者参加型リハビリテーションが今日のリハビリテーションの基本的な考え方といえる．またその際のリハビリテーションチームは専門職連携（第Ⅵ章-2参照）

の理念によって導かれたチーム運営である必要がある.

　またリハゴールは,「患者が決めた」「患者が達成したいと思う」ゴールである必要がある. リハビリテーションは多くの専門職がかかわるため, ともすれば専門職が患者の状態を「専門的に」判断してゴール設定をしてしまうリスクが高い. 常に患者の希望にかなっているのか患者とともに点検し, 患者とともにリハゴールを育てていくという構えが求められる.

D. リハビリテーションを必要とする人への看護

1 ● リハビリテーション看護の目的と目標

　日本リハビリテーション看護学会は,「リハビリテーション看護とは, 疾病・障害・加齢等による生活上の問題を有する個人や家族に対し, 障害の経過や生活の場にかかわらず, 可能な限り日常生活活動 (ADL) の自立とQOL (生命・生活・人生の質) の向上を図る専門性の高い看護である」と定義している[8].

　中途障害であろうと生まれたときから障害のある場合であろうと, リハビリテーションを行う成人期の患者にとって, リハビリテーションの目的は社会参加の達成である. 生きて働き, 社会生活を営むことをめざし, 患者はその人なりの希望を見出し, リハ目標を設定する.

　チームの目標達成 (すなわち患者のリハゴールの達成) に, 看護職として貢献することが必要であり, チームの調整とともにチームへの貢献ができなくてはならない.

　以上から, リハビリテーションにかかわる看護師は, さまざまな専門職に自分の看護師としての専門的な判断を説明し, 患者が生活機能障害を改善するために取り組む方向性を明確にすることに対して, 看護師として適切な判断と具体的な援助を提供する必要がある.

2 ● リハビリテーション看護を展開する療養の場とその移行

　成人期に障害のある状態となり, リハビリテーションを行う患者は療養の場を移行しつつ, リハビリテーションを継続する.

　急性期病院, 回復期リハビリテーション病棟, 障害者病棟から, 社会復帰をめざした職業リハビリテーション施設, そして職場, 地域へと暮らしの場が移行していく. 移行に伴い, 担当の看護師そしてリハチームのメンバーは変遷を重ねる. 患者の発症から職場復帰までの回復の過程に最初から最後まで伴走する看護職はほとんどいない. 患者のリハ目標も状況により変化していくであろう. リハビリテーションは長期的な取り組みであるとともに, 患者の取り組みである. 療養の場の移行に伴い, すぐに思い浮かべるのは, 他の施設への患者の診療ケア情報の提供であろうが, それだけでは不十分である.

　では, リハビリテーションが必要な患者の療養の場の移行を支援するために看護職に何が求められるであろうか.

　まず, リハビリテーションという包括的な医療介護福祉のシステムの理解が根底になくてはならない. 前述したように, 必要な人に必要なリハビリテーションが提供される仕組みは整備されている. これを患者が活用できるために正確な制度の道案内が必要である.

　また，患者個人のリハビリテーション過程すなわち回復過程の理解が必要となる．看護職はリハ医療の多様な場に存在し，医療提供に責任をもつ専門職である．これらの多様な場にいる看護職がリハビリテーションの哲学と基本的な知識，技術を有していることにより，一貫したリハビリテーション提供の方向性が定まり，患者が回復過程のどこに今いるのかを説明できる．説明されることによって患者は自分の回復過程の意味づけが可能となる．これも道案内として機能する．

　なぜなら，リハビリテーションの主体は患者である．患者が「これまで何をやってきて」「次の場でどのようなリハビリテーションを行うのか」「自分は今何ができて，何が困難なのか」「次の療養の場での活動は自分のリハビリテーションの目標達成にどのような意味があるのか」を十分理解し受け入れて療養の場を移行できるようにすることがリハビリテーション看護として求められる．

3● リハビリテーションを必要とする人のアセスメント

　リハビリテーションを必要とする人への看護のために，生活機能と，生活機能を制限，制約している要因，生活機能障害の広がりや影響，個人的体験の意味をアセスメントする必要がある．

a. 生活機能の実用性と介助部分の明確化，自立の可能性

　生活機能障害のアセスメント（身体機能の障害，活動の制限と参加制約の評価）では，現時点での活動の制限と参加の制約の状況のアセスメントをする．看護師がアセスメントをする際の視点は，活動の実用性と介助部分の明確化，そして自立の可能性である．

　実用性とは，患者が生活を滞りなく営んでいるかという評価である．であるから単にその動作ができる，できないという能力の評価ではない．自発的・主体的に遂行できるのか，安全に遂行できるのか，生活文脈で患者の意図やめあてを達成できるのか，おかれている環境からどのような影響を受けているのか，などの患者の生活の営みからみた評価を行う．たとえば排尿という行動を考えてみると，尿意を感じ，トイレまで安全に移動し，便座に移乗し，間に合うように衣服を調整し，排泄を実行し，後始末をして，手を洗いトイレから出てくる，という一連の動作を「満足できる排尿」という目的に向かって，患者自らが安全にまとめ上げていく必要がある．

　しかしこれらの一連の動作はトイレの場所が遠い，便器が身体機能にフィットしていない，尿意を感じても表現できず察してもらえない，などの物理的人的環境からの影響によって大きく影響を受け生活活動としての実用性が低下する場合もある．また通常の排尿機能があれば失敗しないかもしれないトイレまでの移動距離も，膀胱の蓄尿機能が低下していたり移動機能が低下したりしていれば間に合わない．このように「排尿の失敗」という現象に潜んでいる要因は多要因であり複雑である．そこで看護師には的確なフィジカルアセスメント，とくに神経，運動，慢性疾患の影響からくる健康状態のアセスメントが強く求められる．つまり生活活動の実用性を評価するには，患者のめあてやねらい，環境からの影響，身体機能障害からの影響などを総合的に評価していく必要がある．

　また介助部分の明確化を行う際には，動作を細分化して一連の過程を見て，「何ができて」「どの動作ができないか」と評価していく．このときに「できない」ことの明確化と

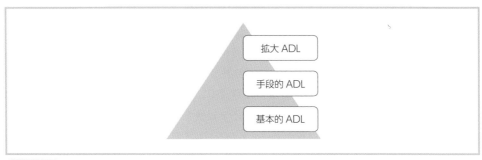

拡大 ADL

手段的 ADL

基本的 ADL

図Ⅴ-3-3　　ADL の階層

ともに「できること」「できそうなこと」「1つの動作がほかの動作に与える影響」を把握することで自立の可能性を把握することができる．

b. 障害体験とその人にとっての意味の理解

そして生活機能障害を有する患者と家族がこのような活動の制限と参加の制約をどのように認識しているかという体験の理解がもっとも重要である．それはひいては患者と家族が障害とともに生きることに抱いている意味の理解，当事者としての継続的な回復体験，生活上の困難と当事者なりの工夫点，人生の目的や楽しみ，発症前と発症後の生活の変化をどうとらえているか，希望をどう育んでいるかということにつながる．障害体験を理解することで，その体験の意味に深い配慮を伴った援助をすることが可能となる．

c. リハビリテーションチーム内での評価とアセスメントの共有

リハビリテーションチーム内で上記のようなアセスメントや他職種の評価を共有する必要がある．リハビリテーションチームは多職種で構成されているため，これまで述べてきたような詳細なアセスメントを共有しリハビリテーションの効果を確かめつつ展開する必要がある．そのための共通用語として**日常生活動作**（activities of daily living：**ADL**）やQOLの指標を活用していく必要がある．一方ADLやQOLの指標を把握するだけでは必要な看護援助には結びつきにくい．チームにおける看護職独自の視点での生活活動の評価が必要であり，それを根拠に基づいてチームに伝えていくことが求められる．

ADLは基本的ADL，手段的ADL，拡大ADLに分類される[9]（**図Ⅴ-3-3**）．基本的ADLは独立した生活を営むために必要最低限の動作であり，移動，排泄，食事，整容，更衣，入浴からなる．手段的ADLは日常生活を支えるさまざまな手段を円滑に営むために必要な複雑な判断に基づく動作群であり，服薬，調理，掃除，買い物，交通機関の利用などがある．拡大ADLは社会参加の状況を評価するものである．ADLは他者評価であり，当事者が「ぜんぜん思うようにできない」と感じていても他者が評価して「できて」いれば自立となる．ここに当事者とリハビリテーションチームのずれが生じる可能性がある．QOL指標の多くは自己評価項目であり，視聴覚や認知機能に制限のある患者では自己評価がむずかしい場合が多い．このようなスケールや指標の限界を理解したうえで，積極的に活用することが重要である．

4 ● リハビリテーション看護の要点

a. 急性期，回復期，生活期という時期に応じた看護

　リハビリテーションのプロセスは変化のプロセスである．患者はこれまでに体験したことのない心身の変化に見舞われる．疾患から受ける影響だけではない．リハビリテーションは一度動けなくなった心身を回復させていく医療であるため，動けなかった体が急速に動けるようになっていくことへの適応を促進する必要がある．患者の心身の変化に応じた適切な介助と動き方のフィードバック，アドバイスを提供することが適応の促進となる．

　急性期では生活機能に影響を及ぼしている疾患の進行，身体合併症および廃用を予防し，自然回復を阻害する要因を低減することが要点である．また回復期は集中的なリハビリテーションによりもっとも身体の機能や活動の改善が見込まれる時期である．回復の促進のためには気力体力が充実した状態で運動練習や生活活動に取り組むことができるよう，全体的な体調管理と安全の確保，生活リズム調整が必要である．患者は活動の制限を自覚し，それに適応をしていく時期であるため，反応性のうつ状態などの非効果的反応の早期発見と注意深い対処が求められる．生活期では，患者が居宅において能力に応じた自立した生活を営むことができるようにしていく．在宅生活が開始となるため移転ストレスの軽減，自立した生活のための環境調整と在宅生活を維持するためのケアマネジメントが要点である．

b. 患者のセルフケア能力の獲得と学習の支援

　患者が自立に向けてセルフケア能力を高め，自尊心を回復していけるような看護援助が急性期から生活期まで一貫して提供される必要があり，これは看護の教育的役割機能である．リハビリテーションにおける看護の第一義的役割は患者教育であり[10]，その教育の方法にはいくつかのタイプがある．たとえば，看護職は直接ケアや直接介助と言語的，非言語的コミュニケーションをとおして，患者に体の動かし方や注意の向け方，援助の求め方や行為を実行した後どのようにそれを振り返るか，何ができたのかできなかったのかを患者自身ではっきりさせる方法を患者が学習することを，支援することができる．また患者が今後障害とともに生きていくために，どんなことを知りたいのか，何がわかれば活動・参加に役立ちそうかを聞いて必要な情報提供を行うこともできる．このような看護援助は「障害とともに生きていく」ために「セルフケア能力を育成すること」をめざした学習支援であり，一貫して提供し続ける必要がある看護の要件である．このような看護提供は，患者の自立だけでなく自律（autonomy）を獲得することを支援する．

学習課題

1. ICF概念モデルを使って自分の生活機能を説明しよう．
2. 成人へのリハビリテーションの特徴を説明しよう．
3. 急性期，回復期，生活期と回復過程の進展に応じたリハビリテーション看護のポイントを説明しよう．

▌引用文献▌

1) 奥宮暁子：リハビリテーション看護における障害の概念．リハビリテーション看護研究1, p.8-15, 医歯薬出版, 2001
2) 世界保健機関（WHO）：ICF 国際生活機能分類（障害者福祉研究会編），p.3, 中央法規出版, 2002
3) 世界保健機関（WHO）：ICF 国際生活機能分類（障害者福祉研究会編），p.17, 中央法規出版, 2002
4) Mauk, KL : 1 Overview of Rehabilitation, in Rehabilitation Nursing. A Contemporary Approach to Practice, Mauk KL ed, p. 1-13, Jones & Bartlett Learning, 2012
5) WHO : WHO Expert Cimmittee on Medican Rehabilitation Second Report. World Health Organization Technical Report Series 419, p. 6, 1969
6) WHO : Disability prevention and rehabilitation. World Health Organization Technical Report Series 668, 1981
7) WHO : Rehabilitation in Health Systems. Guide for Action, p. 2, 2017
8) 日本リハビリテーション看護学会：リハビリテーション看護の定義，〔https://www.jrna.or.jp〕（最終確認：2021年10月12日）
9) 江藤文夫：QOLの概念をめぐって―ADLの階層構造．QOLを高めるリハビリテーション看護，第2版（貝塚みどり，大森武子，江藤文夫，酒井郁子編），p.5, 医歯薬出版, 2006
10) Chin PA : Rehabilitation Nursing Practice, p.9-12, McGraw-Hill, 1998

　慢性的な経過をたどる健康障害を有する人への看護

この節で学ぶこと

1. 慢性的な経過をたどる健康障害をもたらす疾患およびその特徴を理解する.
2. 慢性疾患を有する人の特徴について理解する.
3. 慢性疾患を有する人への看護の視点を理解する.

　医療技術の進歩に伴って感染症から慢性疾患へと疾病構造が変わり，以前は助からない病気でも，現在はその病気をもちながら生き長らえることができるようになった．成人期において，健康を喪失し，病気とともに生きることに直面している人は，果たしてどのような体験をするのだろうか．「健康」だった自分への固執と病気の自分を受け入れること，仕事や家族における役割を遂行できるかという不安，生活習慣や人間関係を再調整あるいは再構築すること，治療費に対する心配など，さまざまな心理的・社会的・経済的問題に直面することだろう．しかし，このような問題を克服した人は，病気とともに生きることの意味を見出し，健康だった頃よりもさらに成長するかもしれない．

　この節では，慢性的な経過をたどる健康障害をもたらす疾患とは何か，その疾患にはどのような特徴があるのか，病気とともに生きることに直面している人をどのような視点で援助したらよいのかについて学ぶ．

A. 慢性的な経過をたどる健康障害

1● 慢性的な経過をたどる健康障害をもたらす疾患

　慢性的な経過をたどる健康障害は，糖尿病や慢性呼吸器疾患，心疾患，脳卒中などの生活習慣病，全身性エリテマトーデスや筋萎縮性側索硬化症などの難病，肺がんや大腸がんなどの悪性腫瘍，急性疾患の慢性化によってもたらされる．しかし，その多くは生活習慣病や難病，悪性腫瘍などの**慢性疾患**によって生じている．慢性疾患は，先進諸国において全死亡の約半数を占め，日本のみならず世界共通の健康問題となっている．

　ラブキンとラーセン（Lubkin & Larsen）[1]は，**表V-4-1**に示すようにそれぞれの時代に定義されてきた慢性疾患について示しており，慢性疾患を厳密に定義することは複雑でむずかしいとしている．一方，カーティンとラブキン（Curtin & Lubkin, 1995）は，疾患（disease）と病気あるいは病（illness）とを区別し，慢性疾患を個人の体験を重視した慢性の病（chronic illness）として「慢性の病は，くつがえすことのできない現存であり，疾患や障害の潜在あるいは集積である．それは，支持的ケアやセルフケア，身体機能の維持，さらなる障害の予防などのために必要な人間にとって包括的な環境を含む」[1]と

表V-4-1　慢性疾患の定義

著　者	定　義	利　点	欠　点
慢性疾患委員会 1957年	あらゆる損傷あるいは正常からの逸脱であり，以下に示す特徴を1つ以上有する：永続的，機能障害の残存，不可逆的な病理学的変化に起因する，リハビリテーションのために患者は特定の訓練を必要とする，および長期にわたる管理・観察・ケアを必要とする	簡潔，一般的に適用可能	家父長的，医学を基盤とした介入，柔軟性にかける，一方的アプローチ
Abram 1972年	全般的な適応を必要とする一定の時間を越えた身体的機能の障害	行動志向，簡潔	簡潔すぎる
Feldman 1974年	持続的な医療を必要とする状態．社会的，経済的，および行動的合併症，それらの意味のある，継続的な個人の参加あるいは専門職者のかかわりを必要とする	多くの人々のかかわりに注目している．多様な専門職者のかかわりを基盤にしている	複雑，クライエントの役割よりケア提供者に焦点がある
Buergin 1979年	長期の経過をたどり，そこからの回復が部分的でしかないような疾患に伴う，さまざまな期間に及ぶ症状と徴候	簡潔，伝統的	疾患志向
Cluff 1981年	医学的介入によって治癒しない状況であり，病気の程度を減少させ，セルフケアに対する個人の機能と責任を最大限に発揮するためには，定期的なモニタリングと支持的なケアが必要である	クロニックイルネスをもつ人を主要なセルフケア役割に導く．柔軟．ほかの専門職を巧みに引き込む．医学的介入の役割を定義	いくぶんかは医学的志向
Mazzuca 1982年	毎日の管理を成功させるために高い水準の自己責任を必要とする状況	自助役割についての知識．未来的信奉者的	簡潔すぎる
Vergrugge 1982年	退行性の病気		単純すぎる
Bachrach 1992年	長期的あるいは生涯にわたり重度の機能障害に帰結する主要な精神的な病気を体験している個人にかかわること	政策の発展やサービスの計画の促進に対する偏りの均等化	精神的健康志向．用語の適用は失望を意味し，スティグマを招くことがある

[ラブキンIM, ラーセンPD:慢性性とは.クロニックイルネス(黒江ゆり子監訳), p.8, 医学書院, 2007より引用]

定義している．このようにさまざまな定義から，慢性疾患は，①不可逆的で治癒が望めない，②長期にわたり医療を必要とする，③身体機能の維持や障害予防のためにセルフケアやマネジメント，定期的なモニタリングが必要である，④継続的な専門職者のかかわりを必要とする，ととらえることができる．

2● 慢性疾患および治療の特徴

慢性疾患および治療には，さまざまな特徴がみられる．以下にその特徴をまとめた．

a. 症状の発現パターンや病気の進行がさまざまである

慢性疾患は，多くの疾病を含み，症状の発現パターンや疾病の進行は多様である．糖尿病や肺気腫，慢性肝炎，慢性腎炎などは，発病初期はほとんど自覚症状がみられず，本人が気づかないうちに合併症などを併発しやすいが，治療および生活が管理できれば，疾病の進行を防ぐことができる．心疾患や脳血管疾患は，突然発症し，生命の危機に陥りやすく障害を残すことが多いが，治療により回復すれば障害をもちながら平常の生活を送るこ

とができる．全身性エリテマトーデスや再生不良性貧血などの難病は，感冒のような症状で発症して診断にいたるまで時間を要し，かつ治療がむずかしく，再燃と安定期を繰り返す．がんは，自覚症状はほとんどみられず，健康診断などで突然発見されることが多く，治療を行っても再発・転移を繰り返すという特徴をもっている．

　また，慢性閉塞性肺疾患や慢性心不全，慢性腎不全，全身性エリテマトーデスなどは，風邪や気管支炎などの感染症，生活の不摂生，精神的ストレスなどにより急性増悪あるいは再燃と安定期を繰り返す．慢性疾患に共通する増悪因子を以下に示す．

慢性疾患に共通の増悪因子
- 感染症：感冒，肺炎，気管支炎など
- 生活の不摂生：過労，不眠，暴飲暴食，禁煙困難など
- 身体侵襲によるもの：手術，全身麻酔，外傷，分娩など
- 治療によるもの：未治療，服薬の減量，服薬中止や飲み忘れ，食事療法・運動療法の継続困難など
- 精神的ストレス：不安，怒り，苛立ち，抑うつなど
- 環境によるもの：寒冷や炎暑，紫外線など

b. 障害を伴うことが多い

　慢性疾患は，身体の形態や機能の不可逆的な変化により障害を伴うことが多い．脳梗塞は，手足の麻痺による運動障害や失語などによる言語障害，関節リウマチは手足の関節拘縮による運動障害などを伴いやすい．また，慢性閉塞性肺疾患や慢性心不全，慢性腎不全は，呼吸機能，心機能，腎機能といったように身体内部の機能障害をもたらす．このような障害は，疾患によって生じた生活上の困難や不利益であり，日常生活や社会生活が侵害される．運動障害により自分のことが自分でできない，言語障害により自分の意思を他人に伝えられない，呼吸機能障害により息切れが強く外出できないなど，これらの障害は多くの日常生活に支障をきたし，社会生活をも狭めてしまうのである．

c. 長期にわたる養生法の実行や治療が必要である

　慢性疾患の管理は，不可逆的な病理的変化や障害を上手にマネジメントして病気の進行や悪化を防ぐことがポイントとなる．そのため，長期にわたり生活習慣の改善や治療の継続が必要となり，その人の生活や人生に多大な影響をもたらす．慢性疾患をもつ人の立場になってみた場合，次のような特徴をもつ治療に分けられる．①生活習慣を変更させる治療，②日常生活・社会生活の変更を余儀なくさせる治療，③長期的あるいは繰り返しの身体侵襲を伴う治療，である．

　①生活習慣を変更させる治療は，食事や運動など生活習慣に関連した養生法であり，生活習慣の改善そのものが治療となるものである．たとえば，摂取エネルギーや塩分，タンパク質などを制限する食事療法，運動療法，安静の保持や運動制限などの安静療法，禁煙などが含まれる．②日常生活・社会生活の変更を余儀なくさせる治療は，生活習慣のみならず学業や仕事，家事，社交などの社会生活の変更を強いるものである．たとえば，インスリン自己注射や人工透析，在宅酸素療法などが含まれる．③長期的かつ繰り返しの身体侵襲を伴う治療は，強い副作用のため心身の苦痛が大きいものである．たとえば，ステロ

イドの大量療法，化学療法，在宅人工呼吸療法などである．ステロイドの大量療法は，免疫抑制，倦怠感，満月様顔貌，うつなど心身に大きな影響を及ぼす．また，化学療法は，感染，貧血などの骨髄抑制，悪心，嘔吐，下痢などの消化管粘膜障害，脱毛など心身の苦痛を伴う．

d. 多職種による継続的かかわりが必要である

　慢性疾患を有する人は，長期にわたり疾病を管理しなければならない．わが国をはじめ世界各国では疾患管理（disease management：DM）[2]という概念が注目されており，患者のQOLの向上および高騰する医療費の適正化をめざし，患者がセルフマネジメントできるように動機づけを行って行動変容を促し，それを継続できるように支援するという取り組みがなされている．このような医療を提供するためには，医師，看護師，薬剤師，理学・作業療法士，栄養士，医療ソーシャルワーカー，臨床工学技士など多職種の専門職者による協働のもと，切れ目のない治療やケアを提供することが求められている．

B. 慢性疾患を有する人の特徴

　慢性的な経過をたどる健康障害を有する人，つまり慢性疾患である病気とともに生きることに直面している人は，さまざまなつらい経験をとおして成長している．ここでは，慢性疾患を有する人が体験する代表的なことを5つ取り上げて説明する．

a. 病気とともに生きることの受け入れが容易でない

　健康だった人が，ある日突然病気とともに生きることに直面し，それをすぐに受け入れられないのは当然のことである．糖尿病や脂質異常症などと診断された人は，自覚症状がほとんどないため，医師から食事療法や運動療法を指示されても，治療の動機づけがむずかしく，長続きしないことが多い．また，インスリン自己注射や人工透析などは，いったん治療を始めると長期にわたり継続が必要となるため，治療の受け入れが困難である．しかし，多くの人は，自分なりに病気や治療の意味を見出し，厳しい現実を徐々に受け入れていくようになる．

　エーデルウィッチ（Edelwich）[3]は，糖尿病を有する人の語りから，人が一般に感情面で遭遇するそれぞれの段階を「適応の段階」として説明している．そして，糖尿病による嘆きや悲しみといった感情をうまく処理し，解消していく過程を「適応（adaptation）」とよび，表Ⅴ-4-2に示したように「否認」「怒りおよび抑うつ」「取り引き」「受容または適応」の4つの段階があるとしている．これらの段階は，キューブラー・ロス（Kübler-Ross）による死の受容過程における段階（第Ⅴ章-5-D参照）に似ているが，大きな違いは，糖尿病をもつ人にとっては，変化する状況のもとで「生きること」へ適応することである．しかし，この適応にいたるプロセスは，誰もが同じ順序で，すべての段階を経るわけではなく，人によっては1つあるいは複数の感情を示したり，否認を示さず怒りや取り引きを表すこともあるという．そして，長い時間をかけて病気とともに生活することに適応していくのである．この適応の段階は，糖尿病の人だけでなく，ほかの慢性疾患を有する人にも適用できると考えられる．

表Ⅴ-4-2　エーデルウィッチによる糖尿病を有する人の適応の段階

段　階	内　容
否　認	・否認は，診断を受け入れられないことをいう ・「まさか，自分が糖尿病なんて……」と診断が確定したあとでも，それを信じられないという行動は，重大な事態に対する典型的な反応である ・とくに2型糖尿病は，他人に知られないようにすることが容易なので，「隠れ疾患」とよばれるほどであり，「見て見ぬふり」の対象になることが多い．病名で言及することはなく，「血糖値が高い」と言ったりする ・否認のほかの手段は，ドクター・ショッピングであり，よりよい知らせがほしく，さまざまな病院を渡り歩くことがある ・否認は，初期診断のときのみならず，合併症の可能性を診断されたときにもみられる ・否認は，受診や治療の遅れなど有害な結果をもたらすことがあるが，一方で回復への力となりうる．ある程度の否認は，一定期間穏やかで冷静な状態を過ごすための助けになる
怒りおよび抑うつ	・病気という現実を自覚するようになると怒りや抑うつが生じる ・多くの人が抱く疑問は，怒りの場合「なぜ，私が」あるいは「なぜ，自分の家族が」であり，家族や同居人が糖尿病の人の欲求不満の矢面に立つ．また，医師，看護師も怒りの対象となりやすい ・怒りや抑うつは，感情や言葉だけでなく行動として現れることもある．たとえば，親にあたったり，養生法を守らなかったり，不摂生な生活をするなどの行動として現れる ・怒りや抑うつは，個人差があり，同じ人でも状況によって変化する ・また，いったん診断を受容したとしても，試練に耐えがたくなるたびに怒りや抑うつが生じたり，重大な合併症により無力感が生じたりするのは，正常な反応である
取り引き	・受容を延期するために取り引きをするようになる ・「もし，私がよい患者であったなら，そしてそれにふさわしいことをしたならば，合併症の心配はなくなるに違いない」と神または運命と取り引きしたり，あるいは「もし，私が医師の言うとおりにしたら，ひょっとすると，私はほしいデザートを食べさせてもらえるかもしれない」と医師と取り引きをする
受容または適応	・受容は，糖尿病で要求されることに対して現実的に「適応すること」を意味する．つまり，糖尿病を受け入れることは，これからの人生においてできる限りのコントロールを発揮するための道を開くことである ・受容できたとき，「私は病気をもっていますし，それは，消え去ることはないでしょう．どういうしかたでかはわかりませんが，悪くなることもあるでしょう．病気とともに精一杯生きることはできますが，それは，あくまで一定の制限のなかでのことです．確かに，これまでの自分の生き方とは違うし，病気をもたない人とも違います．でも私は私です」と言うことができるかもしれない

b. 病気とともに生きることに直面する過程でさまざまな喪失体験をしている

　病気とともに生きること，つまり病気や障害に伴う脆弱（ぜいじゃく）さを認め，それに合った形で自分のライフスタイルを変えることは，自己価値観を低下させたり，無力感をもたらしやすい[4]．このように慢性疾患を有する人は，以下に示すように，さまざまな喪失を体験している．

慢性疾患を有する人が喪失しやすいもの

- 健康な状態（気力，運動，意思伝達，排泄能力）の喪失
- 身体部分（器官，毛髪，体重）の喪失
- 役割の喪失
- 自己価値観の喪失
- 生きがい，生きる希望の喪失
- 確かな生活の喪失
- 性的能力の喪失
- まわりの人々との関係の喪失
- 自律感（自己コントロール）の喪失
- 経済的喪失

[中川米造，宗像恒次：応用心理学講座13 医療・健康心理学，p.132，福村出版，1989より引用]

　たとえば，脳梗塞に罹患した女性は，片麻痺により動ける自由を奪われたり，言語障害により自分の意思を他人にうまく伝えることができないという意思伝達の能力を喪失したり，麻痺により家事ができず家庭での役割を失ったり，人の助けなしでは生きられない自分は生きていてもしかたないと自己観の喪失を体験するかもしれない．自己観の喪失[5]は，自分を一体化させていた精神的なよりどころを失うことであり，自分の存在意義や価値が低下した，あるいはなくなったと感じることをいう．自己観の喪失には，人格的自己と身体的自己（ボディイメージ）の喪失があり，人格的自己の喪失は社会的名誉や誇り，自信を失うこと，自尊心を傷つけられること，身体的自己の喪失は病気や事故，手術で身体の一部や機能が変化したことに対してボディイメージが変容することをいう．慢性腎不全で血液透析を強いられている男性は，腎機能障害や体重減少などの身体の一部を喪失したり，性機能障害により性的能力を失うかもしれない．また，仕事や趣味などを続けることができず生きがいを失ったり，機械によって生かされている自分や制限のある生活に嫌気がさして，生きる希望さえも見失うかもしれない．

　HCV（C型肝炎ウイルス）やHIVに感染した人は，糖尿病や脳梗塞などの慢性疾患とは違った喪失感を味わっている．たとえば，HCVあるいはHIV陽性という事実を知った人から不当に扱われたりと，周囲の人の知識不足や無理解により差別や偏見に悩まされている．このようなことが，まわりの人々との関係性を損なう原因となり，疎外感や孤独感へとつながる．

　このように病気や治療により体験する喪失はそれぞれ異なるが，慢性疾患を有する人は少なくともなんらかの喪失を体験しているのである．このような喪失は，危機や悲嘆をもたらす原因となるといわれている．

c. 行動変容を伴う養生法や治療の継続が必要となり，生活が制限あるいは制約される

　慢性疾患を有する人は，治癒が望めないため長期にわたる治療を受けなければならない．たとえば，食事療法や運動療法などの生活習慣に関連した養生法は，それ自体が治療となり，これまでの食習慣や運動習慣を修正あるいは変更しなければならない．つまり，その人の行動変容が必要ということである．しかし，日々の生活習慣に関連した行動変容は，

たやすいことではなく，本人のみならず家族も多大な努力を要する．仮に糖尿病になり食事療法が必要となった場合，摂取エネルギーの制限のために食事量や食品を調整して決められた制限のなかで食べなければならない．大好きなケーキやお菓子もがまんしなければならない．家族や友人，職場の同僚との外食も控えなければならないだろう．そして，このような養生法は，1週間や1ヵ月間実施すればよいということでなく，長期にわたり継続しなければならない．インスリン自己注射や在宅酸素療法，人工透析などはいったん始めるとやめることができず，これらの治療を継続するために多くのことが制限あるいは制約される．たとえば，慢性腎不全で血液透析をしている人は，1回約3〜4時間の透析を週3回受けなければならないため，仕事の内容や時間，職場の人との付き合いが制限されるかもしれない．慢性呼吸不全で在宅酸素療法を受けている人は，酸素チューブを装着して生活しなければならないため，行動の自由が奪われやすい．

d. 病気の進行や合併症，治療の副作用に伴いさまざまな苦痛症状を体験している

　慢性疾患を有する人は，病気の進行や種類，治療の内容により異なるが，さまざまな不快症状や苦痛症状を体験している．たとえば，慢性呼吸器疾患や心疾患の人は，病気の進行とともに労作性呼吸困難や全身倦怠感を有するようになる．脳梗塞になった人は，片麻痺や失語症などの障害を負うことによって，苛立ったり，抑うつ状態となるかもしれない．がんで化学療法を受けている人は，感染，貧血などの骨髄抑制，悪心，嘔吐，下痢などの消化管粘膜障害，脱毛などの副作用による心身の苦痛を体験する．このように慢性疾患を有する人は，病気の進行や合併症，または治療の副作用により，さまざまな苦痛症状を体験しながら日常生活を送っている．

e. 病気とともに生きる人の家族も心身の負担を体験している

　慢性疾患を有する人の家族は，本人同様に病気や治療に対する不安を抱えている．病気はどのように経過するのか，治療により病状は改善するのか，病気がまた悪化するのではないかなど，さまざまな不安をもっている．また，患者が障害を負ったことによりこれまでの役割が果たせない場合，その役割を家族が代行しなければならない．さらに，患者が病気や治療を受け入れられず，家族に不安や怒りをぶつけるかもしれない．このように，慢性疾患を有する人と同じように家族の心身の負担は大きくなり，家族のライフスタイルをも変えなければならないこともある．そして，医療費の適正化を図るために，病院における在院日数の短期化に伴い，外来や在宅が治療や療養の場となっている．このため，酸素療法機器や人工呼吸器などの医療機器を装着しながら在宅で療養する人，介護依存度が高くほとんど自分では何もできないため家族が全面介助しながら家庭で生活するといった人が増えている．このように，病気とともに生きる人の家族は，以前に比べて心身の負担が大きくなっている．

C. 慢性疾患を有する人への看護

　慢性疾患を有する人への看護は，慢性疾患である病気とともに生きることに直面している人を対象としている．慢性疾患は，疾患によってさまざまな経過をたどるが，病気を上手にマネジメントできれば症状がコントロールされ，病気とともに通常の生活を送ること

ができる．このように病状が安定している状態を**慢性期**とよぶ．そして，慢性疾患を有する人が病気を上手にマネジメントできるように援助することが**慢性期看護**である．したがって，慢性期看護の目標は，患者および家族が，病気や治療によってもたらされるさまざまな問題に対処し，日常生活や人間関係を再調整あるいは再構築しながら病気とともに質の高い生活ができるように援助することである．看護師は，病気や治療だけに焦点をあてて理解するのではなく，その個人のこれまで築いてきた生活や歩んできた人生をふまえ，その人自身を理解するように努めることが重要である．そして，病気を有する人の日常性に関心を示し，その人とのパートナーシップを形成することが援助の基盤となる．ここでは，慢性疾患とともに生きることに直面している人をどのように援助したらよいのか，その視点を示す．

1 ● 治療の意思決定を支える援助

　成人は，自立した存在であり，日々の生活から人生の選択まであらゆる場面でさまざまな自己決定をしている．たとえば，日常的なことでは，毎日何を食べるか，何時に起きるか，いつお風呂に入るかなどである．また，大学の進路選択や職場選び，結婚など人生にかかわることも自分で選択し，決定している．慢性疾患を診断され治療を実施するときも，同じようにその人の意思を尊重し，その人が納得して治療を選択・決定できるように援助することが重要である．しかし，病気を理解し自分にとってふさわしい治療を選ぶためには，専門的知識を必要とし，場合によっては治療の選択がむずかしいこともある．したがって，その人が病気や治療についてどのように理解し，どのような心理状態であるのかをアセスメントしたうえで，その人自身が治療のみならず医療におけるさまざまな事柄を意思決定できるように支える．たとえば，治療の選択肢について適切な情報を提供したり，希望を聞いたり，納得するまで話し合うなど，その人が病気や治療と向き合ってその人なりに考えることができるように援助する．とくに，がん，難病，身体侵襲の大きい治療など受け入れがたい病気や治療法の説明を受けた人は，混乱，否認，不安などさまざまな反応を示し，情緒的に不安定な状態となりやすい．そのため，患者の感情表出を促したり，表出した感情を受け止めたりして十分な心理的支援を行いながら意思決定の支援を行う必要がある．

2 ● 病気とともに生きることを支える援助

　慢性疾患を有する人が病気や治療を受け入れることは，養生法や治療法をうまく生活のなかに取り入れ病気とともに生きることを促すことにつながる．しかし，その一方で，病気を受け入れ，現実を認知した人は，さまざまな喪失を体験し，自尊心が低下したり，自信を失ったりする．したがって，その人がどのような体験をしているのかについて理解することから始まる．その人の体験を理解するためには，話しを「聴く」こと，それを「ありのままに受け止める」ことである．まず，これまで家庭や職場でどのような生活を送ってきたのか，どのような生活習慣をもっているのか，生活や人生において何を大切にしているのか，病気についてどのように思っているのかなどその人が語れる時間をつくることである．そして，その人の語りをじっくりと共感的態度で聴くことで，普段の生活や考え

方，価値観などを知ることができ，その人を理解することにつながる．一方，慢性疾患を有する人にとって「話す」ことは，病気にかかったつらさや治療の大変さなどの思いを表出する場となり，つらさや苦しみなどの感情を対象化したり，新たなことに気づけるような機会となるかもしれない．その人の語りを「聴く」場合，ありのままに話を聴くことである．要するに，その人が話を聴いてもらったあとで，話を聴いてくれた医療者に批判されずに受け入れられたという感覚がもてることである．たとえ，糖尿病の人が食事療法を守れなくても，それを評価したり，批判したりせずに，なぜそれができなかったのかという背後にあるその人の本音を引き出せるような雰囲気をつくる．すなわち受容的態度で話を聴くことである．話を聴くことは，一見何もしていないかのように見えるが，心身ともに脆弱になっている人にとっては大切な援助である．このように看護師が，病気を有する人の話を「聴き」，それを「ありのままに受け止める」ことで，その人自身の心が癒され，現実を認識することにつながる．そうすることによって，慢性疾患を有する人は，健康だった頃の自分よりも成長した自分を実感し，病気とともに生活する自分なりの方法を見出すことができるようになるだろう．

　また，疾病や損傷により機能障害を伴った人は，その障害を自分のこととして受け止めることがむずかしい．脳梗塞が突然発症した患者は，何不自由なく生活できていたことが，あるときから他人の力を借りなければ食事をすることも，歩くことも排泄することもできなくなるのである．通常このような機能障害を受け入れることは容易なことではない．機能障害を伴った人の危機は，明らかな形態の変化や喪失などの衝撃を受ける場合の危機のプロセスとは異なる[6]といわれ，障害受容のプロセスに応じた援助が重要となる．コーン（Cohn）の障害受容にいたるプロセス[7]と看護介入のポイント[6]について**表V-4-3**に示した．障害受容[6]とは，患者自身が障害あるいは医療機器などとともに生きることを強いられる疾病や損傷の存在を認め，自己の能力の限界を現実的に認識し，かつ積極的に生きる態度をもつことである．看護師は，このようなモデルを参考にして，患者の心理状態に適した看護介入を行いながら，最終的には患者が失ったものやできないことばかりに目を向けるのではなく，残されている機能やできることに目が向けられるようにかかわり，障害のある自己を肯定的にとらえて，障害とともに生活できるように援助する．

3● セルフマネジメントを促す支援

　慢性疾患を有する人は，行動変容を伴う養生法や制約・制限を伴う治療を継続するために，負担なく生活できるよう日常生活や人間関係を再調整あるいは再構築することが必要になる．そして，疾病の回復，あるいは悪化や合併症を予防するために，養生法や治療法をどのくらい守れるのかということが鍵となる．この養生法や治療法をどの程度守れるのかということを，コンプライアンスあるいはアドヒアランスという．**コンプライアンス**は，医療者から指示されたことを患者が遵守することであり，**アドヒアランス**[8]は，患者が医療者の推奨する方法に同意して，服薬，食事療法，ライフスタイルの改善を実行することをいう．コンプライアンスもアドヒアランスも，患者が医療者の推奨する治療法に従ったり，処方する治療薬の服用や医療行動にどのように取り組んでいるのかを表すときに用いられる医療者の視点からみた概念である．そこで，コンプライアンスという医療者の視

表Ⅴ-4-3　コーンの危機・障害受容モデルと看護介入

危機の段階	各段階の特徴	看護介入のポイント
ショックの段階	• 明らかな形態の欠損がないため，障害の重大さを自覚できず，ある時期が過ぎれば元どおりになるだろうと漠然と思っている • 自分に起きたことへの不安はそれほど強くない	• あたたかい誠実な態度で見守る • 共感的な態度で接する • 患者の訴えをよく聴き，感情表出を促す
回復への期待の段階	• 障害を伴ったことを認めるが，その障害が永続するものと考えられず，回復への期待が強い • 変化に一喜一憂したり，期待と現実の狭間で否認や逃避，不安などの反応を示す • 障害とともに生きようという意欲はみられない	
悲嘆の段階	• 人生設計を変更せざるをえないことや希望がかなえられないことを認め，再度衝撃を受け，混乱状態となる • 無力感，深い悲しみを体験し，自棄的傾向が強くなる	• 悲嘆作業（思う存分に嘆き，悲しませること）が大切な援助である • この時期に十分に嘆き，悲しんだ人は，後のプロセスがうまく促進されるといわれている
防御／回復への努力の段階	• 障害の重大さに圧倒され，逃避，退行など心理的防衛反応を起こすが，障害を負ったことよりも自分の気持ちの強さや意欲のなさであることに気づき始める • 障害は存在するけれども，希望をはばむものでなく克服できるものであると気づき，回復や適応への努力をするようになる • 障害の重大さや永続性を自覚すると，ときとしてそれらに圧倒されて心理的防衛反応を示す	• 現実を認めることができるよう励まし，支える • ときにあたたかく，そっと見守る • 適切な情報を提供したり，その人にニーズに合わせた指導をすることによって，徐々に障害を受け入れることができるようになる
適応の段階	• 障害をその人の特性の1つであると受け入れることができるようになる • 障害を他者との比較で考えるのではなく，新たに獲得した固有の価値観により判断し，行動できるようになる • そして，他者と同等の立場で自信をもって交流できるようになる	• 障害を受け入れることは，障害を伴う以前にもっていた価値の転換が成し遂げられたときに完成するといわれていることから，その人の価値の転換が促されるように心理的支援を行う • 役割の修正・獲得への支援や，社会資源を活用できるよう援助する

点から，患者の視点を理解し，尊重するというコンコーダンスの概念が用いられるようになっている．コンコーダンスは，「調和」，「一致」という意味があり，20世紀後半に英国王立薬剤師会が服薬の新しい解決策として提唱した概念である[9, 10]．**コンコーダンス**[11]とは，治療方針などに対して患者と医療専門家との意見の違いがあれば，まずはその違いを明確にし，お互いの意見の違いを尊重し合いながら，最終決定にいたるまでのプロセスである．そして，もっとも重要なことは患者に決定権があることである．したがって，コンコーダンスとは，患者と医療者がパートナーシップに基づいて両者の考えが一致するように相互に尊重し合うことを重視し，合意形成のもと患者が主体的に治療法を意思決定するプロセスであるといえよう．さらに，コンコーダンスの重要な要素として，①患者がパートナーとして参加するための十分な知識をもっている，②患者がパートナーとして処方相談に参加する，③患者の服薬をサポートする[12]，ことを掲げている．そのため，看護師はコンコーダンスの実現をめざして，多職種と連携し患者を援助することが重要である．

　慢性疾患を有する人が，医療者の奨める治療を意思決定し，それを主体的に実行するためには，その人自身が病気や治療法をよく理解し，どのような行動をとることが望ましい

のかを考えて自ら行動を改善し，管理できるようセルフマネジメントすることである．**セルフマネジメント**[13] とは，「予防的および治療的なヘルスケア活動で，しばしば保健医療職者と協同して行われ，新しい技術と行動を含み，新しい行動を始めるためにはセルフモニタリング，自己評価，自己強化が必要である」とされている．したがって，看護師は患者との協同関係に基づき，患者が病気や合併症予防，治療法などの知識やそれに必要な技術，そして出現している不快・苦痛症状をコントロールするための症状マネジメントおよび体重や血糖を自分で測定して評価するセルフモニタリングの方法に関する知識や技術を習得できるよう学習を支援し，自己効力感を高めながら主体的に取り組めるように援助することが重要である．その際に，成人の特徴を生かした学習支援型の教育的支援を心がける．たとえば，患者の学習ニーズをふまえ，個人の経験を生かした学習方法や内容を選択し，患者が直面している問題や課題を解決できるような参加型の学習を取り入れる．

　また，複雑な技術を習得しなければならないとき，患者および家族の不安が非常に強くなって学習が進まず，退院が延期することもしばしばある．このような場合は，病棟および外来，地域の看護師が連携をとりながら継続的にかかわり，患者および家族が安心して生活できるよう支援する．食事療法や運動療法がうまく続かなかったり，感冒や治療の中断などにより病気が悪化して入退院を繰り返すということもある．患者にとってこのような体験は，「やっぱりうまくいかない」と落ち込んだり，「自分はもうだめだ」と自尊心が低下したりやる気を失わせる原因になりやすい．患者がやる気や自信をもって養生法や治療を実行していけるように，継続的に話を聴いたり，励ましたりして自己効力感を高められるようにかかわる．このような継続的なかかわりもセルフマネジメントを促す重要な援助である．

4 ● 社会生活の拡大を促す支援

　慢性疾患を有する人は，障害を伴ったり治療を継続しなければならず，さまざまな資源を必要とする．たとえば，身の回りの世話などを手助けしてくれる人，セルフヘルプグループやサポートグループ（第Ⅳ章-4-C参照）などの人的サポート，ベッドや車いす，医療機器などの物的サポート，医療費助成などの経済的サポートである．このような資源を有効に活用することによって，患者およびその家族の日常生活や社会生活，人間関係はより広がり，充実することだろう．したがって，看護師は，各疾患やその人の状況に応じて活用できる保健医療福祉制度や資源へのアクセスの方法などの情報を把握し，患者やその家族にタイミングよく，適切にその情報を提供する．

学習課題

1. 慢性疾患の定義および特徴を説明しよう．
2. 病気とともに生きることに直面している人は，どのようなことを体験しているのか説明しよう．
3. 病気とともに生きることを支える援助について説明しよう．
4. セルフマネジメントを促す支援について説明しよう．

┃引用文献┃

1) ラブキン IM, ラーセン PD：慢性性とは. クロニックイルネス（黒江ゆり子監訳）, p.9, 医学書院, 2007
2) 森山美知子（編著）：慢性疾患管理—ディジーズマネジメント. 新しい慢性疾患ケアモデル, p.24-26, 中央法規出版, 2007
3) エーデルウィッチ J, ブロドスキー A：適応の段階. 糖尿病のケアリング—語られた生活体験と感情（黒江ゆり子, 市橋恵子, 寶田　穂訳）, p.78-87, 医学書院, 2002
4) 中川米造, 宗像恒次：応用心理学講座 13 医療・健康心理学, p.131-132, 福村出版, 1989
5) 小島操子：看護における危機理論・危機介入, 第2版, p.19-20, 金芳堂, 2008
6) 小島操子：看護における危機理論・危機介入, 第2版, p.65-72, 金芳堂, 2008
7) Cohn N：Understanding the process of adjustment to disability. Journal of Rehabilitation **27**：16-18, 1961
8) Eduardo Sabate：Adherence to Long-Term Therapies；Evidence for Action, p. 21, World Health Organization, 2003
9) ボンド C：なぜ, 患者は薬を飲まないのか？「コンプライアンス」から「コンコーダンス」へ（岩堀禎廣, フランムソン・ラリー訳）, p.1-10, 薬事日報社, 2010
10) 安保寛明：コンコーダンスによる共同意思決定とセルフケア概念への影響. 日本保健医療行動科学会雑誌**32**（2）, 20-24, 2017
11) ボンド C：なぜ, 患者は薬を飲まないのか？「コンプライアンス」から「コンコーダンス」へ（岩堀禎廣, フランムソン・ラリー訳）, p.11-35, 薬事日報社, 2010
12) ボンド C：なぜ, 患者は薬を飲まないのか？「コンプライアンス」から「コンコーダンス」へ（岩堀禎廣, フランムソン・ラリー訳）, p.179-202, 薬事日報社, 2010
13) ラブキン IM, ラーセン PD：コンプライアンス. クロニックイルネス（黒江ゆり子監訳）, p.163, 医学書院, 2007

5　人生の最終段階にある人への看護

この節で学ぶこと

1. 人々はどのように最期のときを迎えるかを理解する.
2. 人生の最期のときを迎える成人をとりまく環境を理解する.
3. 人生の最期のときを迎える成人の身体的な変化を理解する.
4. 人生の最期のときを迎える成人の心の変化を理解する.
5. 人生の最期のときを迎える成人への看護を考える.

人類は,誕生と死を繰り返し,文明を育み,繁栄している.そして,人間の寿命は医療の発展とともに延長し,とくに世界一の長寿国である日本の平均寿命は女性では近いうちに90歳を超えることが予測されている.

人生の最期は,すべての人に訪れ,誰もそれを避けることはできないと承知してはいる.しかし,成人期における死,つまり予測されていなかった死,事故や災害に巻き込まれ不運や人災によりもたらされた死や,治癒が困難な病態によりもたらされる死は,納得して迎えることは困難である.これまで学習してきたように,成人期は社会的な役割がとても大きくなる時期であり,最期を迎える,また最期に向かって活動力が低下することは,社会や家庭との関係にさまざまな葛藤を抱えることになる.

この節では,最期のときを迎える成人をとりまく状況をとらえ,看護の必要性,看護が果たすべき役割について考えていきたい.

A.　成人の死とは

成人の死亡は日本における死亡の10%で,まれなことである.これまで学んできたように成人期は,さまざまな役割が増え,家族を育み,仕事に就き経済を支えている.その存在の死は,本人にとっても残される者にとっても,大きな喪失である.予期せぬまま最期を迎える,もしくは最期のときが近いことを伝えられ過ごすその人や家族にとって医療,ケアは必ず必要である.傷や障害された身体,不安や戸惑いで混乱している心理,役割の変化(社会),そして死に直面した自己の存在への問い(スピリチュアル)に対する全人的ケアが求められる.

成人の死は,不慮の事故や自殺企図を機に急性期をたどる,もしくは突然もたらされる場合と,しばらく慢性期をたどり,回復の困難な下降期や臨死期をたどりもたらされる.

成人にとってそれまで死にまつわる出来事をどのように体験し,死にどのように向き合ってきたかなど,さまざまな体験や考え方のなか,死はもたらされる.

死についてはさまざまな書籍で論じられているので，1つでも手にとって考えてみていただきたいが，解剖学者の養老孟司は，死の定義について「生死の境目というのがどこかにきちんとあると思われているかも知れません．そして医者ならばそれがわかるはずだと思われているかも知れません．しかし，この定義は非常に難しいのです．というのも，『生きている』という状態の定義が出来ないと，この境目も定義できません．嘘のように思われるかも知れませんが，その定義は実はきちんと出来ていない」と述べている[1]．

B. 最期を迎える準備

残された時間の過ごし方をその人が自律して選択するためには，医師から医学的な治療の限界や最期のときが近いことが伝えられる．個々の「知りたい」「知りたくない」の思いは一様ではなく，"最期のとき"を伝える側も，伝えられる側も大きく気持ちが動く．最期のときを迎える人は，望まない現実を前に，自分で行動できなくなる，もしくは自分の選択が伝えられなくなることを予測し，そのときに向けた準備が必要となる．

1●アドバンス・ケア・プランニング（人生会議）

最期のときを迎える人や家族の希望が表現され，尊重されることを目的として「人生会議」が推奨されている．人生会議はアドバンス・ケア・プランニング（advance care planning：ACP）の愛称で，高齢化を背景として世界中で始められている取り組みであるが，最期のときを迎えるすべての人にとって，時期を問わず重要な取り組みである．

これまで，病院やとくに急性期の場面では，DNAR（do not attempt resuscitation，蘇生回避の取り決め）の確認がされてきた．蘇生処置として心臓マッサージ・気管内挿管・人工呼吸器・昇圧薬の使用について，家族やまれに本人を含めて医療者と話し合い，意向が確認される．DNARは危篤な状態で確認されることが多く，本人ではなく，家族が代理で意思決定を行う負担がある．その人の意思表示である事前指示（advance directive）を，入院時などに確認することもしばしば行われている．事前指示では，将来的に判断能力が失われたと想定し，希望する（もしくは，希望しない）医療行為と委譲する代理意思決定者を示している．しかし，家族（代理意思者）との話し合いが不足していた．

そこで，医療行為に限らず，状況が差し迫ったときではなく早い段階から，過ごし方や治療やケアを含めた希望について考えるACPが重視されるようになってきた．家族や近親者を含め将来について話し合うプロセスが重要であり，自身の意向を考え示しておくことは，自律を支え尊厳ある生を支えるための取り組みである．

2●最期を迎える場所

成人期に限った死亡場所の統計データはないため，年齢とは関係なく最期のときを迎える場所について考えてみたい．

死亡場所は，在宅から施設へと大きく変化してきた（図Ⅴ-5-1，図Ⅴ-5-2）．1965年は60％以上あった自宅での死亡が，1990年では70％以上が病院での死亡に逆転し，2018年には自宅での死亡は13.7％となっている．この変化の要因としては，医療の高度化や，

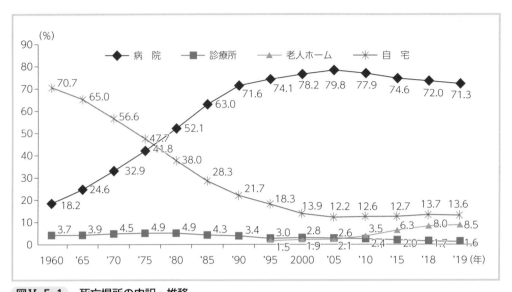

図Ⅴ-5-1 死亡場所の内訳・推移
［厚生労働省：令和元年 人口動態統計 死亡, 死亡第5-5表「死亡の場所別にみた年次別死亡数・百分率」のデータを基に作成］

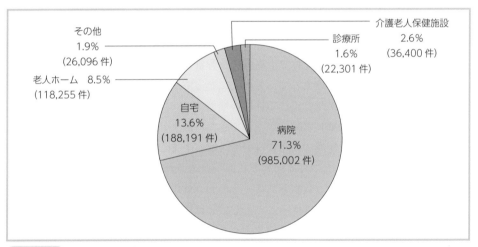

図Ⅴ-5-2 死亡場所の内訳
［厚生労働省：令和元年 人口動態統計, 死亡第5-5表「死亡の場所別にみた年次別死亡数・百分率」のデータを基に作成］

病床数の増加，家屋の状況や女性の社会参加など，看取りをめぐる生活環境の変化が大きく影響している．病院で提供できる医療にも限界があるにもかかわらず，病院で過ごすことが延命につながるとの思い込みが強いことも要因として考えられる．また，医療を提供する側も施設での経験に偏っており，医療ニーズが高まる最期のときを在宅で過ごせる可能性を低くとらえているかもしれない．実際，病院や施設での看取りを考えると家族との時間や，本人の意向を取り入れていくことの限界は大きく，何を優先させ療養環境を選択していくか，整えていくかを，患者や家族とよく話し合っておくことが重要である．

　とくに，成人期については，死亡原因に自殺・がんが多いことなどからも，自宅での死亡の割合はさらに少ないことが推測される．

　一般の人々を対象とした，看取りの場所についての希望調査（**図Ⅴ-5-3**）によると，

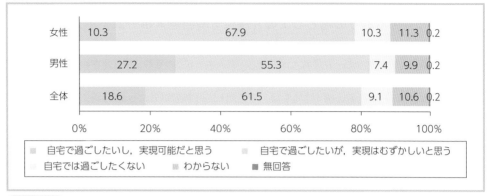

図V-5-3　余命が限られた場合の過ごし方

[日本ホスピス・緩和ケア研究振興財団：ホスピス・緩和ケアに関する意識調査, 2008,〔https://hospat.org/research-202.html〕（最終確認：2021年11月29日）より引用]

自宅を希望するが，実現の可能性についてはむずかしいと考える人が多い現状がある．理想と現実のギャップは，これまので看取りの場所が病院に偏り，自宅での看取りを体験してきていないことや，自宅での看取りがむずかしく大変であるといった思い込み，在宅医療のリソースや情報の不足などが要因として考えられる．

C. 最期を迎える人の身体的な変化

1 ● 死の定義・判定

死の定義・判定は，国や文化圏，宗教，時代などによってさまざまである．各国は法律のなかで死の判定について定義をしているが，法的な決まりによってだけでなく，人間の死をどうとらえるかは，文化的背景や個人のイメージもあり，一概に定義することはできない．

日本では，死は「**心拍停止・呼吸停止・瞳孔反射喪失の3徴候**」により判定されてきたが，1997年の**臓器の移植に関する法律（臓器移植法）**の制定と2009年の改正により，「**脳死**」も人の死と認められ，3徴候と脳死により判定されている．臓器移植法が必要となった背景として，臓器移植技術の進歩と臓器提供者の不足がある．また，心肺蘇生術の発達により心肺機能停止のみで死を判定することが困難になったことも挙げられる．

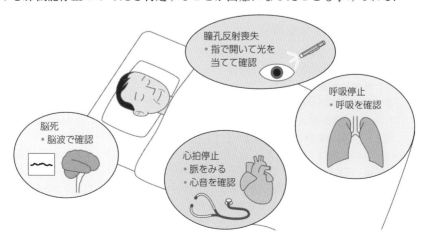

コラム

成人の看取りの場としての介護付き有料老人ホーム：ホスピス住宅

　　回復が困難となり看取りを迎える療養の場として，病院か自宅が選択肢であったが，高齢化を背景に介護医療院，介護老人保健施設，老人ホームでの看取りが注目されるようになってきている．

　　このような施設は主には高齢者が利用者となるが，40歳以上を対象とした介護保険（第2号被保険者※）や在宅医療（訪問看護）を活用し，高齢者以外にもより自宅に近い環境での看取りを迎えることができる新しい療養モデルとして広がってきている．

　　このような療養環境，サービスのあり方はホスピス住宅，ホームホスピスなどとよばれている．

　　ホスピス住宅には訪問看護と訪問介護が設置されることが多く，チームのコアとなっている．そこに地域の主治医や訪問薬局，その他の地域のさまざまなリソースがチームを組み，看取りをサポートしている．体力の低下とともに全人的ケアや症状マネジメントを必要とする看取りのプロセスを支えるこの療養モデルによって，地域での看取りが広がっていく可能性が期待されている．

※介護保険の第2号被保険者：40～64歳の医療保険加入の方を対象として，以下の特定疾病を対象として介護保険を使うことができる．

特定疾病の範囲[i]
1. がん（医師が一般に認められている医学的知見に基づき回復の見込みがない状態に至ったと判断したものに限る）
2. 関節リウマチ
3. 筋萎縮性側索硬化症
4. 後縦靱帯骨化症
5. 骨折を伴う骨粗鬆症
6. 初老期における認知症
7. 進行性核上性麻痺，大脳皮質基底核変性症，パーキンソン病
【パーキンソン病関連疾患】
8. 脊髄小脳変性症
9. 脊柱管狭窄症
10. 早老症
11. 多系統萎縮症
12. 糖尿病性神経障害，糖尿病性腎症，糖尿病性網膜症
13. 脳血管疾患
14. 閉塞性動脈硬化症
15. 慢性閉塞性肺疾患
16. 両側の膝関節又は股関節に著しい変形を伴う変形性関節症

---

[i] 厚生労働省：特定疾病の選定基準の考え方，〔https://www.mhlw.go.jp/topics/kaigo/nintei/gaiyo3.html〕（最終確認：2021年10月8日）

在宅での自然な看取り

　　多くの人が，最期は在宅で過ごしたいと願っている．

　　1960年頃の日本では，看取りは70％近くが在宅であった．"床に臥した人"を隣人や親戚を含む家族皆で見守りながら，最期のときを過ごしていた．徐々に食が細くなり，物事への関心が薄れ，眠る時間が長くなり，衰弱し息を引き取るという，自然な死を多くの人々が知っていた．もちろん往診医が出入りすることもあったと思うが，看取りのときの呼吸の変化やせん妄（意識が朦朧としてつじつまの合わないことを話す）に家族は寄り添っていた．

　　医学の発達により医療処置や服薬を必要とする状況が増え，さらに寿命が延びたこともあり，家族は"床に臥した人"から遠ざかってしまった．

　　看取りは病院や医療の役割であるとの認識に変化してしまったようである．看取りの体験は，人々の生に大きく影響する．看護師にとっても死生観とどう向き合うかは，ケアの専門家としてのありように大きく影響していく．

臓器移植法（1997年制定，抜粋）

（目的）

第一条　この法律は，臓器の移植についての基本的理念を定めるとともに，臓器の機能に障害がある者に対し臓器の機能の回復又は付与を目的として行われる臓器の移植術（以下単に「移植術」という．）に使用されるための臓器を死体から摘出すること，臓器売買等を禁止すること等につき必要な事項を規定することにより，移植医療の適正な実施に資することを目的とする．

（基本的理念）

第二条　死亡した者が生存中に有していた自己の臓器の移植術に使用されるための提供に関する意思は，尊重されなければならない．

　2　移植術に使用されるための臓器の提供は，任意にされたものでなければならない．

　3　臓器の移植は，移植術に使用されるための臓器が人道的精神に基づいて提供されるものであることにかんがみ，移植術を必要とする者に対して適切に行われなければならない．

　4　移植術を必要とする者に係る移植術を受ける機会は，公平に与えられるよう配慮されなければならない．

（定義）

第五条　この法律において「臓器」とは，人の心臓，肺，肝臓，腎臓その他厚生労働省令で定める内臓及び眼球をいう．

（臓器の摘出）

第六条　医師は，次の各号のいずれかに該当する場合には，移植術に使用されるための臓器を，死体（脳死した者の身体を含む．以下同じ．）から摘出することができる．

　脳死については，生前の本人の意思や家族の代理意思により認めるかどうかの判断が必要となる．死亡の確認は，看護師も行うことができるが，死の判定と死亡診断書の記載は医師法により医師が行うことを定めている．

　これからも死の判定や定義について社会の変化や医療の進歩とともに議論が重ねられることだろう．死をどう定義し，判定するか，また，そのことを患者や家族がどう受け止め心肺蘇生の実施の選択をするのかなど，とても複雑な判断が必要となり，そこには倫理的な思考も必ず求められる．

2 ● 身体的な変化

　最期のときに向かい，人々の身体は生理的にも大きく変化する．病態の進行と並行して起こるため，死に向かう生理的な変化と病態の進行による症状との鑑別は容易ではないが，医学診断を基に，身体の変化や症状の回復が可能か不可能か，どのように緩和できるのかを検討しなければならない．

　身体的な変化は，外見，循環，代謝，呼吸，排泄，感覚に起こってくる．外見は，血色が悪く，皮膚のつやや張りがなくなることもあれば，低タンパク血症のために皮下にリンパ液がたまりがちとなり，光沢をもつようにみえることもある．また，急激にやせてくる

こともある．循環については，末梢より悪化して，手足の先が冷たくなりだるさを訴えたり，血色が悪くなったりする．血圧は低下し脈が速くなる．代謝については，タンパク質の取り込みが悪化したり，電解質バランスが乱れたり，貧血も進むが，補正をしたり輸血を行っても効果がでない．さらに，その変化のために，末梢や背面に浮腫をもたらす．また，肝臓での薬物の代謝も低下し，薬物の効果が遷延したりすることもある．呼吸は，胸筋力の低下や代謝の乱れなどのため浅く早くなる．排泄は，腎機能の低下とともに尿量が減少する．排便についても努責する力が低下し，直腸まで運ばれた便がそのまま停留してしまうことがある．当然のことながら食事量は減少しているため，便の量も減少している．感覚については全体に鈍感になってきて，傷や出血に気づきにくくなってくる．周囲の音や声への反応もむずかしくなってくるため，ゆっくりとていねいに話しかけたり，返答を待つなど時間をかけた対応が求められる．

D. 最期を迎える人の心の変化

　　最期を迎えることは，別れや喪失であり，寂しく悲しいことである．また，死亡したあと，どうなってしまうのか，死後の世界があるのか，無になってしまうのか，「死」についての人々のとらえ方，死生観は，文化や宗教などとも関連し，多様であり，個別でありまた，明快な回答はない．

　　がん患者を対象として，精神科医の**キューブラー・ロス**（Kübler-Ross）が分析した**死の受容過程**がある（**図Ⅴ-5-4**）．この過程については，さまざまな意見が交わされているが，この過程に提示されている，「衝撃」「否認」「怒り」「取り引き」「抑うつ（準備的悲嘆）」「受容」は，最期を迎える過程のなかで，複雑に進んだり戻ったりしながらその人の心のなかで起こっていると考えられ[2]，最期を迎える人の心を理解していくうえで重要なキーワードを提示している．

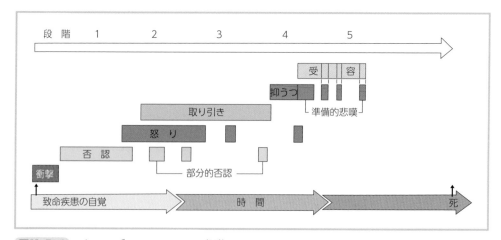

図Ⅴ-5-4　キューブラー・ロスの5段階
［前滝栄子：がんサバイバーの心理とケア．精神看護学 精神保健, 第3版（太田保之ほか編), p.150, 医歯薬出版, 2007 より引用］

死の受容過程における5段階[3]

- **第1段階：否認**

　予後不良の宣告を受けた患者は「間違いだ，真実ではない」という心理反応を示す．これは健全な心理反応である．このとき医療者は，患者の訴え，態度をありのまま受け入れることが大切である．

- **第2段階：怒り**

　否認という心理反応が維持できなくなると，あらゆる方向に怒りが向けられる．医療者は，患者の怒りを個人的・感情的に受け取らず，かつ避けることなく理解するように努めることが大切である．

- **第3段階：取り引き**

　善い行いや，何かがまんすることで死が先に延びることを願う気持ちである．

- **第4段階：抑うつ（準備的悲嘆）**

　取り引きがかなわないと悟り，失うものに対し心の準備をするための防衛機制である．患者は何も言わず，ふさぎ込むようになる．このとき，医療者は励まさず，ただ黙ってそばにいることが大切である．

- **第5段階：受容**

　すべてを失う悲しみも終え，死という現実を受け入れる時期をいう．精神的に落ち着き，周囲への感謝の言葉が聞かれる．

E. 最期のときを迎える人や家族への看護

　これまでに述べてきたように，成人にとって死（最期のとき）は想定外の出来事であり，納得して迎えることはむずかしい．就業や結婚，子育てなどのライフイベントとの重なりや，それまでの看取りの体験，そして個々の死生観も関連し，向き合うことのむずかしい出来事かもしれない．またその影響は，本人だけなく家族や親せき，職場にも及び複雑な様相となる．最期のときを迎える人や家族への看護では，さまざまな側面をもつ人，つまり全人的な存在である"人"に焦点をあてた緩和ケア（『NiCE緩和ケア』参照）が重要となる．また，このような緩和ケアには，亡くなる間際だけではなく，死を予測される出来事に遭遇したときから，最期のときを迎えるまでのさまざまな場面で看護が関わっている．

1 ● 苦痛緩和のための基本的な看護実践

　最期のときが近づくと，患者は体力が低下し日常生活動作の自立が困難になる．また，痛みだけでなく倦怠感や不安など複数の症状も出現してくる．したがって，日常生活動作だけなく，手や頭を心地のよい位置に置くことすらむずかしくなる．病態も含めたフィジカルアセスメントを適切に行い，その人にとって心地のよい保清・環境整備・ポジショニングを看護として提供できることが基本となる．さらに，タッチングや温罨法，冷罨法，掛布の工夫や部屋の音，援助者の動きのスピードなどへの配慮も忘れてはならない．居住まいが整わないままでは，人の話を聞くことばかりか，自分の考えをまとめることもでき

なくなっているかもしれない.

　次第に意識障害やせん妄のために,苦痛の表現がむずかしくなってくることもある.また,表現しきれない症状をキャッチすることも,生活の援助を行う看護師の重要な役割である.このような身体・精神的な変化をアセスメントし,多職種(医師など)で協力しケア,医療処置や薬剤による症状マネジメントを検討していく.

2 ● 尊厳を支えるコミュニケーション

　最期のときが近づくなかで,その人の希望を確認することは重要である.看護師からの「何かしたいことがありますか?」との問いに,この体調で何を言えばいいのだろうと戸惑う人もいるかもしれない.これから予測される体調の変化,心の変化,家族の変化への患者の理解を医療チームでも検討しながら,患者の希望を大切にしたい医療者の意図が伝わっていることが大前提となる.最期のときまでその人らしく過ごしてほしい,できるだけ有意義に時間を過ごしてほしいといった看護師の思いや姿勢が,日常のケアのなかで伝わることで,ともに希望を考えていくことができるだろう.

　また,最期のときに向かって多くの選択が迫られる.自分らしい選択は容易なことではなく,信頼できる家族や友人,そして医療者とのコミュニケーションにより導かれる.ときには最期を迎える人の意思が確認できなかったり,家族や友人にも代理意思決定が求められなかったりと,コミュニケーションが円滑に進められないことがある.とくに死に関連する場合,1人の考えや価値観だけでは偏った判断となってしまうため,複数の医療者や家族メンバーとの話し合いのもと対応が導かれていく.このような話し合いに看護師も意見をもち参加することは重要である.ケアをとおして理解したその人の意思を代弁して,尊い時間を守り,尊厳のある死をサポートすることができる.

3 ● 最期のときを迎える場の調整

　最期のときを迎える場について考えていくとき,家族内での思いの違いや,希望と現実のギャップを埋めていくための話し合いが必要となる.自分らしく過ごせる場所を選択していくことをはばむ要因として,在宅でのサポートなど利用できるサービスについての不理解や,家族の介護負担への遠慮などがある.その人が利用できる社会資源についてよく調べ,その人の思いが語れるような場面をつくり,家族や友人内でも話し合いができるきっかけをつくり,これから起こりうる体調や症状の変化を予測し対策を検討するなど,看護師にできることはたくさんある.

4 ● 家族のケア

a. 家族のケア,グリーフケア

　遺される家族へのグリーフケアは重要である.グリーフケアとは,別れによる悲しみ(悲嘆)を受け止め,遺族が悲嘆を乗り越え新たな生活に向かっていく過程への支援である.グリーフケアは,患者が亡くなる前の家族の予期的な悲嘆に対しても行われる.付き添う家族の体調や心の状態に配慮したり,家族の思いに向き合うことや,予測される看取りの経過を伝えることも含まれる.病院のような施設ケアでは,看取り後の家族との接点

がないのが現状であるが，在宅ケアや緩和ケア病棟では，看取り後の訪問や「遺族会」をもつなど，家族に向けたプログラムが準備されている．

　不慮の事故や災害による死など，十分準備ができないまま最期のときを迎えた場合，家族は生前の患者の意思について確認できないまま代理意思決定が求められる．そのときの判断に大きな葛藤を抱え，悩む家族は少なくなく，このような出来事が悲嘆を複雑にする．看護としてむずかしい判断であることに共感しながら，看送る人の思い出などを聞く時間がとれることが望ましい．

b. 家族の新たな生活への支援

　残される家族は，新しい生活が安定するまでさまざまな葛藤や変化に直面する．家族内の役割分担の変化は当然のことであり，親を失い生育環境が変化したり，働き手の家族を失い新しく仕事を探すこともある．新たな生活が整えられていく段階で，利用できる社会資源に速やかにアクセスできるよう情報を提供していくことも大切である．

c. 看護師自身への問い，死生観

　看護に携わることでこれから多くの死を体験することになる．看護師として「死」をどのように受け止め，理解していけばよいのだろうか．個人的な「死」の体験がないまま，患者の「死」に向き合う看護師や看護学生は少なくないだろう．死をどう解釈し，どう受け止めるべきか，戸惑いながらケアを提供することもあるだろう．最期のときを迎える患者や家族に向き合うときの戸惑いやつらい気持ちを，ともに学ぶ学生や教員へ，まず話すことが重要である．そして，時間をかけて，死について，死にゆくことについて考え続けていく姿勢が求められる．

　さまざまな思考や価値観がからむ，人々の死生観を理解する力を高めていくために，文化，宗教，時代など，個人の価値観に影響する社会的な背景にも関心をもつ必要があるだろう．まず，看護師も，人として自身の生命や死について考え，自身の死生観を考え続けていくことが，ケアに向かう大切な姿勢につながる．

学習課題

　1．個人のもつ，死の概念について話し合おう．
　2．看取りについて，自身，そして患者・家族の立場に立って考えよう．
　3．人生の最期のときに求められる看護師の役割を3つ挙げよう．

引用文献

1)　養老孟司：死の壁, p.55, 新潮社, 2004
2)　キューブラー・ロス E：死ぬ瞬間—死とその過程について（川口正吉訳）, p.290, 読売新聞社, 1971
3)　髙橋照子, 渡邉美千代：スピリチュアリティ. 看護学テキスト NiCE　看護学原論, 改訂第3版（髙橋照子編）, p.89, 南江堂, 2020

成人看護を充実させる実践的環境

学習目標

1. 成人における人権擁護を理解する.
2. 専門看護師と認定看護師による専門性の高い看護活動, 専門職連携の必要性と方法を理解する.
3. 医療提供における質保証とリスクマネジメントの基礎を理解する.

看護職の倫理綱領と成人看護

この節で学ぶこと

1. 看護職を対象とした行動指針である「看護職の倫理綱領」の概要について理解する.
2. プライバシーとは何かについて, 3つの側面から理解する.
3. さまざまな状況における患者擁護について理解する.

A. 人権とは

　人権とは,「人間として生まれた誰しもがもっている権利, 人間らしく生きる権利」のことである. 看護職は, 自分の権利やニーズを自ら主張するのが困難な患者や家族に代わって, 彼らの権利を代弁し擁護する立場にあり, 患者−看護職関係の本質ともいえる役割を担っている. しかし, 医療をとりまく環境の変化, 延命治療や臓器移植, 生殖医療などにより, 看護職はより複雑化・多様化した状況のなかで, むずかしい倫理的対応を迫られることが増えてきていると思われる.

　進行がんや難病のように, 困難な病をもつ患者の医療においては, とくに患者擁護（アドボカシー：advocacy）が重要となるが, 患者の擁護者（アドボケート：advocate）としての看護職は, どのような根拠・判断・信念などに基づいて人間の生きる力を最大限に引き出すケアを展開しているのだろうか.

　ここでは看護職の倫理について考えながら人権擁護, すなわち「人々の生きる権利, 尊厳を保つ権利, 敬意のこもった看護を受ける権利, 平等な看護を受ける権利」などの人権を尊重し, 患者の尊厳を守る看護実践について考えを深めていきたい.

B. 看護職の倫理綱領

　看護とは, 病気あるいは健康な個人, 家族, 集団, 地域社会の人々に対して, 健康の保持増進, 疾病の予防, 健康の回復, 苦痛の緩和を行い, 生涯をとおして最期までその人らしく人生を全うできるようにすることを目的とした, その人の力に働きかける支援的活動である. 家族が行う家庭看護, 専門職者としての看護実践から, 地域包括ケアの看護へと発展し, それに並行して看護倫理も発展してきた. たとえば, ほかの国々の倫理綱領のモデルとして役立ったといわれる「米国看護師協会の看護者の倫理綱領（The ANA Code for Nurses）」は, 1950年頃から数回の改訂を重ねて, 1985年に看護行為を規定し, 根拠づける倫理原則を明確に提示するにいたったものである.

　日本看護協会においては, 自らの行動を律する職業倫理規定を有することは専門職の条

件の1つであるとして，1988年に「看護師の倫理規定」を示した．2003年にはそれまでの時代の変化に合わせて「看護者の倫理綱領」に改訂された．そして，看護をとりまく環境や社会情勢の大きな変化に伴い，2021年3月に「**看護職の倫理綱領**」が新しく発表された．

　今回の改訂では，今まで「看護者」としていた名称を「看護職」という言葉に変更しており，「看護職」を「保健師・助産師・看護師・准看護師のいずれかもしくは複数の資格を持ち，看護の職務を担当する個人（者）をいう」と明記している．構成は，「前文」と「本文16項目」の2部となっており，その前文には，看護の実践において，「人々の生きる権利」，「尊厳を保持される権利」，「敬意のこもった看護を受ける権利」，「平等な看護を受ける権利」などの人権を尊重することと，専門職としての誇りと自覚をもつことへの希求が明記されている．また，本文16は，わが国における相次ぐ自然災害を受けて，自然災害における看護職の行動指針について今回追加されたものである[1]．

看護職の倫理綱領　本文1

　看護職は，人間の生命，人間としての尊厳及び権利を尊重する．

　本文1は，あらゆる場で活躍する看護職すべての行動の基本となるものである．また，改訂により，WHOによる「世界保健機関憲章」前文にある基本的人権をもとに，「すべての人々が，到達可能な最高水準の健康を享受するという権利を有する」ことが示された．

　では，ここに掲げられている「人間としての尊厳の尊重」とは，実際のところ，どのようなことなのであろうか．たとえば，ベッドに横たわる患者の前に立つ看護職は，椅子に座るか腰をかがめて，患者とのアイコンタクトを保って関係を築こうとする．患者の位置に合わせて患者の前に立つという看護職の姿勢なくして「患者の尊厳」はありえないし，患者-看護職間の信頼関係も築きえないであろう．目の前にいるその人（○○さん）に看護者としての深い関心を寄せなければ，温かな人間的配慮をもった対応は生まれない．個々の患者を見つめ・耳を傾け・手を添えること，このような看護行為がさまざまな体験を積み重ねて成人期にいたった人の心に届いたときに，「人間としての尊厳の尊重」という言葉が看護実践のなかで活きるのではないだろうか．

C. 個人情報の保護

看護職の倫理綱領　本文5

　看護職は，対象となる人々の秘密を保持し，取得した個人情報を適正に取り扱う．

　本文5は，ナイチンゲールの時代から唱えられている「守秘義務」に関する内容である．しかし，コンピュータの進歩に伴って登場した電子カルテシステム，および大容量のデータを保存し持ち歩ける電子媒体の出現など，IT社会となった現代において，医療機関などにおける患者情報の取り扱いには大きな変化が起こっている．

　コンピュータ利用による一元化と共有*という利便性の反面，個人情報の漏えいや大量

---

*一元化と共有：情報の一元化とは，ある一連の過程で得られたさまざまな情報を1ヵ所に集めることである．情報の共有とは，一元化された情報を必要とする人は誰でも，必要とする場所で，必要とするときに見ることができることである．

コラム

臨地実習における情報の取り扱い

　　臨地実習では，診療記録や看護記録等の個人情報を参照する必要があるが，実習中に知り得た情報については，守秘義務を遵守しなければならない．また，実習記録を作成する際には，診療記録や看護記録等の一部を記号化したり，削除したりして，知り得た個人情報の匿名性の確保，および身体的特徴の記述によって個人が特定されないように，配慮しなければならない．さらに，実習記録の持ち運びやコピーを制限し，指定された場所に保管することが求められる．

　　昨今，医療系学生・医療専門職のSNS（social networking service）関連のトラブルが相次いで生じている．諸井ら（2016）[i]によると，その特徴は①不適切・不必要な医学・医療情報の収集や投稿，②医療情報についての守秘義務・プライバシー違反，③医師としてのプロフェッショナリズムの逸脱・倫理観の欠如・悪ふざけ，に区分されており，看護学生にも当てはまる内容である．たとえば，実習中や実習終了時に記念として写真撮影したものをSNSにあげることがあるかもしれない．映像には，ユニフォームを着用した看護学生自身の姿だけでなく，患者さんや家族，お見舞いの人とともに，実習施設やそのスタッフが映るリスクがある．これらは上記の①②のトラブルに該当し，③の医師のみならず看護職として獲得すべきプロフェッショナリズムにも関連する．映像に映っている人々が特定され，個人情報の漏えい，ならびに個人が事件に巻き込まれる危険性にも及ぶため，まずは安易に撮影しないことが重要である．

引用文献

i) 石川和信，諸井陽子：医療系学生・医療専門職がSNS関連のトラブルに陥らないために．週刊医学会新聞第3399号，医学書院，2020

流出の危険性などもクローズアップされ，2003年には「**個人情報の保護に関する法律**」が施行されるにいたった（2020年改正）．この法律は，個人情報の有用性に配慮しながら，個人の権利利益を保護することを目的としている．個人情報とは，生存する個人に関する情報[*]であり，氏名，性別，生年月日，職業，家族関係などに関することはもちろん，特徴的な身体情報など，個人に関する判断や評価に関する情報も含まれる．すなわち，特定の個人を識別できるすべての情報を意味する．

　電子カルテシステムの導入によって，診療記録・看護記録・検査データなどを，医療チームで共有することが可能となった今日，看護職には**インフォームド・コンセント**を含めた適切な情報収集と，その後の情報取り扱いに関する適切な判断がいっそう求められている．とくに判断能力のある成人の場合には，たとえ家族との情報共有であっても，まず本人の承諾を得ることが重要である．このことは本文4にも関連した，情報開示とプライバシーに関するものである．

看護職の倫理綱領　本文4

　看護職は，人々の権利を尊重し，人々が自らの意向や価値観にそった選択ができるよう支援する．

　看護職は，対象となる人々の知る権利および自己決定の権利を擁護するために，まず十分な情報を得る機会を保障するように努めなければならない．診療記録や看護記録などの開示の求めに対しては，所定の手続きをとる必要があり，サービス課などで対応している

---

[*]生存する個人に関する情報：ただし，死者の家族関係に関する情報が，死者に関する情報であると同時に，生存する遺族に関する情報である場合には，その遺族に関する「個人情報」となる．また，病院特例として，病院で亡くなった患者の個人情報は生前と同じ扱いとなる．

病院が多い．どのような場合であっても看護職は，施設内の指針などに則って誠意をもった対応を行う．また，その人の自己決定においては，人々が自らの意向や価値観にそった選択ができるよう，すなわち主体的に意思決定を行えるように支援することが重要である．

プライバシーとは，私的領域に関する侵害・監視からの自由や，外部から干渉されることなく行動する自由，そして，自己の個人情報をコントロールすることができる権利（積極的プライバシー権）のことである．たとえば，十分な情報に基づいて自分自身で選択するという自己決定場面について考えてみよう．選択肢のなかには，知らないでいるという選択や，決定を他者にゆだねるという選択もある．知らないでいるという自己決定の選択は，「構われない権利」，すなわち私的領域を他人に干渉されない権利というプライバシーにかかわるものであり，慎重な対応が必要である．看護職は通常，人々の意思と選択を尊重しながら，できるだけ事実を知ることに向き合うことができるように励ましたり，支えたりする働きかけも行うが，この際もっとも大切なことは，個人の判断や選択が，そのときの，その人にとって最良であるように支援することである．

D. さまざまな状況における患者の意思決定支援

　がん患者や難病患者，意思表示のできない患者など，困難な病をもつ患者への治療には，多職種が連携してかかわることで，その人のQOLの維持・向上が期待できる反面，多職種間における方針や，生き方そのものに対する考え（人生哲学）などが異なる可能性もある．たとえば，医師の治療方針に看護職が納得できない場合（医師が患者の意思を尊重していないと思えるとき），看護職にはどのような対応が求められるのであろうか．あるいは，患者の意思と家族の意思が異なっているときにはどうであろうか．

　どのような状態の患者であっても，医療者には常に患者の意思を尊重することが求められるが，意思表示できる成人患者であっても，終末期における医療場面などで痛みや呼吸困難などに喘ぐときの「生きる苦しみから解放してほしい」などという言葉の真意・解釈はむずかしいものである．ましてや，意思表示できない患者の場合には，家族の代理意思決定にゆだねざるを得ない状況となり，看護職の大きなジレンマとなる．このような場合には，①家族による代理意思決定が患者の意向に沿っているか，②家族による代理意思決定が患者にとって最善のものか，という観点をもって考えていくことが必要である．さらに，多職種チームによるカンファレンスでの検討や，ときには倫理委員会などでの検討も考慮し，慎重に対応していくことが求められる．

学習課題

1. 「看護職の倫理綱領」には，どのような行動指針が明記されているか調べてみよう．
2. 成人における情報開示とプライバシーについて考えてみよう．
3. 意思表示できない患者に対する人権擁護について考え，看護職に求められる対応についてまとめてみよう．

引用文献

1）　日本看護協会：看護職の倫理綱領，〔https://www.nurse.or.jp/nursing/practice/rinri/rinri.html〕（最終確認：2021年10月8日）

2 専門職間の連携と協働

この節で学ぶこと

1. 専門職間の連携と協働がサービス利用者にどのような影響をもたらすかを理解する.
2. 専門職間の連携と協働におけるグランドルールの必要性を理解する.
3. 専門職間の連携と協働に必要な能力について理解する.
4. 保健・医療・福祉の場における多様なチームを理解し, チームにおける各職種, さらに看護職の役割を考察する.

　保健・医療・福祉の現場では, さまざまな専門職がそれぞれの職種の専門性と役割をもって活動している. これら専門職が互いの専門性を尊重し, 対等な立場で目標を共有するチームとしてケアを展開していくことは, より多面的で円滑, かつ質の高いサービスの提供へとつながり, それはサービス利用者（患者, 家族など）への利益をもたらす. 医療の高度化や専門化が著しい現代において, サービス利用者中心の保健・医療・福祉のための教育や実践には, 多職種がチームとして連携・協働を行う必要性がより高まりをみせている. そこで, この節では, 専門職間の連携・協働, そして保健・医療・福祉におけるチームについて述べる.

A. 専門職間の連携・協働とは

　専門職間の連携・協働は, 英語でインタープロフェッショナルワーク（interprofessional work：IPW）と表記される. これは, それぞれに異なる職業的, 教育的背景をもつ専門職が互いを理解, 尊重し, 対等な立場でチームとして働くことである. このインタープロフェッショナルワークは,「複数の領域の専門職者がおのおのの技術と役割をもとに, 共通の目標をめざす協働」と定義され[1], さらに, 専門職連携の特徴は,「専門職が相互作用し合う学習のうえに成り立つ協働関係」であるとされている[2]. これは, ただ単に多職種が一緒に働くというだけではなく, それぞれが独立して働くと同時に, 相互のかかわりや効果的なサービスのためのコミュニケーションや調整などのチームとしての能動的な活動の過程も含まれてくる[1].

　この専門職間の連携・協働を遂行するには, おのおのが職業人として成熟していることが前提となり, 専門職としての個々の役割を遂行するのみでなく, サービス利用者中心の目標のもと, 互いの専門知識や技術, 人間性を理解し, 信頼関係が構築されていることが不可欠である.

a. チーム医療とは

チームとは，「明確な共有された目標を達成するために協働して働く，異なった課題をもった2人以上の識別可能な小集団」と定義されている[3]．医療におけるチームも，医療専門職によって構成されるこのような特徴をもつチームである．

チーム医療という言葉が広まってきた背景として，戦後，より多くの医療専門職の職種が資格として認められるようになってきたことが挙げられる[4,5]．そこには，医療の高度化による専門的知識や技術の必要性が増大し，より専門性の高い人材がそれぞれの領域においてその専門性を発揮することにより，医療の合理化を図るということも関係している[4,5]．より多くの職種が医療にかかわるようになったことで，個々の専門職の領域内でケアを完結するのでなく，チームとしてケアを進めていくことへの必然性が高まり，専門職間の関係性や連携・協働体制の構築が重要となってきたといえる．

B. 専門職間の連携・協働におけるグランドルール（原則）

専門職と一言に表しても，その教育制度や資格制度はさまざまであり，多様な背景をもつ専門職がともに働く際には，共通の認識や目標が必要となる．英国専門職連携教育推進センター（Centre for the Advancement of Interprofessional Education：CAIPE）は，メンバーそれぞれが異なる専門性をもつチームにおいて，チームとしての機能を果たすためにおのおののメンバーが遂行すべき原則をグランドルールとして示した．

a. 専門職間の連携・協働におけるグランドルール[6]

(1) 平等：あらゆる貢献を重んじ，個人および専門職としての自信を高める

チームにおけるすべてのメンバーが平等に扱われ，対等な立場で仕事をするということである．医療の現場では職種間の上下関係（ヒエラルキー）がみられることがあるが，これは，効果的な連携・協働を阻害する．互いの専門性を尊重し，それぞれが自分の立場に自信をもちながらチームに貢献していくことが重要となる．

(2) 違いを尊重する

人それぞれに違う考えをもっていることを理解し，チームメンバーの個性を尊重するということを意味する．自分と異なる意見をもつ人を否定するのではなく，違う考えが存在することを認識し，受け入れる姿勢が重要となる．

(3) 守秘義務

保健・医療・福祉の専門職は，サービス利用者の個人情報に触れる機会が多くある．専門職として，そこで得た情報を他者に話したり，持ち出したりすることは厳禁であり，倫理的に許される行為ではない．これは，ともに働く人との関係においても同様である．

(4) 専門用語を避けるか，説明する

専門職により，使用する専門用語に違いがあるため，多専門職の連携・協働においてはチームメンバーが理解できる共通の言葉を使うことが原則である．もし，専門用語を使用する必要がある場合は，他者にわかるように説明することが大切である．

(5) 理解を確認する

たとえ同じ内容のことを見聞きしても，職種の違いや人によりそれぞれ理解度は異なる．

チームの一員である専門職として，互いの理解を確認しながら進んでいく姿勢がチームのめざす方向や目標に向かううえで必要不可欠となる．

(6) 互いの目標を明確にし，どこが異なるのかを明らかにしようとする

チームとしての目標以外にも，おのおのが専門職としての目標をもち実践を行っている．そこで，チームメンバーのそれぞれがどのような目標をもち，何をめざしているかを共有すること，そして違いを明らかにしていくこと，さらにその違いに対してどう対応していくのかをともに考えていく姿勢をもつことである．

(7) 学習と実践の協働における障壁を明らかにして同意する

学習や実践において協働を行っていく際，何が障壁となっているのかを専門職間で明確にし，共通理解をもつことである．障壁を感じながらもそのままに放置することは，チームの発展につながらず逆に互いのコミュニケーションを阻害することとなる．よって，その障壁に対しチームとして前向きに取り組み，対処方法を検討し実行していく姿勢をもつことが重要となる．

(8) 対立にどのように対応するのかを明らかにして同意する

専門職間での意見や方針の対立が起きた際，それを避けようとするのではなく，前向きに取り組む姿勢をもつことである．さらに，その対応にチームが同意することが重要となる．異なる背景をもつ多職種が集まっている以上，違いや対立は避けられない．そこで重要なのはその対立に対し，どうチームとして対応していくかであり，さらにはその対応にチームとして納得し同意できるようにコミュニケーションを図ることが必要となる．

このグランドルールは，多様な背景をもつ専門職が互いを理解し，円滑なコミュニケーションをとり，さらには職種間による上下関係や壁をなくし，平等な関係を保ち，チームとしての目標に向かうためにおのおのが理解しかつ実行すべき基本的姿勢・態度である．また，これは，現場における専門職連携・協働の場のみならず，専門職の基礎教育（大学，短期大学，専門学校など）の場においても，専門職連携・協働を学ぶ際，異なる分野の学生間の共通のルールとしても活用されている．

C. 専門職間の連携・協働を実践するための力

より質の高い専門職間の連携・協働のためには，個々の専門職としての能力はもちろん，おのおのがもつ知識や技術，経験をチームとして発揮することができるためのチームメンバーとしての能力も不可欠である．これは，前述したグランドルールを理解しそれを実行することのできる能力であるといえよう．

さらに，チームの活動に影響する要因として，「インディビデュアル（個人の）・コンピテンシー」，チームレベルの要因として「チーム・コンピテンシー」がある[7]．**コンピテンシー**（competency）とは，「ある職務または状況に対し，効果的あるいは卓越した業績を生む要因としてかかわっている個人・チームの特性，および，それらの特性を組み合わせて有効な行動パターンを生み出すための総合的な能力（行動特性）」であるとされている[7]．専門職は高い専門知識や技術を習得し，対象者に個人レベルでより質の高いケアを提供する能力をもつ．同時に，自分の属するチームがより効果的に機能するために，ほか

の専門職チームメンバーと，それぞれの専門性からくる立場や知識，経験を分かち合い，意見を共有する能力も重要となる．このように個々の専門職の専門性が発揮され，かつ，おのおのの構成員がそのチームに貢献するという意識をもつチームとして実践していくことが，全人的・継続的な治療・ケアの提供へとつながる．

D. 保健・医療・福祉の場におけるさまざまなチーム

保健・医療・福祉の場には多様なチームが存在している．1つひとつのチームが独立しつつも，対象者の状況に応じ，チーム間での連携・協働も必要となる．ここでは，医療機関や地域におけるチームの例を紹介するが，ここで示す以外にも現場には多くのチームが存在する．

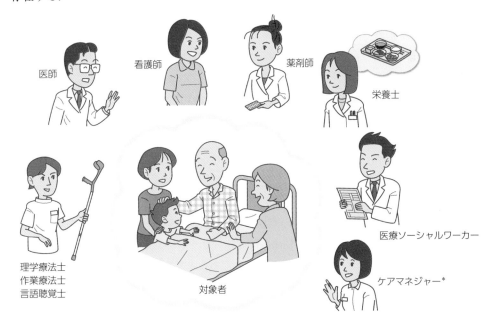

a. 医療施設におけるチーム

(1) リハビリテーションチーム

リハビリテーションにおいて，対象者の目標（運動機能の回復や社会復帰，自立など）に向かうプロセスのなかで専門職の連携・協働は不可欠である．病院や施設，さらには地域において，医師，看護師，理学療法士（PT），作業療法士（OT），言語聴覚士（ST），などの専門職がかかわり機能の回復をめざすリハビリテーションの過程では，身体機能の回復のみならず，適切な薬剤介入がなされるための薬剤師の存在や，身体機能の回復に必要不可欠な栄養面でのサポートを行う栄養士，社会的な側面（社会資源や医療・介護の制

*ケアマネジャー（介護支援専門員）：国家資格等や施設等での相談援助業務に通算5年以上かつ900日以上従事する者が介護支援専門員実務研修受講試験に合格し，かつ実務研修を修了し介護支援専門員証の交付を受けた者．介護保険において要支援・要介護の認定を受けた人に対し，心身の状況などに応じた適切なサービスを利用できるようサービス計画（ケアプラン）の作成や実施状況の把握（モニタリング），市町村やサービス提供事業者，介護保険施設等との連絡調整などを行う．

度など）をサポートする社会福祉士や医療ソーシャルワーカー（MSW），実質的な介護を担う介護福祉士などの福祉職など，対象者を中心として実にさまざまな専門職がかかわり合ってチームを形成している[8]．

(2) 栄養サポートチーム（NST）

栄養サポートチーム（nutrition support team：NST）とは，食物の摂取が困難な患者や栄養状態の低下がみられる患者に対し，栄養ケア・マネジメントを行うチームである[9]．その対象は，小児から高齢者，周手術期や急性期，慢性期，終末期にある患者，そして在宅療養者や施設入居者と幅広く，発達段階や多様な症状に応じたアプローチが求められる．NSTは，医師，看護師，管理栄養士，PT，OT，ST，薬剤師，歯科医師，歯科衛生士，ケアマネジャー，MSW，介護福祉士などによって構成される．患者の栄養状態をはじめとする全身状態，嚥下機能，口腔内の状態などのアセスメントと，全身状態，嚥下機能，口腔内の状態に対する介入や適切な栄養補給の形態や方法の検討，摂食嚥下行動や補助具などのサポート，心理的サポートなどの介入によって栄養状態そして全身状態の回復をめざす．なお，栄養ケア・マネジメントの有用性は認められており，2006年の診療報酬改定より栄養管理実施加算が新設され，全国の医療施設で積極的にNSTが導入された．2010年には多職種チームによる栄養管理を評価するものとして栄養サポートチーム加算が設けられ，2012年にはその対象が慢性期医療へも拡大され，さらに，2018年には歯科医師の栄養サポートチームへの参加によるプラス加算が設けられるなど，栄養ケア・マネジメントにおけるチームアプローチがより重要視されるようになった[10]．

(3) 緩和ケアチーム

世界保健機関（WHO）では緩和ケアを，「緩和ケアとは，生命を脅かす病に関連する問題に直面している患者とその家族のQOLを，痛みやその他の身体的・心理社会的・スピリチュアルな問題を早期に見出し的確に評価を行い対応することで，苦痛を予防し和らげることを通して向上させるアプローチである」[11, 12]と定義している．緩和ケアチームは，生命を脅かす疾患により痛みなど心身の苦痛をもつ患者とその家族，遺族に対する全人的なケアを提供するチームである．医師，看護師，専門看護師（CNS）や認定看護師（CN），薬剤師を主要な構成員とし，そのほか臨床心理士，MSW，栄養士，PT，OT，ボランティア，宗教家などにより構成される．この緩和ケアチームにより，患者の苦痛の緩和や身体ケアはもちろん，心理的苦痛に対するケア，社会的苦痛へのケア，スピリチュアルなケア，家族の支援，遺族の支援により，患者と家族の全人的ケアが行われる．

b. 地域におけるチーム

(1) 在宅ケアチーム

慢性疾患や精神疾患などにより，医療処置や継続的な看護・介護ケアを必要とする在宅で暮らす人々に対して，訪問看護師，保健師，医師，PT，OT，介護福祉士，薬剤師，ケアマネジャー，MSWなどによる在宅ケアチームが構成されている．年齢や疾患に応じて医療保険もしくは介護保険の適用となる．介護保険制度では，65歳以上の第1号被保険者の数が多くを占めているが，特定疾患をもち介護が必要となった40歳以上の第2号被保険者も，ケアプランを立てコーディネートを行うケアマネジャーを中心とした多職種チームによる介護保険サービスを受けられる．

　保健・医療・福祉におけるチームとは，専門職が互いを理解し専門性を尊重しながら目標に向かうことにより，サービス利用者の利益へとつながる．しかし，その連携や協働の体制が機能しなくなることで，チーム内のつながりが希薄となり，互いの理解不足や責任の所在があいまいになるなどの機能不全に陥る．そのような機能不全を起こさないために重要となるのは，グランドルールで示した基盤となる姿勢と態度を個々の専門職が身につけ，実践することであり，それが真の意味での専門職間の連携・協働となるであろう．

学習課題

1. 専門職間の連携・協働の重要性が高まっている背景について説明しよう．
2. 保健医療福祉の教育・実践において，専門職の連携・協働はなぜ重要なのか説明しよう．
3. 専門職間の連携・協働，チーム医療において必要となる基本的な態度について説明しよう．
4. 専門職間の連携・協働がサービス利用者にどのような影響をもたらすのか説明しよう．

■ 引用文献 ■

1) 吉本照子：インタープロフェッショナルワークによる専門職の役割遂行．Quality Nursing 7(9)：4-11, 2001
2) 池川清子，田村由美，工藤桂子：今，世界が向かうインタープロフェッショナル・ワークとは—21世紀型ヘルスケアのための専門職種間連携への道（第1部　Inter-professionalとは何か—用語の定義および英国における発展経過）．Quality Nursing 4(11)：73-80, 1998
3) 菊地和則：チームアプローチ．リハビリテーション看護（奥宮暁子，石川ふみよ編），p.41-50，学習研究社，2003
4) 細田満和子：チーム医療とは何か．チーム医療論（鷹野和美編），p.1-10，医歯薬出版，2002
5) 細田満和子：「チーム医療」の歴史．「チーム医療」の理念と現実—看護に生かす医療社会学からのアプローチ，p.15-30，日本看護協会出版会，2003
6) Low H, Ixer G：Learning together to work together within integrated services．埼玉県立大学IPE国際セミナー'06報告書（萱場一則編），p.38-48，信陽堂，2007
7) 菊地和則：多職種チームのコンピテンシー—インディビデュアル・コンピテンシーとチーム・コンピテンシーに関する基本的概念整理．社会福祉学 44(3)：23-31, 2004
8) 土肥信之，三重野英子，小野光美ほか：チーム医療の実際リハビリテーション医療を例に．チーム医療論（鷹野和美編），p.37-57，医歯薬出版，2002
9) 武久洋三：栄養ケア・マネジメントとNSTのあり方　学会やシステムの違いを超えてNSTのもと継続的な栄養管理を．GPnet 52(10)：13-20, 2005
10) 東口髙志：栄養サポートチームのこれまでとこれから．外科 82(4)：301-307, 2020
11) 大坂巌，渡邊清高，志真泰夫，ほか：わが国におけるWHO緩和ケア定義の定訳—デルファイ法を用いた緩和ケア関連18団体による共同作成．Palliative Care Research 14(2)：61-66, 2019
12) World Health Organization：Palliative Care，〔https://www.who.int/news-room/fact-sheets/detail/palliative-care〕（最終確認：2021年3月20日）

③ 医療安全

この節で学ぶこと

1. 医療・看護の質評価の視点と評価のしくみを学ぶ.
2. 医療を安全に提供するための基礎的知識を学ぶ.

A. 「医療の質」とは何か

　看護職は, 医療における最大の専門職能集団である. その役割は多岐にわたるが, 多職種連携ではコミュニケーションのハブ（中継器）であり, ケアの最終実施者である. 看護の質は, 提供される医療の質や安全に直結するといっても過言ではない.

　医療法第一条の二に,「医療は, 生命の尊重と個人の尊厳の保持を旨とし, 医師, 歯科医師, 薬剤師, 看護師その他の医療の担い手と医療を受ける者との信頼関係に基づき, 及び医療を受ける者の心身の状況に応じて行われるとともに, その内容は, 単に治療のみならず, 疾病の予防のための措置及びリハビリテーションを含む良質かつ適切なものでなければならない」とその精神を謳っている.

　それでは, ここでいう「良質かつ適切な医療」とはどのようなものだろうか. WHOは「医療の質」を,「特定の医療機関が一群の患者に対して実際に提供することのできる医療サービスの割合」と定義し, 6つの次元を挙げている[1](**表Ⅵ-3-1**). 現在もっとも引用されている「医療の質」の定義はInstitute of Medicineが1990年に定義した「個人や集団を対象に行われる医療が, 望ましい健康アウトカムをもたらす可能性をどのくらい高くするのか, その時々の専門知識にどれだけ合致しているのか, それらの度合い」[2]というものである. 望ましい健康アウトカムは技術や社会の状況に応じて変化する. したがって「良質かつ適切な」とは, さまざまな「医療の質」の構成要素がその時点で現実的に到達可能と考えられる最良の水準をさしていると考えられる. 医療専門職にはその実現のための法的・道義的責務が課せられている.

B. 「医療の質」評価と質向上の方法

1● 「医療の質」評価の歴史

　測ることができないものは改善することができない. 医療の質向上のためには, まず医療の質を測定する活動が必要である. 医療の質を定量的に評価しようとする試みは19世紀末にクリミア戦争で感染症発生率・死亡率を比較し療養環境の改善を図ったナイチンゲール（Nightingale）までさかのぼる. 彼女は鶏頭図とよばれるグラフによってクリミ

表Ⅵ-3-1　医療の質の次元

質の次元	内　容	具体例
有効性 effective	エビデンスに基づき，かつ個人および地域の必要性に応じて健康アウトカムが改善されるようにケアが提供される	診療プロトコルや診療ガイドラインの活用
効率性 efficient	資源が無駄なく最大限活用されるような方法でケアが提供される	予約外来診療，CTなど高額医療機器の共同利用，診療情報の提供
利用しやすさ accessible	適時に，地理的にも妥当な範囲で，医療の必要性に適切に応じられる技術や資源によってケアが提供される	医療機関の機能分化と連携，二次医療圏の医療体制の整備
患者中心 acceptable/ patient-centered	サービスを利用する個人の要望や念願，その地域の文化を考慮したケアが提供される	個別化された看護ケア，信仰などに配慮した入院環境の提供
公平性 equitable	性，人種，民族，地理的特徴，社会経済的状況などの個人の特徴によって，サービスの質が変化しないようにケアが提供される	高額療養費制度や医療費控除などの経済的支援，人権のための法整備
安全性 safety	サービスの利用者のリスクや危害が最小化されるようにケアが提供される	院内報告制度や安全性情報の活用，医療安全に関する教育・研修

[WHO：Quality of Care—A process for making strategic choice in health care, p.9-10, WHO, 2006 より翻訳して引用]

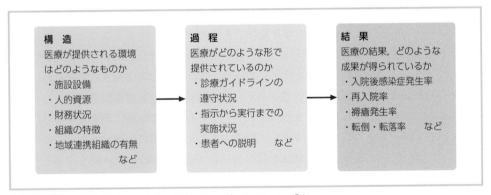

図Ⅵ-3-1　医療の質評価に関するドナベディアン・モデル

[ドナベディアン A：医療の質の定義と評価方法（東 尚弘訳），p.84-91, 健康医療評価研究機構, 2007 を参考に作成]

ア戦争で亡くなった兵士の死因を「見える化」した．1913年，米国の外科医コッドマン（Codman）は外科手術の結果に着目した転帰評価（end result system）の概念を提唱し，外科医療の質を予後によって評価しようとした．コッドマンの試みは最終的に「病院が満たすべき最低基準」として米国外科学会に採用され，その後1951年に設立された医療施設認定合同審査会（JCAH）に受け継がれた．

　1960年代に入るとドナベディアン（Donabedian）が，構造：Structure，過程：Process，結果：Outcomeの3つの視点から「医療の質評価の方法」について体系化を行った[3]（図Ⅵ-3-1）．彼は，医療を間接的に評価する指標として「構造」と「評価」があるという．「構造」は比較的安定しており，医療を生み出す「環境」としての機能を有している．よい構造とは資源が十分であり，システム設計が適切であることをさしている．「結果」とは，医療によってもたらされた現在とその後の健康変化を意味している．一方，「過

程」とは，医療そのものがどのように行われているかをさしている．ドナベディアンは，診療過程と結果の情報が不十分な場合には「構造」が医療の質を評価するために重要であるが，「よい」医療を構成するために必要な構造が確保されている場合，「過程」と「結果」を医療の質評価の中心に据えるべきであると考えていた．ドナベディアンのモデルは，医療の質評価の枠組みとして今日でも用いられている．

　20世紀中頃以降の医学の発展により，医学的介入そのものによってもたらされる健康被害（薬剤の副作用や手術の合併症など）が人々に認識されるようになると，医療における有害事象の実態を明らかにしようとする試みが始まった．これらの疫学調査から，4〜10%の患者が治療によって意図しない害を受け，ときには重大な健康被害をこうむっていること，また，治療についてリスクと利益を考慮し科学的な根拠に基づいて治療法を選択・実施する必要性が明らかになった．

　これらの知見は1999年に米国医学院が報告書「人は誰でも間違える」の発表にともなって大衆の耳目を集め，全世界において，医療安全を軸とした医療の質向上への国家を挙げた取り組みへと発展することになる．

2● 「医療の質」評価のしくみ

　有形で耐久性や欠陥数などの客観的な指標によって測定しやすい製造物の品質保証に比べ，「医療の質」評価はかなり複雑で多面的である．マックスウェル（Maxwell）は医療の質に関する中心的な要素として，技術的優秀さ，社会的許容性，人間性，費用，公平性，ニーズへの関連性の6つを特定している．これらの要素は独立しているわけではなく相互作用的である．医療は専門性が高く，医療の受け手は医療従事者のように知識や情報を利用できるわけではない．また結果についてもその場で即座に評価できるわけではない．このため利用者が質の良否を正しく評価することは非常に困難である．このため，医療の質評価は，主に医療機関の認証を行う第三者評価と，診療の質評価を中心とした学会，病院団体などにゆだねられている．

a. 第三者評価

　医療の質の第三者評価は，スタンダードあるいは「評価項目」などとよばれる定められた基準の実施状況について書面審査と訓練を受けた評価者による訪問審査によって行われる．

　米国は第三者評価に古くから組織的に取り組んできた．1951年には医療施設認定合同審査会（JCAH）が組織され，1970年には最初の認定の基準がつくられた．1998年からは合同機構国際認定（JCI）として対象を国外の医療機関にも広げている．2020年現在，全世界で71ヵ国949施設（うち日本31施設）が認証を受けている[4]．

　日本における第三者評価の試みは，1987年に厚生省（当時）と日本医師会が作成した「病院機能評価表」に始まる．その後，1997年には財団法人日本医療機能評価機構による第三者評価が開始された．2020年現在，2,112施設が認定を受けている[5]．このほかの第三者評価として，2003年には「日本ものづくり・人づくり質革新機構」医療の質向上部会で検討されていた「医療の質マネジメント・システム（医療版ISO 9001）」も実用化された．

b. アウトカム評価

　1990年代後半以降，臨床指標を用いて医療の結果を事後的に検証する試み（アウトカム評価）が行われるようになった．臨床指標（clinical indicator）とは診療の質を評価するための指標のことで，ドナベディアン・モデルにならい「構造指標」「プロセス（過程）指標」「アウトカム（結果）指標」に分類される．臨床指標と類似した用語として質指標（quality indicator：QI），パフォーマンス指標（performance indicator：PI）がある．明確な相違は示されていないが，近年はより医療の“質”に着目した表現として質指標（QI）を用いることが一般的になっている．わが国では厚生労働省が2010年から開始した「医療の質の評価・公表推進事業」が，2018年には国内約1,000の医療機関が参加するまでの活動となった．2019年からは新たに「医療の質向上のための体制整備事業」（事業管理者：厚生労働省，事業実施機関：公益財団法人日本医療機能評価機構）が開始され，質改善のための取り組みの共有・普及，QIの標準化，QIの評価・分析，QIを活用できる人材の育成など，医療の質向上，情報の適切な開示・活用，患者中心の医療連携を継続的に進めていくための体制構築が行われている[6]．QIに関する検証は国内外で進められており，それに基づきさまざまな医療機関が，術後48時間以内の予防的抗菌薬停止率，クリティカルパスの使用率をはじめとする「プロセス指標」，患者満足度，再入院率などの「アウトカム指標」をホームページなどで公開している．

c. 看護の質の評価と質指標

　診療の質だけでなく，看護の質に関する評価も開始されている．1998年に，米国看護師協会は患者の安全と看護の質向上のために臨床指標を収集する「看護の質指標に関する全米データベース（NDNQI）」を創設した[7]．現在では全米2,000以上の病院が参加しており，看護の質をよく反映するとされる，看護師・准看護師・補助者の比率や患者入院日数あたりの看護提供時間などの「構造指標」，転倒・転落発生率や褥瘡発生率，身体拘束の実施状況などの「プロセス指標」，患者暴力発生率や留置カテーテル挿入に関連した尿路感染発生率，再入院率，人工呼吸関連肺炎発生率などの「アウトカム指標」を収集し，ケアの改善に用いている．わが国でも日本看護協会が2013年から全国の病院で「労働と看護の質向上のためのデータベース事業（DiNQL）」[8]を開始し，2020年時点で431病院4,258病棟が参加している．データ項目は12のカテゴリー（合計170項目）で構成されており，勤務状況，ケア情報（痛みやせん妄・認知症のスクリーニングの実施状況など），褥瘡，転倒転落，感染などの情報が収集され，看護ケアの改善に役立てられている．

3 ● 質向上のための手法

　質測定の目的は，良し悪しを決めることにあるのではなく，より高い質をめざし改善を図ることにある．一般に，質を向上させるためには，①プロセス・アプローチ（診療ガイドライン，クリニカルパスなどを用いた過程の標準化や最適化），②アウトカム・アプローチ（臨床指標を用いた検証），③第三者評価，などを並行して実践する必要がある．

　1990年代以降，プロセス改善のためにたくさんのガイドライン，マニュアル，クリニカルパスなどが開発・整備されてきた．これらはいずれも，科学的根拠に基づいて技術のばらつきを防ぎ，効率的，効果的に医療提供を行うことを目的としている．こうしたプロ

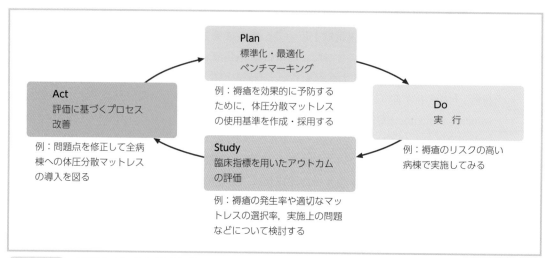

図Ⅵ-3-2　質向上のための PDSA サイクル
[Deming E：The New Economics for Industry, Government, Education, 2nd ed, p.131, 2000 を参考に作成]

セス・アプローチは医療が合理的に提供されることに役立つが，最終的な結果を保証するわけではない．一方，アウトカム・アプローチでは臨床指標や平均在院日数などの最終的な成果に基づき提供された医療の質を評価できるが，さかのぼってプロセスを改善することはできない．

　医療の質向上のためには，提供内容の標準化や最適化を行い，アウトカム評価で適切に結果を分析・評価し，その結果に基づき再度プロセスの改善を行うという循環的な問題解決活動が不可欠である．この活動を最初に医療に取り入れたのがバーウィック（Berwick）である．彼は米国の製造業が取り組んでいた日本的品質管理の手法（継続的質改善［continuous quality improvement：CQI］や総合的質管理［total quality management：TQM］）の理念や方法論を医療の質管理に積極的に導入し，工業界における質改善ツールが医療においても有用であること，データを活用することで医療の質を改善することができることを明らかにした．この活動をモデル化したのがPDSAサイクルである（**図Ⅵ-3-2**）．しかし，バーウィックの試みが広く医療界に受け入れられ活用されるようになるには，質向上活動が医療のなかで本格化するのを待たねばならなかった．

C. 医療の質向上とセーフティ・マネジメント

1● 医療の質向上と医療安全

　厚生労働省によれば医療事故とは「医療従事者の過誤，過失の有無を問わない」「医療にかかわる場所で，医療の全過程において発生するすべての人身事故」である．前項でも述べたように，医療提供の過程には多種多様な危険が存在している．過誤の有無にかかわらず，常に患者は何らかの健康被害（有害事象）を負う可能性にさらされている．この定義に従うと，有害事象はすべて医療事故に含まれる．

　2002年に医療安全対策検討会議の報告書が公表され，日本でも医療事故の根底には医

療提供システムの複雑性や緊密に連結した作業プロセスが存在するという見方が広がった．失敗は結果であって原因ではない．リーズン（Reason）は医療のような複雑なシステムで起きる事故を何枚かの穴あきチーズを並べたスイスチーズ・モデルで説明している[9]．それぞれのチーズには避けようのない突発的な事象（即発的エラー）による穴と潜在的状況要因による穴が開いており，穴の大きさも位置も常に変化している．チーズの枚数は防護層を示している．それらの穴が偶然にすべてつながり貫通したときに事故が発生する．こうしたシステムの特徴をふまえ，患者や医療従事者に害が及ばないように安全性を高める必要がある．意図に反して生じる失敗を限りなく減少させるリスク・マネジメントでは，「潜在的状況要因の穴を塞ぐ」ために日常業務の標準化・平準化・自動化・確認行為の強化などを行い，不確実性を減少させる．いわば「失敗しない」「有害な事象がない状態」を目標とした活動である．このアプローチは，かつてバーウィックが他産業から学んだ方法であり，医療安全活動のなかで普及し，これまで一定の成果を上げてきた．

2 ● これからの医療安全—Safety Ⅰ から Safety Ⅱ へ

しかし安全を，「有害な事象がないこと」ととらえることは正しいのだろうか．ホルナゲル（Hollnagel）は安全の次元を「うまくいかないことを防ぐ」Safety Ⅰ と「物事がうまくいくことを保証する」Safety Ⅱに分類する[10]．要求水準以下の状況の発生頻度を計り，原因を追究し，解決策を検討するというSafety Ⅰのアプローチは，まさにこれまでの医療安全対策である．ホルナゲルはこれを「受動的安全マネジメント」とよぶ．状況が安定的で，現実の作業に注意を向けるのが困難でないときには，受動的安全マネジメントは原則的には機能する．ルールを決め，マニュアルを整備し，エラープルーフ（誤りが起きにくい），フェイルセーフ（誤りが起きても事故につながらない）に基づきモノや環境を整える．標準化の推進や診療ガイドラインの普及も結果のばらつきの減少に貢献してきた．決まった手順が決められたように実施できる場合には何の問題もない．しかし，実際の作業条件は流動的であり，いつ何が起こるか予測がつかない．看護者が途中で別の業務に移らざるをえなかったり，患者の状態が急変したり，機械が故障したりする．看護者はその時々に環境から要求される現状を満たすように行動しなければならない．行動の変動は当たり前かつ必要なだけでなく，その場その場を乗り越えるためには不可欠な場合もある．状況に対する肯定的応答として行われるこれらの調整行動は日常的に行われ，何事もなければとくに意識されることもない．しかしSafety Ⅰでは，これらの出来事は起こってはいけないことであり，あるべき姿に引き戻すことが安全対策の焦点となる．

一方Safety Ⅱでは，システムがうまく動くのは人が調整活動を行っているからであるということを前提にする．うまくいかなくなりそうなときにそれを検出して修正したり，状況が重大化する前に介入したりすることができるのも，この調整活動のおかげである．したがって，Safety Ⅱにおける問題解決のアプローチは，「なぜうまくいったのか」であり，「調整行動がうまくいった場合とうまくいかなかった場合では何が違うのか」を明らかにすることである．うまくいくことを保証し，うまくいかないことを減少させるSafety Ⅱのアプローチは，先を見越した対応で能動的である．もちろんこれは，マニュアルを無視して勝手にやってよいということではないし，人間の対処能力に対する過度の依存は大きな

事故につながる可能性がある．Safety Ⅰ と Safety Ⅱ は表裏の関係にあり，今求められるのはこの2つのものの見方を組み合わせることなのである[11]．

3 ● 医療安全における看護師の役割

　看護師は患者にとってもっとも身近で，24時間を通じかかわる医療従事者である．看護師の行為で医療安全と無縁の行為はなく，医療安全に果たす役割も大きい．

　医療安全のために，まず看護師はケア提供者として科学的な根拠に基づく看護を適切な技術によって提供しなければならない．決まったことをマニュアルどおりに実行するだけでなく，常に情報を吟味し意味を考える内省的な姿勢と，自分自身の状況を正しく把握し，その時々で必要な調整を適切に行うための能力も必要となる．

　次に，医療チームのメンバーとして連携・協働する必要がある．利用者の高齢化，医療技術の革新と普及，医療専門職の専門分化と分業の促進，入院期間の短縮化，日帰り手術などの増加，在宅を含めた患者の療養環境の多様化によって，これまで以上に緊密な連携が求められている．医療提供体制は病院完結型から地域完結型へと変化しており，医療機関内だけでなく施設や地域で働く多職種とカンファレンスなどへの参加を通じて，患者・家族の情報を共有し，効果的な連携のための調整や提案を行わなければならない．

　最後に，ほかの医療従事者と協力して医療提供プロセスを見直し，多少の変動があっても揺るがない安全を実現するという役割がある．看護師は医療機関の職員のなかで半数近くを占める集団であり，医療の内容や成果に与える影響は大きい．医療安全活動に積極的にコミットし，医療の質を向上させていく必要がある．

学習課題

1. 看護の質を評価するための臨床指標にはどのようなものがあるか，まとめてみよう．
2. 医療の質を高めるために医療現場では，褥瘡予防チーム，緩和ケアチーム，呼吸ケアサポートチームなどさまざまな職種連携活動が行われている．看護師がチーム活動のなかで果たす役割を考えてみよう．
3. これまでの自分の体験を振り返り，同じ事柄でもうまくいった場合とうまくいかなかった場合を比較して，どんな要素が影響していたかを考えてみよう．

引用文献

1) WHO：Quality of Care―A process for making strategic choice in health care, p.9-10, WHO, 2006
2) 米国医療の質委員会，医学研究所：医療の質―谷間を越えて21世紀システムへ（医学ジャーナリスト協会訳），p.6-7, 日本評論社, 2002
3) ドナベディアンA：医療の質の定義と評価方法（東 尚弘訳），p.84-91, 健康医療評価研究機構, 2007
4) the Joint Commission　病院認証事業ホームページ，〔https://www.jointcommissioninternational.org/accreditation/〕（最終確認：2021年03月22日）
5) 日本医療機能評価機構 病院機能評価事業ホームページ，〔https://www.jq-hyouka.jcqhc.or.jp/〕（最終確認：2021年10月8日）
6) 日本医療機能評価機構　医療の質向上のための体制整備事業ホームページ，〔https://jq-qiconf.jcqhc.or.jp/〕（最終確認：2021年3月22日）

7）Press Ganey：NDNQI紹介資料，〔https://www.pressganey.com/docs/default-source/default-document-library/clinicalexcellence_ndnqi_solution-summary.pdf?sfvrsn=204fb390_0〕（最終確認：2021年3月22日）
8）日本看護協会：労働と看護の質向上のためのデータベース（DiNQL）事業，〔https://www.nurse.or.jp/nursing/practice/database/index.html〕（最終確認：2021年3月22日）
9）リーズン J：組織事故─起こるべくして起こる事故からの脱出（塩見 弘，佐相邦英，高野研一訳），p.15，日科技連，1999
10）ホルナゲル E：Safety I & Safety II─安全マネジメントの過去と未来（北村正晴，小松原明哲監訳），p.54-64，海文堂，2015
11）ホルナゲル E，ブレイスウェイト J，ウィアーズ RL（編著）：レジリエント・ヘルスケア─複雑適応システムを制御する（中島和江訳），p.19，大阪大学出版会，2015

4 質の高い看護実践のための人材育成

この節で学ぶこと

1. 専門看護師，認定看護師の役割と機能を理解し，活用の意義について考えることができる．

A. 専門看護師

1 ● 専門看護師の役割

a. 専門看護師とは

　専門看護師（certified nurse specialist：**CNS**）とは，複雑で解決困難な看護問題をもつ個人，家族および集団に対して水準の高い看護ケアを効率よく提供するための，特定の専門看護分野の知識および技術を深めた者をいう．専門看護師は，実践，相談，調整，倫理調整，教育，研究の6つの役割をもち，それらを果たすことによって保健・医療・福祉の発展や看護学の向上に貢献することが期待されている．

専門看護師の6つの役割

　専門看護分野において
①実践：個人，家族および集団に対して卓越した看護を実践する
②相談：看護者を含むケア提供者に対しコンサルテーションを行う
③調整：必要なケアが円滑に行われるために，保健医療福祉に携わる人々の間のコーディネーションを行う
④倫理調整：個人，家族および集団の権利を守るために，倫理的な問題や葛藤の解決を図る
⑤教育：看護者に対しケアを向上させるため教育的役割を果たす
⑥研究：専門知識および技術の向上ならびに開発を図るために実践の場における研究活動を行う

［日本看護協会ホームページより作成］

b. 専門看護師の誕生

　専門看護師は，日本看護協会の資格認定制度による資格の1つである．医療の高度化や専門化，国民の健康に対する関心の高まりは看護業務にも大きな影響を及ぼし，複雑かつ高度な業務や特殊な技能を必要とする業務，健康教育や保健指導に関する業務などが増加してきた．そのため，このような変化に対応できる専門性の高い看護師を育成する必要性が述べられるようになり，日本看護協会は1994年に専門看護師制度を発足させた．

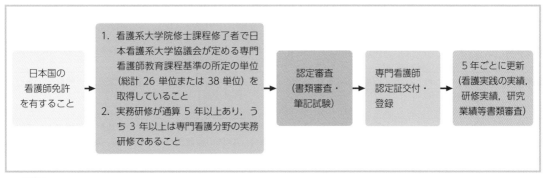

図Ⅵ-4-1　専門看護師資格の取得プロセス

c. 専門看護師の教育

　専門看護師の教育は，日本看護系大学協議会が認定した看護系大学院修士課程で行われる．つまり，専門看護師の教育は看護系大学が担い，認定のための審査は日本看護協会が担う．

　専門看護師資格を取得するプロセスを**図Ⅵ-4-1**に示す．専門看護師認定審査の受験資格は次の①〜③のすべてをみたすものとされている．①日本国の看護師免許を有すること，②看護系大学院修士課程において日本看護系大学協議会が定める専門看護師教育課程基準で指定された内容の科目の単位を取得していること，③看護師の資格取得後，通算5年以上の実務研修（そのうち通算3年以上は専門看護分野での実務研修を有していること）がある．また一度資格を取得しても，専門看護師としてのレベル保持のために，5年ごとに更新審査を受ける必要がある．

2 ● 専門看護師の専門看護分野

　2021年5月現在，①がん看護，②精神看護，③地域看護，④老人看護，⑤小児看護，⑥母性看護，⑦慢性疾患看護，⑧急性・重症患者看護，⑨感染症看護，⑩家族支援，⑪在宅看護，⑫遺伝看護，⑬災害看護の13の専門看護分野（**表Ⅵ-4-1**）が特定されており，専門看護師には，それぞれの専門看護分野で，前述の6つの役割を果たすことが求められる．

3 ● ジェネラリスト看護師は専門看護師をどのように活用できるか

　現在，専門看護師と認定看護師は，両者の役割が明確に区別されないまま活用されることも多い．しかし，ここでは，専門看護師の本来の役割に基づき，ジェネラリスト看護師が，日々の看護実践の質を向上させるために，リソースナースである専門看護師をどのように活用できるかについて考えてみたい．

　専門看護師は複雑で解決困難な看護問題をもつ人々に対して看護を提供する．このため，ジェネラリスト看護師は，さまざまな要素が絡まっているようで患者の全体像をうまくとらえられない，通常のかかわり方では患者−看護師関係がうまく築けない，日々実践している看護の方法ではうまく問題解決できない，といった事例に遭遇したとき，専門看護師を活用することができる．さらに，認定看護師が，ある特定の看護分野における専門性を

表Ⅵ-4-1　専門看護師の各専門看護分野の特徴と登録者数（2021年5月14日現在）

分野名	英語表記	登録者数	分野の特徴
がん看護	Cancer Nursing	937	がん患者の身体的・精神的な苦痛を理解し，患者やその家族に対してQOL(生活の質)の視点に立った水準の高い看護を提供する
精神看護	Psychiatric Mental Health Nursing	364	精神疾患患者に対して水準の高い看護を提供する．また，一般病院でも心のケアを行う「リエゾン精神看護」の役割を提供する
地域看護	Community Health Nursing	27	産業保健，学校保健，保健行政，在宅ケアのいずれかの領域において水準の高い看護を提供し，地域の保健医療福祉の発展に貢献する
老人看護	Gerontological Nursing	206	高齢者が入院・入所・利用する施設において，認知症や嚥下障害などをはじめとする複雑な健康問題をもつ高齢者のQOLを向上させるために水準の高い看護を提供する
小児看護	Child Health Nursing	275	子どもたちが健やかに成長・発達していけるように療養生活を支援し，他の医療スタッフと連携して水準の高い看護を提供する
母性看護	Women's Health Nursing	84	女性と母子に対する専門看護を行う．主たる役割は，周産期母子援助，女性の健康への援助に分けられる
慢性疾患看護	Chronic Care Nursing	226	生活習慣病の予防や，慢性的な心身の不調とともに生きる人々に対する慢性疾患の管理，健康増進，療養支援などに関する水準の高い看護を行う
急性・重症患者看護	Critical Care Nursing	312	緊急度や重症度の高い患者に対して集中的な看護を提供し，患者本人とその家族の支援，医療スタッフ間の調整などを行い，最善の医療が提供されるよう支援する
感染症看護	Infection Control Nursing	90	施設や地域における個人や集団の感染予防と発生時の適切な対策に従事するとともに感染症の患者に対して高度な看護を提供する
家族支援	Family Health Nursing	74	患者の回復を促進するために家族を支援する．患者を含む家族本来のセルフケア機能を高め，主体的に問題解決できるよう身体的，精神的，社会的に支援し，水準の高い看護を提供する
在宅看護	Home Care Nursing	86	在宅で療養する対象者およびその家族が，個々の生活の場で日常生活を送りながら在宅療養を続けることを支援する．また，在宅看護における新たなケアシステムの構築や既存のケアサービスの連携促進を図り，水準の高い看護を提供する
遺伝看護	Genetics Nursing	11	対象者の遺伝的課題を見極め，診断・予防・治療に伴う意思決定支援とQOL向上を目指した生涯にわたる療養生活支援を行い，世代を超えて必要な医療・ケアを受けることができる体制の構築とゲノム医療の発展に貢献する
災害看護	Disaster Nursing	22	災害の特性をふまえ，限られた人的・物的資源のなかでメンタルヘルスを含む適切な看護を提供する．平時から多職種や行政等と連携・協働し，減災・防災体制の構築と災害看護の発展に貢献する
計		2,714	

［日本看護協会:専門看護師・認定看護師・認定看護管理者，〔https://nintei.nurse.or.jp/nursing/qualification〕（最終確認:2021年8月25日）を参考に作成］

備えているのに対し，専門看護師は，そうした専門性をいくつか備えたうえで，関連する領域で幅広く専門性を発揮する（**表Ⅵ-4-2**）．したがって，看護問題が複数の特定分野にまたがるような問題であるときは，専門看護師をおおいに活用できるといえるだろう．また，専門看護師は，認定看護師と同様に，専門看護分野に関する最新の知識・技術を備えている．このため，たとえば，新しい治療を受ける患者に遭遇したとき，専門看護師はその役割を発揮しジェネラリスト看護師を支援できるだろう．さらに，専門看護師は「調整」「倫理調整」という独自の役割をもつ．このため，治療方針をめぐって主治医，他科

表Ⅵ-4-2　がん看護領域の専門看護師，認定看護師の役割・特徴

専門看護師		認定看護師	
分野名	役割・特徴	分野名	役割・特徴（抜粋）
がん看護	がん患者の身体的・精神的な苦痛を理解し，患者やその家族に対してQOL（生活の質）の視点に立った水準の高い看護を提供する	緩和ケア	1. 患者の苦痛の多角的評価と痛みやその他の苦痛の緩和 2. 緩和ケアを受ける患者の家族に対するケア（遺族ケアを含む） 3. 緩和ケアを受ける患者・家族の権利擁護と自己決定を尊重した看護
		がん薬物療法看護	1. 適正ながん薬物療法の遂行と有害事象のマネジメント 2. セルフケア能力を高めることによる治療の遂行と患者が望む療養生活の実現 3. がん薬物療法を受ける患者・家族の権利擁護と自己決定を尊重した看護
		がん放射線療法看護	1. 適正ながん放射線療法の遂行と有害事象のマネジメント 2. セルフケア能力を高めることによる治療の遂行と患者が望む療養生活の実現 3. がん放射線療法を受ける患者・家族の権利擁護と自己決定を尊重した看護
		乳がん看護	1. 患者の多角的理解と患者・家族の意思決定支援 2. 術前からの個別の病態に合わせた術後合併症予防および緩和のための周術期看護 3. 乳がん薬物療法および放射線療法に伴う症状の予防・緩和とセルフケア支援 4. 女性のライフサイクルをふまえたQOL向上のためのサバイバーシップ支援 3. 乳がん患者・家族の権利擁護と自己決定を尊重した看護

[日本看護協会：専門看護師（Certified Nurse Specialist）とは　専門看護分野一覧，認定看護師制度の改正とは　B課程認定看護師教育機関教育基準カリキュラム，〔https://nintei.nurse.or.jp/nursing/qualification/cns, https://nintei.nurse.or.jp/nursing/qualification/cn_curriculum_b〕（最終確認：2021年5月14日）を参考に作成]

　医師，患者，家族の意向や意見が一致せず，どうにも事態が進展しない事例など，看護問題の解決のために患者や家族，多職種間の調整が必要である場合は，専門看護師が大きな力となってくれるだろう．

　このように，ジェネラリスト看護師は，複雑で解決困難な事例に遭遇したとき，専門看護師を活用することで看護実践を継続していくことができる．しかしこれは，担当する患者や家族の看護ケアの責任を，専門看護師に"丸投げ"してしまうことでは決してない．担当する患者や家族の看護ケアの第一義的な責任は，ジェネラリスト看護師にある．ジェネラリスト看護師は，専門看護師をうまく活用して，看護の責任を果たすとともに，支援を受けた専門的知識や技術を吸収し，自身の看護実践能力の向上に努める必要がある．

コラム

ナース・プラクティショナー

　米国やカナダなどでは，医師の指示を受けずに一定レベルの診断や薬剤処方，治療・処置などを行うことができる「ナース・プラクティショナー（nurse practitioner：NP）」という看護の資格がある．看護師の資格を得たのち，修士課程で2年間学び，認定試験に合格すると資格が得られる．NPは医師不足などを背景に誕生した資格であるが，現在では国民の健康回復や医療費の抑制に大きく貢献している．一方，現在の日本には米国等のNPのような，医師の指示を受けずに一定レベルの医行為を行うことを可能とする資格はない．それは，現在の日本の法律では，看護職は医師の指示を受けなければ医行為を行うことはできず，また，診断や薬剤処方などを行うことはできないためである．しかし昨今，日本でも医療現場における医師の偏在や過重労働などが大きな社会問題となっており，米国等のようなNPの資格を日本においても新たに創設し，超高齢社会に伴って増大する医療需要に応えていこうとする動きがある．

特定行為研修制度

　超高齢社会に伴って医療需要が増大するなか，「良質かつ安全で安心な医療を求める国民の声に応えるためにはチーム医療をいっそう推進していく必要がある」とした報告書が2010年3月に発表され，それを受けて，2015年10月より「特定行為に係る看護師の研修（以下，特定行為研修とする）制度」が施行された．この制度の目的は，医師または歯科医師の判断を待たずに，あらかじめ示された医師または歯科医師の指示（手順書）により特定行為を行う看護師を養成・確保することである．

　「特定行為」は，保健師助産師看護師法において定められている看護師の業務のうちの「診療の補助」にあたり，気管カニューレ（気管切開チューブ）や胃瘻カテーテルの交換，脱水症状に対する輸液補正，インスリン投与量の調整など，現在38行為が特定行為として定められている．そして，看護師がこれらの特定行為を行う際には必ず医師または歯科医師があらかじめ作成した「手順書」に基づき行うものとされている．この手順書には，この手順書で特定行為を行ってもよい患者の範囲や病状の範囲，特定行為の具体的方法，医師または歯科医師に連絡が必要となった場合の連絡体制などが記されている．また，これらの特定行為を手順書に基づき行う場合は，特定行為研修を受講しなければならないとされている．

　たとえば，患者の気管カニューレが詰まり交換が必要となったとき，従来であれば医師に連絡し医師が気管カニューレを交換した．しかし，気管カニューレ交換に関する特定行為研修を終了した看護師がいれば，手順書に基づいて判断をし，特定行為の対象とされる病状の範囲であれば患者を待たせることなく特定行為を実施することができる．特定行為研修制度は，研修を修了した看護師によりタイムリーな患者対応が可能になるという点，さらに，高度かつ専門的な知識・技術を身につけた看護師が育成されるという点で意義があるといえよう．国や日本看護協会はこの制度の普及に向けてさまざまな取り組みを行っている．

B. 認定看護師

1 ● 認定看護師とは

　　認定看護師（certified nurse：**CN**）は，日本看護協会の資格認定制度[1]による資格で，1997年に初めて誕生した．認定看護師が誕生した背景として，専門看護師について関心やニーズが高まり実現が期待される一方で，臨床現場では，より高度化・複雑化する多様な看護ニーズに対応できる専門性の高い看護師が求められていた．そのため，実践経験豊かな看護師に一定の教育を実施し認定するという，認定看護師制度が構築された.

　　認定看護師制度の目的は，「特定の看護分野における熟練した看護技術及び知識を用いて，あらゆる場で看護を必要とする対象に，水準の高い看護実践のできる認定看護師を社会に送り出すことにより，看護ケアの広がりと質の向上を図ること（日本看護協会認定看護師制度規程第1条）」である.

2 ● 認定看護師制度の改正

　　医療提供体制の変化や将来のニーズへ対応し，より水準の高い看護実践ができる認定看護師を社会に送り出すために，2019年2月に，特定行為研修（第Ⅵ章-4-A参照）を組み込んだ新たな認定看護師教育の開始と，認定看護分野の再編（分野の統合と分野名の変更）が行われた[2]（**表Ⅵ-4-3**）．認定看護分野とは，国民の医療ニーズや社会の動向を反映した看護に求められる分野をさす.

　　特定行為研修を組み込んでいない教育機関は，2026年度をもって終了するが，その教育機関を修了して認定看護師資格を得た認定看護師の更新審査は永続的に行われる.

3 ● 認定看護師の教育

　　認定看護師資格を取得するプロセスを**図Ⅵ-4-2**に示す．日本看護協会が行う認定看護師認定審査を受験するには，日本看護協会が認定した教育機関で6ヵ月以上の教育課程を修了していることが必須である．教育機関への入学要件は，日本国の看護師資格を有するもので，通算5年以上の看護実務研修をしていること，そのうち通算3年以上は特定の看護分野の実務研修をしていることである.

　　教育機関での教育は，日本看護協会が制定した認定看護分野ごとの認定看護師教育基準カリキュラム[3]に則って行われる．特定行為研修を組み込んでいない教育機関は，6ヵ月以上1年以内の開講期間（600時間以上）である．特定行為研修を組み込んでいる教育機関は，1年以内の開講期間であるが，時間数は，e-ラーニングを含む800時間程度に，特定行為区分別科目における実習の時間が追加となる.

4 ● 認定看護師の役割

　　認定看護師は，以下の3つの役割を果たす.

表Ⅵ-4-3　認定看護分野と登録者数（2021 年 3 月 21 日現在）

現行の認定看護分野（21 分野）		新たな認定看護分野（19 分野）
分野名	登録者数	分野名
救急看護	1,346	クリティカルケア
集中ケア	1,230	
緩和ケア	2,577	緩和ケア
がん性疼痛看護	772	
がん化学療法看護	1,696	がん薬物療法看護
訪問看護	689	在宅ケア
不妊症看護	179	生殖看護
透析看護	291	腎不全看護
摂食・嚥下障害看護	1,042	摂食嚥下障害看護
小児救急看護	264	小児プライマリケア
脳卒中リハビリテーション看護	785	脳卒中看護
慢性呼吸器疾患看護	342	呼吸器疾患看護
慢性心不全看護	476	心不全看護
皮膚・排泄ケア	2,589	皮膚・排泄ケア
感染管理	3,006	感染管理
糖尿病看護	932	糖尿病看護
新生児集中ケア	264	新生児集中ケア
手術看護	694	手術看護
乳がん看護	374	乳がん看護
認知症看護	1,893	認知症看護
がん放射線療法看護	356	がん放射線療法看護
計	21,971	計

〔日本看護協会：データで見る認定看護師　分野別都道府県別登録者数一覧, 〔http://nintei.nurse.or.jp/nursing/qualification/cn〕（最終確認：2021 年 3 月 21 日）を参考に作成〕
新たな認定看護分野は，2020 年度から教育開始となり，第29 回認定看護師認定審査（2021 年 10 月 20 日（水）実施）が，初回審査となる．

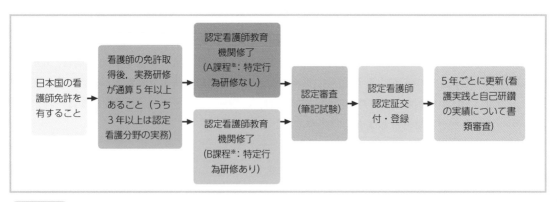

図Ⅵ-4-2　認定看護師資格の取得・更新プロセス
※ A課程：A課程認定看護師教育機関，B課程：B課程認定看護師教育機関
〔日本看護協会：認定看護師制度の改正, 〔https://www.nurse.or.jp/nursing/qualification/kaiseinituite〕（最終確認：2021 年 3 月 1 日）を参考に作成〕

表VI-4-4　認定看護師の知識と技術

分野名	知識と技術（一部抜粋）
クリティカルケア	・急性かつ重篤な患者の重篤化回避と合併症予防に向けた全身管理 ・安全・安楽に配慮した早期回復支援
糖尿病看護	・血糖パターンマネジメント，フットケアなどの疾病管理および療養生活支援
乳がん看護	・集学的治療を受ける患者のセルフケアおよび自己決定の支援 ・ボディイメージの変容による心理・社会的問題に対する支援

［日本看護協会：認定看護師（Certified Nurse）とは 認定看護分野一覧，〔http://nintei.nurse.or.jp/nursing/qualification/cn〕（最終確認：2021年3月1日）を参考に作成］

認定看護師の3つの役割
①実践：個人，家族および集団に対して，高い臨床推論力と病態判断力に基づき，熟練した看護技術および知識を用いて水準の高い看護を実践する
②指導：看護実践をとおして看護職に対し指導を行う
③相談：看護職等に対しコンサルテーションを行う

　この項では，認定看護師の「実践」「指導」「相談」の3つの役割のなかでも，とくに「実践」について，対象の健康状態に応じた看護に焦点をあて，クリティカルケア，糖尿病看護，乳がん看護の分野を例に述べる．**表VI-4-4**に，この3つの認定看護分野の知識と技術を示す．

▶ **クリティカルケア**

　2019年2月の制度改正により，救急看護と集中ケアの認定看護分野が統合され，クリティカルケアとなった．クリティカルケア認定看護師のケアの対象となるのは，急激な身体侵襲や健康破綻をきたした人で，集中的な治療を受けている．認定看護師は，専門的な知識や技術を用いて，安全や安楽を確保しながら，身体・心理・社会的なアセスメントにより，病態の変化を予測し，重症化を回避するための援助や早期回復への支援を行う．

▶ **糖尿病看護**

　糖尿病看護認定看護師は，糖尿病患者を生活者（糖尿病をもちながら生活する人）ととらえ，疾患の発症・悪化を防ぐとともに，その人らしく健やかな生活を継続できるように，生涯続くセルフケアや療養生活を支援する．

▶ **乳がん看護**

　乳がん看護認定看護師のケアの対象となる乳がん患者は，がん罹患による心理的な苦悩を抱え，手術や化学療法などの集学的治療を受けている．乳がん看護認定看護師は，治療による副作用や合併症予防のためのセルフケア支援と，治療によるボディイメージの変容へのケア，家族や社会での役割の変化への支援などを行う．

　このように，認定看護師は，知識や技術を統合して，根拠ある実践の経験により熟練した看護を行う．その看護実践の対象は，患者のみならず家族・重要他者に及ぶ．

5 ● 認定看護師の活動の場

　認定看護師の活動の場は，さまざまである．たとえば，クリティカルケア認定看護師，

または集中ケア認定看護師は，集中治療室などにおいて重篤な患者への実践を行い，一般病棟における人工呼吸療法を必要としている患者や重篤な患者のケアの相談を受けたりしている．

糖尿病看護認定看護師は，糖尿病療養指導外来でインスリン療法の必要な患者へのインスリン導入やインスリン自己注射の指導をしたり，フットケア外来で足潰瘍（そくかいよう）をもつ患者あるいはハイリスクの患者へのフットケアを実践している．

また，皮膚・排泄ケア認定看護師は，ストーマ外来相談で患者・家族へのケアを行ったり，褥瘡（じょくそう）対策チームに参加して褥瘡の予防・管理についての専門的知識・技術の啓発活動，体圧分散寝具の管理などを行い褥瘡予防ケアの向上に努めている．

一方，**がん対策基本法**の制定により，がん対策推進に向けた看護の役割と期待が高まっており，がん領域の専門看護師・認定看護師の活動が盛んになっている．がん薬物療法看護認定看護師，またはがん化学療法看護認定看護師は，外来通院治療室などの場で，薬物療法に伴う有害事象へのセルフケア支援や心理的ケアを行う．緩和ケア認定看護師は，病棟や外来で患者・家族の症状コントロールや療養環境の整備を支援するほか，緩和ケアチームに参加して院内をラウンドし，患者に適切なケアが行われるようジェネラリスト看護師や医師・薬剤師と協働する．がん診療連携拠点病院を中心に，専門看護師・認定看護師によるがん看護外来相談も行われている．

6 ● 認定看護師の活動拡大に向けての組織的支援

認定看護師の活動の拡大には組織的な支援が欠かせない．たとえば，認定看護師の存在をさまざまな委員会で紹介したり，院内ニュースやポスターなどで広報し，認定看護師の知識とスキルの活用を院内のスタッフに促す取り組みが行われている．また，認定看護師のみ，あるいは，認定看護師と専門看護師による委員会を設置し，認定看護師どうしでの相互支援を促したり，認定看護師の役割の明確化を図り活動の実現に向けての計画を立てたり，看護管理者とのコミュニケーションの場として活用することも行われている．

7 ● 認定看護師の活動の展望と課題

医療環境の変化に伴って，患者の療養の場が地域へと拡大している現状にある．そのため，認定看護師には施設を越えて地域での活動の拡大が期待されている．地域でのケアニーズに迅速に応えられるよう病院内でのシステムづくりが必要である．

また，認定看護師資格取得者が増加する一方で，同一施設内での同一認定看護分野の2人目，3人目の資格取得を希望する看護師の資格取得がむずかしいという状況もある．高度化・複雑化する医療現場において，認定看護師への心身の負担の軽減を図るためにも，複数の認定看護師で役割を分担・調整できるよう看護管理者の理解と支援が求められる．

今後は，現行の21分野の認定看護師と，特定行為研修を修了している19分野の認定看護師による連携・協働が望ましい．それぞれの役割を調整したり，多職種の理解を得るための取り組みが課題となる．

┃引用文献┃

1) 日本看護協会：認定看護師（Certified Nurse）とは，〔http://nintei.nurse.or.jp/nursing/qualification/cn〕（最終確認：2021年3月1日）
2) 日本看護協会：認定看護師制度の改正，〔https://www.nurse.or.jp/nursing/ qualification/kaiseinituite〕（最終確認：2021年3月1日）
3) 日本看護協会：認定看護師教育基準カリキュラムについて，〔http://nintei.nurse.or.jp/nursing/qualification/educ_inst_approval_cn〕（最終確認：2021年3月1日）

学習課題

1．専門看護師と認定看護師の役割・機能を説明しよう．
2．どのような種類の専門看護師・認定看護師がいるか，説明しよう．
3．それぞれどのように活用したら，患者にとってよりよい看護サービスとなるか考えよう．

索　引

看護学テキスト NiCE

成人看護学 成人看護学概論（改訂第 4 版）社会に生き世代をつなぐ成人の健康を支える

2011 年 2 月 15 日	第 1 版第 1 刷発行	編集者 林　直子，鈴木久美，
2014 年 11 月 25 日	第 2 版第 1 刷発行	酒井郁子，梅田　恵
2019 年 3 月 31 日	第 3 版第 1 刷発行	発行者 小立健太
2020 年 9 月 5 日	第 3 版第 3 刷発行	発行所 株式会社 南 江 堂
2022 年 3 月 15 日	第 4 版第 1 刷発行	☎113-8410 東京都文京区本郷三丁目 42 番 6 号
2023 年 8 月 15 日	第 4 版第 3 刷発行	☎（出版）03-3811-7189 （営業）03-3811-7239

ホームページ https://www.nankodo.co.jp/

印刷・製本　横山印刷

Ⓒ Nankodo Co., Ltd., 2022

定価は表紙に表示してあります.
落丁・乱丁の場合はお取り替えいたします.
ご意見・お問い合わせはホームページまでお寄せください.

Printed and Bound in Japan
ISBN 978-4-524-23073-0

本書の無断複製を禁じます.

JCOPY 〈出版者著作権管理機構 委託出版物〉

本書の無断複製は，著作権法上での例外を除き禁じられています. 複製される場合は，そのつど事前に，
出版者著作権管理機構（TEL 03-5244-5088，FAX 03-5244-5089，e-mail: info@jcopy.or.jp）の許諾を得
てください.

本書の複製（複写，スキャン，デジタルデータ化等）を無許諾で行う行為は，著作権法上での限られた
例外（「私的使用のための複製」等）を除き禁じられています. 大学，病院，企業等の内部において，業
務上使用する目的で上記の行為を行うことは私的使用には該当せず違法です. また私的使用であっても，
代行業者等の第三者に依頼して上記の行為を行うことは違法です.